舌尖上的五谷杂粮
养生排行榜

杨玲　曹军 主编

健康养生堂编委会 编著

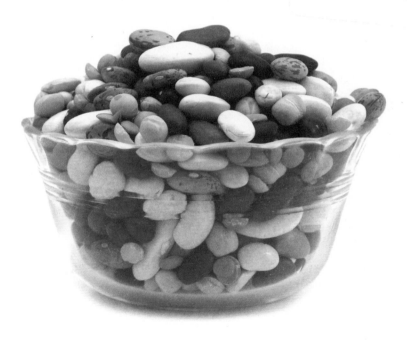

江苏凤凰科学技术出版社

健康养生堂编委会成员

（排名不分先后）

前言

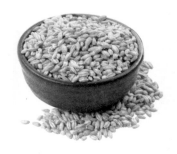

　　饮食养生一直是人们争相热议的话题。在各类保健品层出不穷的今天，五谷杂粮给人们吹来了一股自然健康之风，它不仅新鲜美味，而且营养健康。随着人们健康饮食意识的增强，近几年来，五谷杂粮越来越受到人们的青睐。

　　《论语》中提到："四体不勤，五谷不分。"主要讲不参加劳作，连五谷也不清楚，但何为五谷呢？从古至今，人们都对此莫衷一是。《黄帝内经》中记载，五谷指的是"粳米、小豆、麦、黄豆和黄黍"，而《孟子·滕文公》中讲到的五谷指的是"稻、黍、稷、麦、菽"。发展到明代时期，李时珍的《本草纲目》中，将谷类和豆类都进行了详细的概括，其中记载了谷类 33 种，豆类 14 种。这说明了随着农业技术的发展，人们对于五谷杂粮的定义也大大地扩展了。到了现代，人们所说的五谷杂粮已经是所有粮食作物的统称了。其实，不管五谷杂粮究竟是如何定义的，它都是人们日常膳食中不可或缺的食物，同时充当着人们身体健康能量库的角色。

　　近几年来，随着生活水平的提高，人们对于食物保健的意识也逐渐提升，对于各类饮食的研究也不断展开，作为膳食主要来源的五谷杂粮也成了营养学界研究的焦点。合理膳食，健康的饮食搭配离不开五谷杂粮，可以说它已经成为餐桌上的主角，既美味又健康。

　　我们之所以编写《舌尖上的五谷杂粮养生排行榜速查全书》这本书，目的就在于让更多的人全面地认识五谷杂粮，同时，了解到五谷杂粮为人们带来的健康福利。

　　古代就有"五谷为养，五果为助，五畜为益，五菜为充，气味合而服之，以补精益气"的养生法则，这表明了五谷在饮食养生中的主导地位。人体所需的热量大多都需要五谷杂粮来提供，可以说它是人体能量的供应站，在给人们提供能量的同时，也促进了人体对于其他营养物质的吸收。

　　本书共分为 6 个部分，其中包含专题篇、谷物养生馆、豆及豆制品养生馆、干果养生馆、薯类养生馆和五谷杂粮粉养生馆，内容涵盖了五谷杂粮的方方面面，可以说是一场精彩全面的杂粮盛宴。

在专题篇中，主要是五谷杂粮的综述，其中包括五谷杂粮的营养、四性五味、五色、相宜相克、养生法则等内容。食用五谷杂粮过程中常见的问题，在本章节中也有涉及。通过这个综述，您会对五谷杂粮有一个大致的了解。

在谷物养生馆中，主要介绍了大米、荞麦、小米、小麦、大麦、青稞、燕麦、芡实、薏米、高粱等20种谷物，其中详细地分析了每一种谷物的营养成分、养生价值、搭配宜忌、食用方法、挑选与储存等基本知识，让您能够全方位地认识各种谷物。另外，对于一些常见的谷物，还介绍了一些日常防病小偏方，可以让您不去医院，不用药物，在家里就能预防一些小疾病。这些谷物还可以加工成各种各样的美食，所以在本章节中还涉及一些五谷的美食制作，在为您带来健康的同时，也让您能够享受到自己动手制作的乐趣。

在后面的几个章节中，陆续介绍了一些常见的豆类，比如黄豆、绿豆、黑豆、蚕豆、红豆等，它们都富含蛋白质、碳水化合物、脂肪等营养物质，可以说是日常饮食中的滋补"圣斗士"。而常见干果主要包含了白果、葵花子、花生、松子、莲子、红枣等，这些干果都富含矿物质、维生素，可以说是补脑益智的佳品。薯类养生馆主要介绍了红薯、芋头、山药、土豆、魔芋等，它们含有丰富的糖分、淀粉等营养物质，抗癌防癌的作用十分显著。五谷杂粮粉这个章节，主要介绍了一些常见的家用杂粮粉以及现代流行的杂粮粉配方，会给您一次时尚的新体验。

本书集合了五谷杂粮各方面的知识，有很高的阅读价值，相信通过对本书的阅读，不仅能让您收获丰富的知识，还可以给您的日常生活带来不一样的健康体验，让您成为一个营养达人的同时，也会成为一个美食达人。最后，衷心地祝愿每一位读者都能通过此书找到适合自己的养生方案，轻轻松松拥有健康！

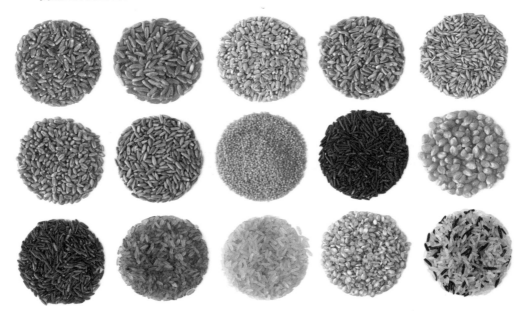

目录

第一章
谷物养生馆

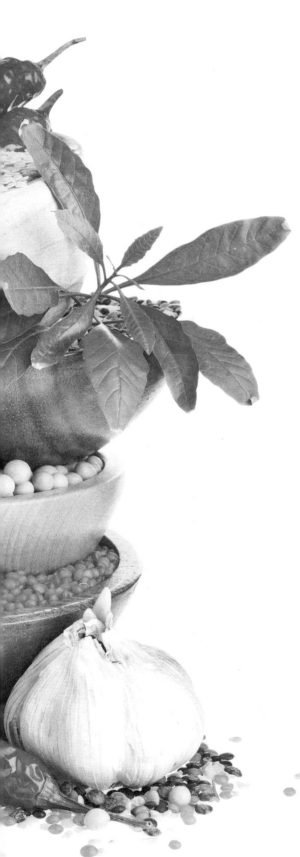

第二章
豆及豆制品养生馆

第三章
干果养生馆

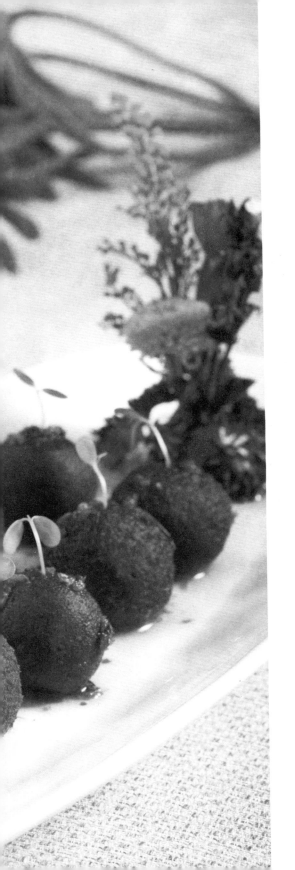

第四章
薯类养生馆

第五章
五谷杂粮粉养生馆

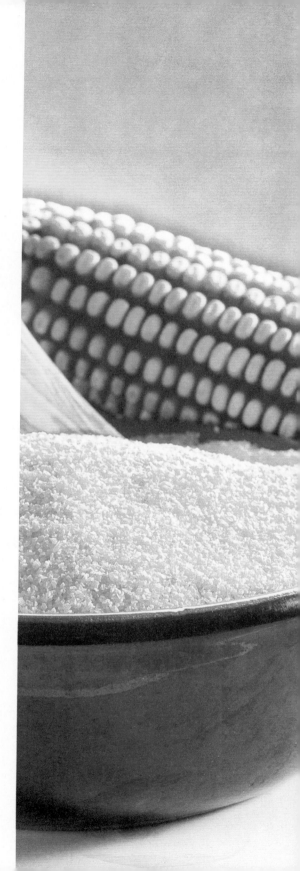

阅读导航

了解五谷杂粮
根据五谷杂粮的特性，对五谷杂粮进行综述，让您对五谷杂粮有个初步了解

成熟月份
对五谷杂粮成熟的月份进行直观地展现

| 英文名：Fragrant Rice | 别名：香稻 | 养生榜：谷类 / 第4名 |

香米

米香浓郁，营养美味

香米是一种优质稻米，其种类有很多，主要可分为香籼、香粳和香糯。颗粒饱满，晶莹如玉。香米散发着浓郁的米香，这种香味有助于增加食欲，消除疲劳。香米不仅味美，而且滋补效果非常好，其中含有丰富的营养成分，能为人体补充足够的能量。目前，香米中声誉与价值最高的品种当数云南地区种植的"象牙香米"。

食用功效：
补气，养脾，健胃。

成熟周期：
香米成熟期为7月至9月。

每100g香米含有

热量	347kcal
碳水化合物	72.4g
脂肪	0.9g
蛋白质	12.7g
膳食纤维	0.6g
维生素E	0.7mg
镁	12mg
钙	8mg
钾	49mg
磷	106mg
钠	21.5mg
烟酸	2.6mg

香米叶
能增加食欲，祛湿热，养肠胃。

香米秆
编制草鞋，结实且能防治脚气病。

食物名称
用大家所熟知的通用名称，便于更好地去了解五谷杂粮

营养成分
列出五谷杂粮的主要营养素，为您滋补疗养提供参考

高清图片
全书中共收录了上千幅高清美图，让五谷杂粮更加生动形象地展现在您的面前

走进食物
介绍与食物本身相连的小知识，让您更进一步了解食物

专家提醒
五谷杂粮日常食用禁忌，为您提供更多健康饮食知识

药膳食谱

专家提醒
香米不容易被人体消化，所以人们在食用香米的时候，最好是熬煮成粥，这样有助于肠胃的消化和吸收。烹制香米时不宜放碱，因为碱会破坏香米中的维生素 B_1，降低营养价值。

香米	+ 花生	+ 冰糖	+ 桂圆	+ 莲子	▶ 熬粥食用，可健脾、安神、补血。
香米	+ 黑豆	+ 核桃	+ 红枣	+ 冰糖	▶ 熬粥食用，防治贫血、补肾强身。
香米	+ 莲子	+ 红枣	+ 冰糖	+ 红豆	▶ 熬粥食用，可补气、健脾、开胃。
香米	+ 猪里脊肉	+ 皮蛋	+ 葱	+ 姜	▶ 熬粥食用，可补虚、益气。

药膳食谱
向您推荐具有一定的食疗功效的食谱，最佳的食物搭配

功效大搜索

剖析五谷杂粮的营养成分及养生功效，为您养生提供帮助

养生功效大搜索

香米中含有丰富的蛋白质和微量元素，可以为人体提供必需的营养物质，经常食用可以强健身体。将香米熬成粥后，清香四溢，营养丰富，特别适合体虚者、高热者、久病初愈者、产后妇女、老年人、婴幼儿、消化能力减弱者食用，能有效地缓解症状，调养身体。

香米的香味非常独特，十分诱人，不仅可以增进食欲，缓解食欲不振，还可以去除疲劳，提神醒脑。夏季天气炎热，人们非常容易感到心烦意乱、身体疲乏，而经常食用香米就有助于缓解这种消极情绪，使人心情舒畅，肢体放松。

美食

营养香米套餐

材料：

香米300g，猪肉150g，胡萝卜、黑木耳、青菜各50g，咸鸭蛋1个，油、酱油各5ml，盐5g。

制作方法：

● 香米洗净蒸饭；猪肉切成块加盐腌渍；黑木耳、青菜洗净；胡萝卜切丝。

● 锅中倒油，倒入猪肉翻炒，加入黑木耳、青菜、胡萝卜炒熟，香米饭盛碗，加入青菜和咸鸭蛋即可。

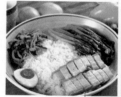

四喜丸子

材料：

香米、淀粉各200g，青菜20g，猪肉100g，油100ml。

制作方法：

● 香米洗净，蒸熟；淀粉加水搅拌；青菜洗净焯熟。

● 猪肉剁碎，与香米一起倒入淀粉中搅拌均匀，团成丸子。锅中倒油，放入丸子炸至金黄色和青菜装盘。

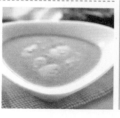

香米糊

材料：

香米150g，黑豆100g，红枣6颗。

制作方法：

● 将香米、黑豆和红枣洗净，入水浸泡后备用。

● 将所有材料放入豆浆机，加水至上、下水位线之间，按米糊键，做成米糊即可。

选购方法

选购香米时，要认真观察米粒的颜色和形状，若色泽较暗、有虫蚀米粒或碎粒过多、混有杂质，则表明香米存放的时间过长，最好不要购买。还可以捧起来仔细闻一闻，有稻米香的为优质香米。

保存方法

香米容易生虫，可以倒入密封的米缸、玻璃器皿或者袋子中，放置在干燥、通风的地方。若要长时间储存，可在米缸的底部撒一些石灰粉，上面铺一层薄膜，有防潮、防虫的作用。

挑选攻略

详细介绍如何挑选五谷杂粮，为您购买提供便利

美食

向您推荐具有养生功效的美食，并详细介绍制作方法

保存方法

详细介绍五谷杂粮的储存方法，让您掌握一些生活中的小窍门

现代人的饮食指南

　　人们的健康和饮食习惯息息相关。在日常生活中，食物是人们获得营养素和能量的主要来源。合理的饮食能够保证人体获得充足的营养，有助于人体的健康，并预防各种疾病的发生。因此，养成合理的饮食习惯，就需要保证一日三餐所提供的营养能够满足人体的生长发育、各种生理及体力活动的需要。

合理膳食宝塔

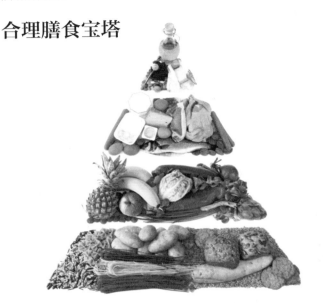

油的食用量 25~30ml 最为适宜
盐则不能超过 6g

奶类 300g
糖果等零食最好不要食用
豆类及坚果类 50g
禽肉类 50~70g
禽蛋类 25~50g
鱼虾类 50~100g

蔬菜类 300~500g
新鲜水果 200~400g

五谷薯类及杂豆类 250~400g
水约 1200ml

合理膳食的具体方法

　　合理膳食是保持身体健康的一个重要环节。在这个环节中，不管是选择食物种类还是进食量都要遵循一定的原则，这样才能维持身体各机能的正常工作。

■ 食用丰富多样的食物

　　不同种类的食物搭配食用，有助于补充人体所需要的各种营养，保证人体摄入营养物质的均衡性，避免营养过剩或者营养不良。

■ 多食果蔬

　　新鲜、未经烹调的水果、蔬菜中含有丰富的维生素、膳食纤维及碳水化合物等元素，多食可以增加营养，帮助肠胃消化。

■ 主食中适量添加一些杂粮

　　在主食中要适量地加入一些杂粮，有助于增加人体所摄入的膳食纤维，对养护五脏有益。

■ 肉类摄入量要均衡

　　肉类每日摄取量一般在：［身高（cm）-105（常数）］g 即可。建议每周吃 2 次鱼，动物内脏尽可能少吃，多食海产品。

■ 清淡饮食

　　每日摄取的脂肪量不超过总热量的 25%。避免长期食用精制糖，少食含糖量多的食品。不吸烟，少喝酒。

■ 遵循饮食规律

　　早餐应吃好，中餐应吃饱，晚餐应吃少。在进餐过程中也要细嚼慢咽，不宜过快。

一般人群膳食指南

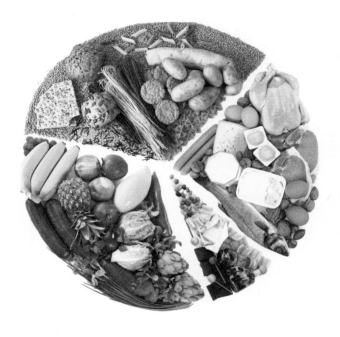

1. 食材多样，以谷物类为主，粗细搭配，不宜过于精细。
2. 增加新鲜蔬菜、水果和薯类的摄入量。
3. 每天的食物中都应包含奶类、豆类及豆制品、奶制品。
4. 经常选择适量的鱼肉、禽肉、禽蛋和瘦肉食用。
5. 烹饪时，减少烹调用油的量，以清淡寡盐为宜。
6. 一日三餐的分配要合理，零食尽量少吃。
7. 每天要饮用足量的水，合理选择饮品。
8. 可以饮用少许的酒，但不能过度。
9. 选择新鲜的食物，保证食物的卫生。
10. 避免暴饮暴食，每天坚持做定量的运动，保持健康的体重。

健康饮食要点

■ 谷类食物为主

在日常饮食中，人们应该保证每天摄入一定的谷类食物，一般情况下，成年人每天食用的谷类食物量应该保持在250~400g。要注意食物的粗细搭配，过于精细的食物容易导致人们营养不良，应该经常食用一些粗粮、杂粮和全谷类食物。

■ 增加薯类摄入

薯类食物中的膳食纤维、淀粉及维生素、矿物质的含量比较高，对保持肠道的正常功能很有益处，还可以控制体重，预防便秘。对于上班族来讲，增加薯类的摄入量，更有益健康。建议每周吃5次左右的薯类，一次50~100g比较好。

■ 经常食用豆类

豆类及豆制品营养丰富，并具有多重功效，尤其是对中老年人和心脑血管疾病患者有益，是延年益寿的佳品。在健康饮食中，建议成年人对于豆及豆类制品的每天摄入量保持在40g左右为宜，这样能更好地补给人体所需的蛋白质。

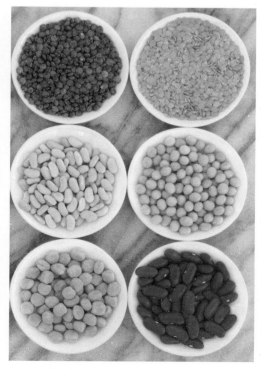

五谷杂粮的前世今生

在《论语》中，曾记录这样一句话："四体不勤，五谷不分，孰为夫子？"五谷到底指的是什么呢？在《黄帝内经》中，对于五谷的定义为"粳米、小豆、麦、黄豆、黄黍"，而在《孟子·滕文公》中，五谷则指的是"稻、黍、稷、麦、菽"。不同的时代，对于五谷的定义也不相同，一起来看看五谷杂粮的发展历程吧！

五谷的起源

在《论语》中，曾提到一句话"四体不勤，五谷不分，孰为夫子"，这是目前对于"五谷"这个词的最早记录。在造词之初，五谷到底指的是什么目前还无从考证，不过五谷该如何定义，在汉朝人写的解释中，曾有过两种说法，一种是：稻、黍、稷、麦、菽，另外一种是：麻、黍、稷、麦、菽。两种说法的最大区别就在于一个有稻无麻，一个有麻无稻。

在古代，经济文化的中心是在黄河流域，而稻多种植于南方，北方的种植有限。虽然麻主要被当作织布的原料，食用价值较低，但是由于稻在北方比较少见，所以在最初的五谷定义中没有稻。不过随着社会经济的发展和农业技术的改善，五谷已经演变成所有农作物的总称了。

五谷杂粮的定义

在《黄帝内经》当中，五谷指的是"粳米、小豆、麦、黄豆和黄黍"，在后来的《孟子·滕文公》中，五谷则变为：稻、黍、稷、麦、菽。佛教的祭祀中也要用到五谷，它们所谓的五谷指的是"大麦、小麦、稻、小豆、胡麻"，五谷在不同时期所指的东西也不一样。

随着社会的发展，五谷的概念再次发生了变化。到了明朝时期，李时珍所编的《本草纲目》中记载的谷类有 33 种，豆类有 14 种，一共是 47 种。而到了现代社会，人们通常所说的五谷范围就更广了，一般把稻类、麦子、黄豆、玉米和薯类，都称为五谷，而将其他的粮食称作杂粮。因此，现代社会人把五谷杂粮当作是所有粮食作物的代名词。

五谷杂粮的种类

在我国，五谷杂粮是作为人们的主食出现的，并且在日常的食物结构当中，谷物和米、面占着较大的比例。具体的五谷杂粮可以分为四大类，主要是以下食物：

谷类	大米、小麦、高粱、玉米、大麦、荞麦、燕麦、青稞、芝麻等
豆类	黄豆、绿豆、红豆、黑豆、青豆、蚕豆、扁豆、花豆、芸豆等
坚果类	板栗、白果、榛子、核桃、松子、开心果、莲子、花生、葵花子等
薯芋类	红薯、土豆、山药、芋头、荸荠、菊芋等

五谷杂粮营养知多少

五谷杂粮中含有多种营养物质，如碳水化合物、蛋白质、维生素、矿物质等。不同的营养素，对于人体的补养作用也不相同。

碳水化合物

碳水化合物即糖类物质，因其含有碳、氢、氧三种元素，而氢、氧比例又和水相同，故名碳水化合物。碳水化合物是构成机体组织的重要物质，在人体细胞的组成及活动中，碳水化合物都有参与，尤其是在保护肝脏和加强肠道功能方面，有着举足轻重的作用。

谷类食物中的碳水化合物含量平均值达60%~70%，它们是热量的主要来源。谷类食物煮熟后形成的蛋白淀粉黏液，能够刺激胃液的分泌，帮助食物在肠胃中的消化和吸收。因此，胃溃疡患者比较适合食用谷类食物所熬制的粥或者浓汤。

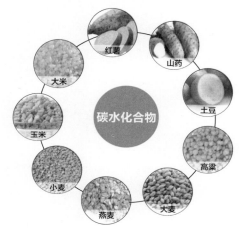

富含碳水化合物的五谷杂粮

膳食纤维

膳食纤维有很强的吸水能力，可以增加肠道中粪便的体积，促进肠蠕动，使粪便能很快排出体外，防治便秘，缩短了粪便中有害物质与肠壁接触的时间，从而可以减少结肠炎、直肠炎和结肠癌、直肠癌的发生。还可以降低血液中的胆固醇浓度，预防动脉硬化。

粮谷类、豆类的麸皮、糠、豆皮含有大量的纤维素、半纤维素和木质素；燕麦和大麦含有大量的粗纤维。它们可以促使肠胃分泌消化液，从而帮助消化食物。经常摄入一些谷类膳食纤维，能很好地预防经常性便秘，且有助于消除血管内壁沉积的胆固醇。

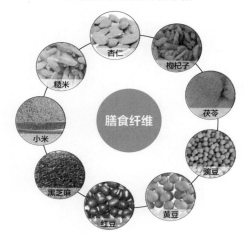

富含膳食纤维的五谷杂粮

维生素

维生素是维持人体正常生理功能所必需的营养物质，在人体生长、代谢、发育中发挥着重要的作用。人体虽然对维生素的需求量不多，但如果缺乏，会对人体健康造成损害。在五谷杂粮中，含量比较多的有维生素 A、维生素 C、维生素 E 和 B 族维生素。

谷豆类中的维生素含量比较丰富，尤其是 B 族维生素。粗杂粮和黄豆是维生素 B_1 的主要来源，精米面中的含量比较少。需要注意的是米、面中加碱或油炸，会使维生素 B_1 大量损失。豆类中含有维生素 B_2 比较多，而除了豆芽外，其他豆类维生素 C 的含量都不高。

富含维生素的五谷杂粮

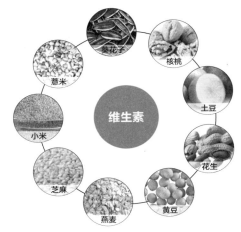

蛋白质

蛋白质是组成人体生命的基础营养物质，其中的 20 多种氨基酸，有 8 种是机体不能合成而必须由食物供给的，称为必需氨基酸。它有助于修复各组织细胞，平衡血浆渗透压，供给机体能量，维持机体的酸碱平衡，还可以均衡营养物质、运输氧气。

谷类是我国人民膳食蛋白质的主要来源，一般含蛋白质 6%～10%。谷类蛋白质的缺点是缺乏赖氨酸。黄豆含蛋白质达 35%～40%，其他豆类蛋白质含量为 20%～30%。不过，豆类蛋白质中的蛋氨酸略显缺乏，若将谷类和豆类搭配，则可使两者的利用率得到提高。

富含蛋白质的五谷杂粮

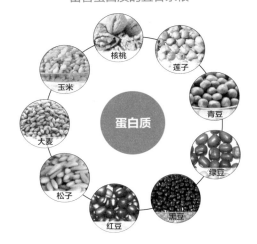

矿物质

矿物质是维持正常生理功能的重要物质，影响着人的智力、情绪等方面的发展，是人体心理健康的物质基础。其中的钙、铁、磷、镁、锌等元素对人体健康起着很重要的作用。它有助于维持人体水、电解质的平衡，维持组织细胞渗透压的平衡，促进新陈代谢。

谷类食物中含有的矿物质主要有铁、钙、镁，其中以磷最为丰富，一大部分的磷元素集中于谷物的谷皮当中。而豆类中所含矿物质最为丰富的是铁，并且它很容易被人体所消化和吸收。黄豆经过加工，制成豆腐或豆皮时所含有的铁元素比一般的豆类更加高。

富含矿物质的五谷杂粮

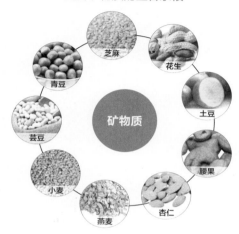

脂肪

脂肪是提供能量、贮存热量和构成身体细胞不可缺少的成分，它为人体提供必需的脂肪酸——亚油酸，对于保护皮肤和内脏、维持体温、帮助脂溶性维生素吸收起着重要的作用。正常人体所含脂肪为 13% 左右，一旦缺乏脂肪，会出现生长发育迟缓、生育能力下降等症状。

谷类食物中含有的脂肪比较少，这少量的脂肪多集中在谷类的胚芽当中，并且多为对人体有益的不饱和脂肪酸。豆类中虽然含有大量的脂肪，但是多数是不饱和脂肪酸，进入人体后，不会造成身体的负担，反而对于促进人体的生长发育和维持神经系统的活动比较有益。

富含脂肪的五谷杂粮

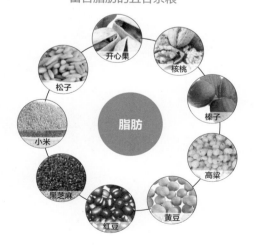

五谷杂粮的四性五味

中医的四性、五味

中医讲的四性，包含寒、凉、温、热，在四性之外，还有一些食物介于温热和寒凉之间，属于平性。常用的食物多属平性，寒凉的食物最少。而在中医上又将"酸、甘、苦、咸、辛"作为食物的五味，这五味相互融合的同时又相互制约，还和人体的五脏紧密相连。古人养生讲究阴阳互补，饮食也需要均衡搭配才能平衡营养。

四性

即寒、凉、温、热四种药性

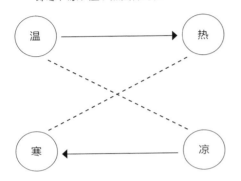

五味

即酸、甘、苦、咸、辛五种滋味

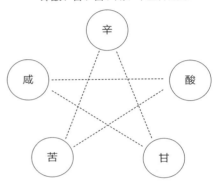

五谷杂粮的四性

四性	功效	代表食物
寒性食物	寒性食物有清热解毒的作用，热性体质的人可以选用此类食品。有的寒性食物还有润燥的作用，经常被用来辅助治疗热性病症，比如面红目赤、口舌糜烂、牙龈肿痛、小便短赤等	绿豆　荸荠
凉性食物	凉性食物的作用与寒性食物较为相似，也有润燥的作用，性质较寒性缓和。凉性食物适用于阴虚或者阳亢之人，暑、热、燥邪导致的内热等症状都可以用凉性食物来缓解	小米　薏米
热性食物	热性食物与寒性食物相对，可以减轻或消除寒证。一般热性食物的驱寒效果比较好，有助于温补脾胃、补虚强身。寒性体质的人可在冬季时多选用热性食物食用，驱寒保暖的作用十分显著	高粱　板栗
温性食物	温性食物有强身健体的作用，体弱虚寒的人比较适合食用此类食物。此类食物较热性食物温和些，这类食物大多数都具有温中、助阳、散寒的作用，冬季食用，有暖身作用	松子　开心果

五谷杂粮之五味

有人把人生分为"酸、甜、苦、辣"四味，在饮食上，也有酸甜苦辣四种口味，中医学把"辛"加入了其中，组成了食物的五味——酸、甘、苦、咸、辛。在生活中，我们所说的口味和中医上讲的五味不尽相同，这五味相互融合的同时又相互制约，还和人体的五脏紧密相连，对人体的作用也不尽相同。

五味与五脏的关系

中医学认为，不同味道的食物对于人体的补养作用也不一样，同时它们也作用于不同的人体脏腑。《黄帝内经·素问》中曾提到："五味所入，酸入肝、辛入肺、苦入心、咸入肾、甘入脾。"不同的味道养护着不同的脏腑，因此在日常饮食中，要注意食物的咸淡适中，这样才能更好地补养身体。

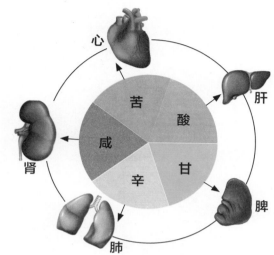

五味一览表

五味	功效	对应器官	代表食物
酸味	酸味食物有生津养阴、收敛固涩的作用，它可以增强人体的消化功能，保护肝脏，常吃此类食物有助于预防感冒、降低血压、软化血管	肝	酸枣
甘味	甘味食物有补血养气、缓急止痛的作用，它可以给人体补充热量，缓解疲劳和痉挛，常吃此类食物有助于调理肠胃，但是糖尿病患者应该少吃	脾	黄豆
苦味	苦味食物有清热燥湿、促进内分泌的作用，它可以清热降火、解毒除烦，常吃此类食物有助于消除人体的毒素，防治各种疮疡	心	莲子
咸味	咸味食物有软坚散结、滋阴的作用，它可以促进血液循环，维持正常的新陈代谢，常吃此类食物有助于润肠通便、滋补肾脏	肾	纳豆
辛味	辛味食物有行气活血、舒筋散寒的作用，它可以调理气血，增强消化液的分泌，经常食用此类食物有助于预防风寒感冒	肺	开心果

五谷杂粮的五色论述

在中医学中，五色是一个非常重要的概念，颜色不同，所对应的脏腑器官也不同，进而所起到的作用也不同。五谷杂粮都是什么颜色，您知道吗？也许人们第一感觉是黄色的，但是，如果您仔细观察过，就会发现，其实五谷杂粮颜色多种多样，其中以黄、红、绿、白、黑居多，不同颜色对人体有什么样的补益作用呢？这个小节中我们就为大家一一解码。

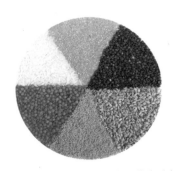

五色指的是红、黄、绿、白、黑五种颜色，在中医养生学上，有"五色者，青为肝色，赤为心色，黄为脾色，白为肺色，黑为肾色"的说法。不同的颜色，所对应的人体脏腑不同，养生功效也不一样。

养心红色谷物

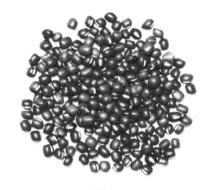

红豆

在五行学说中，红色代表的是火。红色的谷物进入人体后，归心，入血，它们一般都具有很强的抗氧化性，富含番茄红素和单宁酸，有助于补血益气、活血养心，还可以保护细胞，有抗菌消炎的作用，心脑血管疾病和淋巴炎症患者可以多食。

红色是很热情的颜色，给人以醒目、兴奋的感觉。红色的五谷能够激起人们的食欲，刺激神经中枢的兴奋性，在一定程度上能够起到养护心脏、缓解疲劳的作用。

红色谷物 红豆、红米、红枣、枸杞子等。

养脾黄色谷物

在五行学说中，黄色代表的是土，人们食用黄色的谷物后，归脾，营养物质也会集中在人的脾脏部位，可为人体提供优质的蛋白质、脂肪、维生素和微量元素等。黄色食物除了有滋养脾胃的作用，还有利于保护肠道和呼吸道，很适合胃炎、胃溃疡的患者食用。

黄色是红色和绿色的结合体，它给人以轻快、充满希望与活力的感觉。黄色的谷物能够让人们的情绪变得轻快，在一定程度上能够滋养脾胃，有助于集中精力。

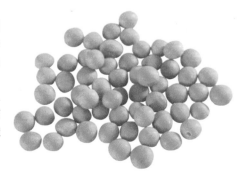

黄豆

黄色谷物 黄豆、玉米、小米等。

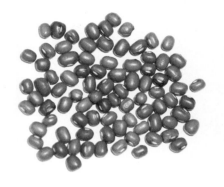

在现代生活中，绿色的食物被人们当作是保持生命健康的"清道夫"和"守护神"，深受人们的喜爱。中医上说，绿色入肝脏，绿色食物有疏肝养肝的作用，有助于排除人体的毒素。五行中，青绿克黄，即是木克土，因此，绿色谷物还有助于调节脾胃的消化和吸收功能。

绿色代表着清新和希望，给人一种安宁、舒适之感。绿色的谷物可以帮助人体舒缓肝胆的压力，调节它们的功能，可以全面地调理人体的健康。

绿豆

绿色谷物 豇豆、绿豆、青豆等。

养肺白色谷物

在五行中，白色属金，入肺，有益气之功。据研究，大部分白色的食物属于安全性比较高的营养食物，它们含有丰富的蛋白质和黄酮类物质，有助于消除身体疲劳。在人体患有疾病时，此类食物还有促进人体康复的作用，很适合高血压、脂肪肝患者食用。

白色的谷物有润肺的功效，它们含有丰富的蛋白质、碳水化合物及维生素等营养物质，虽然为人体提供了热量，维持生命和运动所需的能量，但是人体必需氨基酸的含量不高。

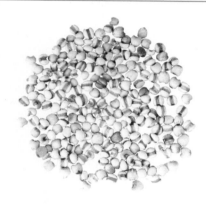

薏米

白色谷物 大米、糯米、薏米、白芝麻等。

养肾黑色谷物

黑色谷物多呈黑色、紫色或者深褐色。在五行中，黑色代表水，入肾脏，所以，经常食用黑色的食物，有助于滋养肾脏。黑色谷物中含有丰富的铁质，其营养价值和药用价值都很高，经常食用有助于降低动脉硬化、肾病、贫血、中风等症的发病率。

在日常饮食中，人们常说"食以黑为补"，黑色食物被人们誉为"天然的保健品"，大多数都有补肾的作用。另外，黑色的食物中还含有丰富的氨基酸和矿物质，有助于养血润肤。

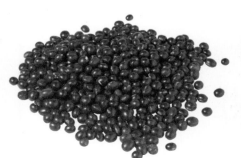

黑豆

黑色谷物 黑豆、黑米、黑芝麻等。

五谷杂粮的相宜相克

随着人们健康意识的增强，食补已经成为人们美食养生的一部分，但是进补也要讲究科学，根据中医相生相克的原理，食物搭配也存在着一定的禁忌。虽然很多食物中含有丰富的营养，但不管是五谷杂粮还是其他食物，若是搭配不当，不但会降低其营养价值，甚至会对人体健康产生不良的影响。

五谷杂粮相宜相克速查

张仲景在《金匮要略》中写道："食之味，有与病相宜，有与身相害，若得宜则宜体，害则成疾。"因此，合理的食物搭配，对人体健康有很大的影响。为了让您吃得健康，下面介绍一些常见五谷杂粮的相宜和相克搭配。

黄金搭档			聚头冤家		
大米	相宜	石榴	熬粥，可降低血糖		
		洋葱	有助于降压降糖，提高免疫力		

黄金搭档				聚头冤家			
大米	相宜	石榴	熬粥，可降低血糖	大米	相克	蜂蜜	两者不宜同食，常食容易引起胃痛
		洋葱	有助于降压降糖，提高免疫力			红豆	两者不宜搭配煮粥，多吃引起口舌生疮
小米	相宜	香菇	熬粥，有助于促进食欲	小米	相克	醋	同食，会破坏小米中的胡萝卜素
		胡萝卜	同食可润肤明目、延缓衰老			杏仁	长期同食，易引起呕吐、泄泻
薏米	相宜	白菜	熬粥，有助于缓解脾虚湿困	薏米	相克	海带	一起食用会影响人体对薏米中维生素E的吸收
		银耳	同煮，有助于滋阴润肺、养胃生津			菠菜	两者同食，会降低菠菜的营养价值
玉米	相宜	苦瓜	可清热解暑，适合夏季时食用	玉米	相克	田螺	同食，会易引起肠胃不适
		蒜	煮粥，有开胃的作用			可乐	都富含磷，同食会导致磷摄入过量

黄金搭档			聚头冤家		
荞麦	相宜	鸡蛋	荞麦	相克	羊肉
		增加烟酸的摄入，维持神经系统的健康			一凉一热，功能相反，不宜同食
		白糖			海带
		两者搭配食用，有防治痢疾的作用			两者长期同食，会导致静脉曲张
黄豆	相宜	茄子	黄豆	相克	芹菜
		同食，可以促进血液循环			芹菜中的植酸影响人体对黄豆中铁质的吸收
		排骨			杨桃
		同煮，能提高蛋白质的营养价值			同食会形成凝固物质，导致消化不良
绿豆	相宜	黑木耳	绿豆	相克	西红柿
		搭配食用，可清热凉血、润燥生津			同食，易导致腹泻，不利于身体健康
		南瓜			狗肉
		熬粥，有助于补中益气、解毒			同食，会出现腹胀、消化不良等症状
黑豆	相宜	红糖	黑豆	相克	柿子
		两者同煮，可以滋补肝肾			同食易产生不溶性结合物，导致结石
		鲤鱼			菠菜
		两者同食，可滋阴补肾、祛湿利水、消肿			同食，不利于消化，容易产生结石
山药	相宜	白萝卜	山药	相克	鲫鱼
		同食有健脾下气的作用			两者同食，易引起腹痛、恶心、呕吐
		莲子			虾
		同煮，有助于养心、健脾、止泻			两者同食，会引起腹痛、呕吐、恶心
红薯	相宜	大米	红薯	相克	螃蟹
		同煮，可健运脾胃			两者搭配，易产生结石，诱发腹泻、呕吐、腹痛
		排骨			草莓
		两者共炖，对糖尿病、便秘等症有防治作用			红薯与草莓搭配，易导致肠胃不适

五谷杂粮的相宜相克　23

不同体质的养生法则

"对症下药"是医学上遵循的原则，饮食养生也是如此，体质不同，所要补充的食物也不同。只有针对自身体质选对五谷杂粮，才能吃出健康。在这小节中，主要针对热性、寒性、实性和虚性四种体质特征，阐述一下该如何对症吃杂粮。

体质类型	体质特征	营养需求
热性体质	喜欢食用冷食，经常饮水还觉得口干，面色较红，易烦躁、发脾气，畏热，普遍有便秘状况，尿液量较少且呈黄色	热性体质的人，其体内本身含有的脂肪、糖类等物质已经可以满足身体所需。这类体质的人体内较为缺乏的是维生素、矿物质和水分。因此在日常饮食中应予以补充这些营养，尽量选择一些谷类食物，搭配蔬菜、水果食用，这些食物口味清淡鲜香，其中含有的膳食纤维和维生素有调理肠道的功能
寒性体质	经常不喝水也不会感到口干，精神不振、易疲劳，畏冷，手脚常常发冷，喜欢吃热的食物，常会有腹泻状况产生，尿频而且尿液颜色较淡，女性常常有月经推迟的症状	寒性体质者饮食上要适当增加一些富含蛋白质、维生素及铁、锌等矿物质的食物。在选择食物时，要选择温热类的食物，如糯米、红枣等，但同时要搭配一些平性的食材，以平衡因热性食材引发的燥热情况。饮食以清淡为主，还可以搭配一些肉类，如牛肉、羊肉，对暖胃驱寒有好处
实性体质	实性体质的人一般有很强的抗病能力，体质很好，但内火较为旺盛，内脏蓄积大量的废物，体力虽好，但不易排汗，尿量少，易便秘，精神很好，易烦躁失眠	实性体质的人因平时饮食较为精细，导致了微量元素和膳食纤维的缺乏，以至于身体的排毒功能比较差，多有便秘状况。因此在食物的选择上，要选择一些富含膳食纤维和微量元素的五谷杂粮，它们不仅有助于清除肠道的废物，促进人体排毒，还可以在不引发肥胖的情况下，补充人体所需要的能量
虚性体质	虚性体质有气虚、血虚、阴虚和阳虚四类，多表现为面色暗淡、多苍白或枯黄，指甲发白，身体容易疲乏无力，自汗，脉象虚弱，话少或声音很小，生病时不容易恢复等	虚性体质的人也有营养不良的状况出现，身体内一般缺乏蛋白质、维生素和矿物质等营养成分。所以在补充营养时，应选择含有这些营养成分的食材，尤其是富含蛋白质的食材。由于虚性体质有四类，要根据各自的特点进行进补，比如阳虚型的人要注意补充温热性食物，而血虚型的人要注意营养均衡

膳食建议	杂粮推荐
热性体质的人应该改掉夜生活过多的习惯，尽量在午夜12点之前就寝。过度吸烟、饮酒会导致身体产生燥热，加重阴亏，因此要控制烟酒。每天保持适度的运动，但不要让身体过度出汗，少吃或不吃辛辣及热性食物	小米　绿豆 薏米　莲子
寒性体质的人群多有淤血的症状，因此在选择食物时，要选择一些温热性食材，有助于促进血液循环，加速新陈代谢。平时不要食用酸涩、寒凉的食物，以免身体受寒。零食或者甜食也要少吃，饮食上少油腻，要少吃多餐	高粱　红枣 核桃　松子
实性体质的人群要注意改善不良的生活习惯，按时吃早餐，早睡早起。另外，不可以盲目地进行减肥或过度节食。平时吃饭的时候，避免偏食，注意摄取不同种类的食物，保持人体的营养均衡	玉米　荞麦 枸杞子　小米
虚性体质的人要注意营养均衡，不能偏食，以免营养不良或者过剩，对身体健康不利。日常生活中，此类人群要注意适量的运动和充足睡眠，睡眠时间要固定，每天8小时左右即可。睡眠不足或者过多都会导致身体更加虚弱。另外，还要及时补充水分，应该多喝一些温开水	红豆　红枣 山药　黑芝麻

不同人群的养生法则

　　食疗养生除了要针对不同的体质外，还要针对不同的人群。不同的人群，身体发育状况不同，所需的营养也不同。若想要达到最佳的养生效果，就要了解不同人群的营养需求，然后有针对性地选用五谷杂粮。下面就针对幼儿及儿童、青少年、壮年及老年人这四类人群的养生需求，推荐一些适宜的五谷杂粮。

年龄段	谷物养生	推荐谷物
幼儿及儿童期 1~12岁	幼儿时期，宝宝的身体发育还不完全，身体各项机能的抗病能力比较弱，消化能力也比较差。进入儿童期，消化系统功能逐渐完善，生长发育速度加快，需要将一些容易消化的五谷熬成粥食用。对于营养的需求要多方位，所以要将五谷杂粮搭配着食用，不能偏食，在饮食中添加新鲜蔬果。豆类和干果中的卵磷脂对于儿童大脑的发育比较好，可适量食用	小米　核桃 玉米　黄豆
青少年期 13~18岁	青少年期是身体的生长发育阶段，随着生活压力的增大，学习的紧张、课业的繁重，都会造成青少年营养不足，这个时期要增加营养，以补充大脑所消耗的养分。黄豆中含有丰富的氨基酸和营养素，且所含的氨基酸很容易被人体所吸收，若是用黄豆搭配其他杂粮，蛋白质的营养价值将大幅度提升。坚果中的不饱和脂肪酸比较丰富，且富含卵磷脂，是健补大脑的最重要的成分，对于青少年的身体发育也极为有益	黑豆　核桃 黑芝麻　黄豆
壮年期 19~59岁	处于这个时期的人，不管男性还是女性，面对的生活压力和工作压力都会增加。虽然身体状况是人生中最强壮的时期，但是高负荷的工作和生活会导致身体出现各种各样的毛病，尤其对上班族来讲，生活和饮食不规律，易导致身体不适。这个时期更需要一些富含B族维生素的五谷杂粮，还要适量补充干果和豆类，其中所含的钾元素有助于调节血压，干果中的维生素也可以延缓衰老，强化身体各器官的功能	大米　腰果 高粱　松子
老年期 60岁以上	处于这个时期的人，人体各个器官的功能逐渐下降，新陈代谢逐渐减慢，机体的抗病能力也逐渐减弱。如果从食物中摄取的能量减少，人体的健康势必受到威胁，衰老的速度势必加快，需要提供一些利于消化的食物让身体从食物中获得养分。五谷杂粮中含有丰富的抗氧化成分，人体进食后有利于延缓衰老，提高免疫力。另外，由五谷杂粮加工而来的玉米油、黄豆油等，含有不饱和脂肪酸，有预防阿尔茨海默病的作用	山药　核桃 黑芝麻　红薯

时令五谷杂粮养生经

中医养生讲究阴阳互补，四时不同，饮食养生也会发生变化。四季气候和人体的五脏六腑相对应，春季养肝、夏季养心、秋季养肺、冬季养肾，一年四季的气候不同，身体所需的养分也不尽相同。

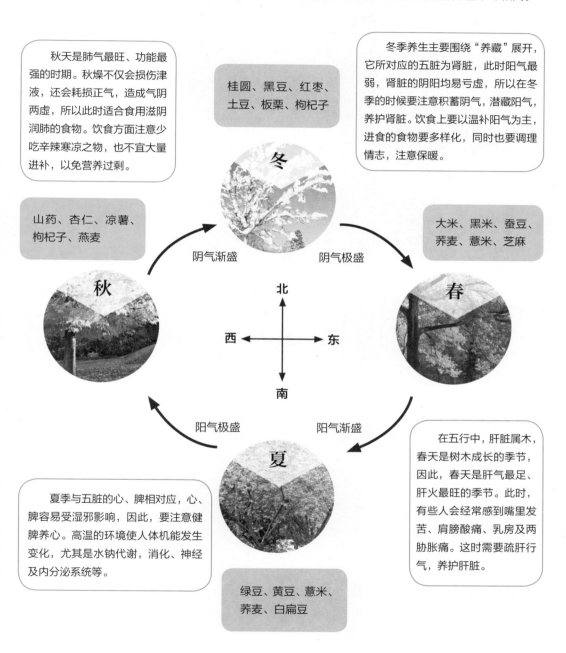

秋天是肺气最旺、功能最强的时期。秋燥不仅会损伤津液，还会耗损正气，造成气阴两虚，所以此时适合食用滋阴润肺的食物。饮食方面注意少吃辛辣寒凉之物，也不宜大量进补，以免营养过剩。

冬季养生主要围绕"养藏"展开，它所对应的五脏为肾脏，此时阳气最弱，肾脏的阴阳均易亏虚，所以在冬季的时候要注意积蓄阴气，潜藏阳气，养护肾脏。饮食上要以温补阳气为主，进食的食物要多样化，同时也要调理情志，注意保暖。

桂圆、黑豆、红枣、土豆、板栗、枸杞子

山药、杏仁、凉薯、枸杞子、燕麦

冬

大米、黑米、蚕豆、荞麦、薏米、芝麻

阴气渐盛　　阴气极盛

秋

北

西 ← → 东

南

春

阳气极盛　　阳气渐盛

夏

在五行中，肝脏属木，春天是树木成长的季节，因此，春天是肝气最足、肝火最旺的季节。此时，有些人会经常感到嘴里发苦、肩膀酸痛、乳房及两胁胀痛。这时需要疏肝行气，养护肝脏。

夏季与五脏的心、脾相对应，心、脾容易受湿邪影响，因此，要注意健脾养心。高温的环境使人体机能发生变化，尤其是水钠代谢，消化、神经及内分泌系统等。

绿豆、黄豆、薏米、荞麦、白扁豆

五谷杂粮 DIY

　　现在很多年轻时尚的女性为了保持自己的美丽，选用各种各样的化妆品，但是昂贵的化妆品也让很多人止步。面对皮肤的干燥、油腻、雀斑，随着年龄增长而来的皱纹等，让爱美人士烦恼至极，您是否为此烦恼过呢？现在，五谷杂粮面膜就帮您解决这些问题，不需要高昂的成本，您也能够收获美丽。

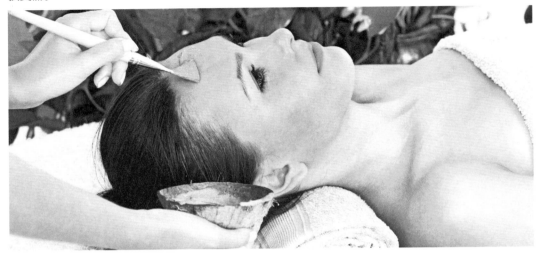

面膜美人养成记

保湿美白

蜂蜜玉米保湿面膜

适用肤质：

各种肤质都适用

配方：
蜂蜜80g，玉米粉100g。

制作方法：
① 取出面膜碗，将玉米粉倒入其中。
② 蜂蜜倒入玉米粉中，搅拌，呈糊状即可。

使用方法：
先将脸清洗干净，然后将调制好的面膜均匀地涂于脸部，注意避开眼睛周围和唇部。涂上15分钟后用清水洗去即可。一周2次。

> **温馨提醒**
> 　　一定要选用质地比较细腻的玉米粉，若是选用颗粒比较大的玉米粉易划伤皮肤。

薏米豆腐美白面膜

适用肤质：

干性肤质

配方：
薏米粉50g，豆腐100g，蜂蜜60g。

制作方法：
① 豆腐捣成泥倒入面膜碗，倒入蜂蜜，搅匀。
② 薏米粉加入到豆腐中，搅拌至糊状即可。

使用方法：
脸清洗干净后，将面膜均匀地涂抹在脸上，注意不要涂在眼睛周围和唇部皮肤。15分钟后，用温水冲洗干净即可。一周2~3次。

> **温馨提醒**
> 　　最好选用新鲜的豆腐，美白作用更加显著。若是豆腐变质，尽量避免使用。

绿豆粉祛痘面膜

适用肤质：

各种肤质都适用

配方：

绿豆粉100g，养乐多50ml，盐5g。

制作方法：

❶ 取出面膜碗，将绿豆粉和盐倒入，搅匀。

❷ 将养乐多倒入绿豆粉中，搅至糊状即可。

使用方法：

面部清洁后，将面膜均匀地涂在脸上，避开眼睛周围皮肤和唇部皮肤，涂好后，用指腹轻轻按摩脸部，用温水将面部洗净。

温馨提醒

此面膜中含有盐分，若是脸部有伤疤或破损时，暂时不要使用，以免刺激皮肤，引起感染。

菠萝小米淡斑面膜

适用肤质：

中性肤质

配方：

菠萝100g，小米10g，甘油10ml。

制作方法：

❶ 菠萝洗净去皮切小块，放入榨汁机榨成汁。

❷ 小米、菠萝汁、甘油倒入面膜碗，搅匀。

使用方法：

清洁面部后，将面膜均匀地涂在脸上，避开眼睛周围皮肤和唇部皮肤。15分钟左右后用温水清洗干净。一周2次。

温馨提醒

甘油分为药用和美容专用两种，制作此面膜不要选择药用甘油，它的浓度比较高，容易伤害皮肤。

燕麦抗皱面膜

适用肤质：

中性皮肤

配方：

燕麦粉80g，纯净水50ml。

制作方法：

❶ 燕麦粉放入锅中，加水，煮5分钟左右。

❷ 将其放入碗中晾凉，温度适宜时即可使用。

使用方法：

洁面后，取调好的面膜均匀地涂抹在面部，注意避开眼睛周围和唇部皮肤，大约15分钟后，用温水清洗干净。一周使用3次。

温馨提醒

冬季的时候，气候比较干燥，还可用燕麦和柠檬汁调匀，用来泡澡，有润肤的作用。

杏仁粗盐去角质面膜

适用肤质：

各种皮肤都适用

配方：

杏仁粉100g，粗盐50g。

制作方法：

❶ 杏仁粉倒进面膜碗中，加少许纯净水搅匀。

❷ 搅拌成糊状时，加粗盐，搅匀。

使用方法：

面部清洁后，取制成的面膜均匀地涂抹在面部，避开眼睛周围和唇部皮肤，用指腹轻轻按摩片刻，约15分钟后清洗干净即可。

温馨提醒

粗盐有磨砂面部老废细胞的作用，在涂面膜时适度按摩效果更好。

食用五谷杂粮大拷问

近年来，五谷杂粮越来越受到人们的重视，五谷杂粮养生也成为一种时尚，如何食用杂粮才能更加养生？宝宝和孕妇等一些特殊的群体也可以食用杂粮吗？下面一些常见问题，将有助于您更加正确认识五谷杂粮。

Q1: 古语说"一谷补一脏"，这是什么意思呢？

这里的五谷主要指的是"小米、黄豆、高粱、小麦、大米"，其中黄豆重养肾，稻米重润肺，小米重养脾，小麦重养心，高粱重养肝。

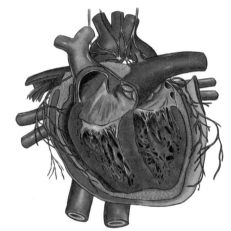

豆类中的黑豆被人们誉为"肾之谷"，经常食用有助于补肾、强身、解毒，肾虚、浮肿的人比较适合食用。稻米则有滋阴润肺的作用，在出现肺热、咳嗽的症状时，可以将稻米熬成粥食用，可缓解症状。经常食用小米有助于健脾养胃。脾虚体弱的人每天早晚空腹吃小米粥中的米油，食疗效果很好。中医认为，小麦有养心安神的作用，将带皮的全小麦熬成粥，对缓解女性更年期综合征及烦躁情绪很有帮助。高粱加工成面粉炒熟后，用开水调糊，坚持服用有养肝益胃、收敛止泻的作用。

Q2: 一日三餐都要吃点杂粮吗？吃多少才好呢？

根据中国营养学会的建议，一个人每天食用杂粮应保持在 50~100g，过多或过少都不利于身体的健康，最好能够在一日三餐中都适量加入些杂粮。

早晨，人的肠胃功能比较弱，最好不要食用太粗糙的食物，比如窝头。此时可以添加一些杂粮熬粥或者磨成豆浆，可选用的杂粮有燕麦、糙米、薏米等，这样既可以为身体提供营养，还可以帮助消化。中午时分，人的消化功能最好，可以在午餐中加入一些豆子、红薯、玉米等，这样既可提供碳水化合物，还可以保证下午人体所需的能量。晚餐要食用一些有助于安眠、易消化的杂粮，如小米粥。

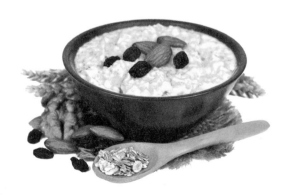

Q3: 孕妈妈适合吃杂粮吗？

营养专家指出，孕妈妈可以食用五谷杂粮，并且适当食用杂粮有助于减少便秘困扰，但需要注意一些问题。

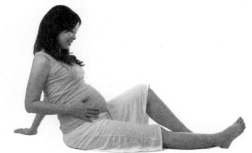

杂粮中含有丰富的 B 族维生素和膳食纤维，有预防便秘的作用。但是摄入过多就会影响人体对微量元素的吸收，所以孕妈妈食用杂粮要适量。在补充杂粮的同时，孕妈妈不能同吃奶制品和补铁、补钙的药物，否则会降低食用价值。在吃过杂粮食物后，最好等 40 分钟以后再食用含铁质或者钙的药物。

Q4: 五谷杂粮有助于养生，能将它作为主食食用吗？

并不是所有五谷杂粮都可以作为主食食用。《中国居民膳食指南》中曾提到"食物多样，谷类为主，粗细搭配"，这样的饮食原则才能保证人体的营养需求。

五谷杂粮并不是吃得越多越好，每天食用的量因人而异，单一地食用五谷杂粮会导致营养单一化，进而造成营养不良的状况。关于主食的食用，一般人可以以部分的五谷杂粮代替细粮，比如：糙米饭、八宝粥、杂粮馒头等，尽量做到饮食多样化。需要注意的是，儿童脾胃较弱，应避免食用太多的粗粮，可适当吃一些精制的细粮，以利于其消化吸收。

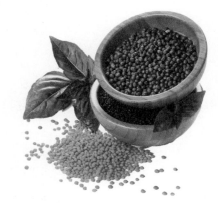

Q5: 粗粮和细粮相比，哪一种的营养价值更高呢？

一般来讲，粗粮的营养价值高于细粮，但并不是说不能食用细粮。这是因为粗粮中含有丰富的膳食纤维，大量食用会影响蛋白质的吸收，要搭配细粮食用才更有益于身体。

随着生活水平的提高，人们饮食普遍以精细为主。细粮经过精细的加工，将谷皮和谷胚都去掉了，流失了大量的蛋白质、B 族维生素。若是经常食用精制米面，不注意增加 B 族维生素的摄入，很容易诱发脚气病。粗粮中含有丰富的维生素，从这个角度讲，它的营养价值要比细粮高。不过粗粮中的膳食纤维含量很高，若是不搭配些细粮食用，会降低人体对蛋白质的吸收率。因此，饮食要讲究粗细粮搭配，营养价值才会更高。

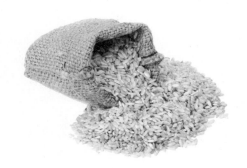

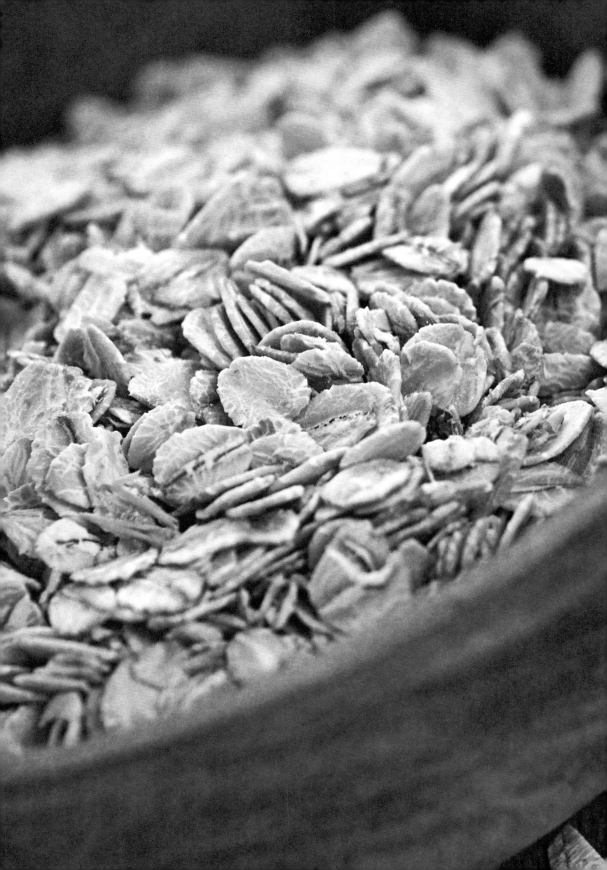

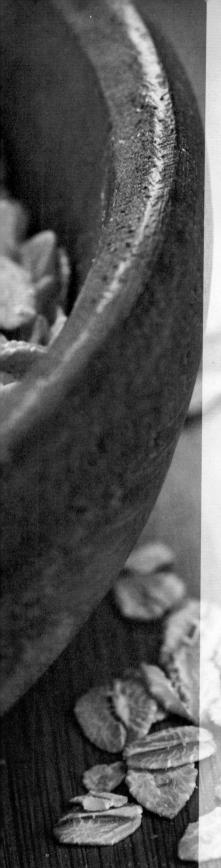

第一章

谷物养生馆

　　《黄帝内经》曰"五谷为养"，作为人们膳食结构中的传统主食，谷物是人们餐桌上必不可少的食物之一，同时也是人们的生命得以延续的原动力。五谷究竟有什么营养呢？如何食用才能让它的营养价值得到更大的发挥呢？在本章节中，您将找到答案。

20种常见谷物养生排行榜

谷物作为膳食的主要来源，营养丰富，具有很高的食用和保健价值。下面是20种常见谷物排行榜，希望您可以从中找到适合自己食用的五谷。

谷物名称	养生价值
大米	大米中富含B族维生素，可健养脾胃。其中的膳食纤维含量也相当丰富，经常食用，有助于消化，并提高肠胃功能
糯米	糯米是温中健脾的上好食品，经常食用有助于补益人体，能提高人体的免疫力，是体虚者温补强身的上佳食品
糙米	糙米可以活跃人体神经系统，增强其兴奋性，起到消除烦躁情绪的作用。另外，食用糙米还有助于防治贫血和便秘
香米	香米的香味独特，十分诱人，这种香气不仅可以增进食欲，缓解食欲不振，而且还有去除疲劳、提神醒脑的功效
粳米	粳米可以调和五脏，具有缓解腹痛的作用，还可以刺激胃液分泌，很适合病后体虚、年迈者食用
黑米	黑米是含有花青素类色素最多的一种米，经常食用有助于预防衰老，养护肾脏，还有滋阴的作用，女性和肾虚者可食用
紫米	紫米可增强体质，用紫红糯米熬成的粥晶莹透亮，有补血益气之功效。紫米中的铁质有助于补血和维持正常的造血功能
荞麦	荞麦含有烟酸，能够促进机体的新陈代谢，增强机体的解毒能力，还能扩张血管和降低血液胆固醇，是糖尿病患者宜食的保健食品
小米	小米属于粗粮食品，含有丰富的膳食纤维，有助于促进肠道的蠕动，提高肠胃的消化功能，缓解便秘，滋养脾胃

谷物名称	养生价值
小麦	小麦中含有多种营养素，有助于调理肠胃，促进排毒，保护人体的神经系统，养护心脏，还有助于增强记忆力
大麦	大麦属于粗粮，有解除五脏之热的功效，还有助于延缓衰老。大麦中的膳食纤维可以促进血液循环，平衡血糖
青稞	青稞中含有 β-葡聚糖，它可以通过减少肠道黏膜与致癌物质的接触来预防结肠癌，还有助于降低血脂、血糖，防治糖尿病和心血管疾病
玉米	玉米油可降低人体血液中胆固醇的含量，预防高血压和冠心病的发生，还可以防治动脉硬化和脑功能衰退
燕麦	燕麦煮粥食用，有助于降低人体血液中的胆固醇，可以起到预防心脑血管疾病的作用，还有降糖的作用，糖尿病患者可经常食用
糜子	糜子有健脾养胃的作用，适合脾胃虚弱和患有胃病的人食用，它所含的蛋白质比较容易被人体吸收，为人体提供能量
高粱	食用高粱可以改善体虚诸症，对腰背酸痛、低血糖和女性的痛经以及青少年发育期间的神经痛都有一定的缓解作用
芝麻	芝麻含有芝麻素，可保肝护心，延缓衰老，并有抗癌作用，经常饮酒的人可多食用，具有养肝护肝的作用
薏米	薏米中富含维生素和矿物质，有助于促进人体新陈代谢，减轻肠胃负担，从而保护肠胃。身体虚弱和病后补养身体的人可适量食用
芡实	芡实与莲子有些相同，是滋补身体、补中益气的食物，但它比莲子的收敛镇静作用要强
籼米	籼米中的蛋白质主要是米谷蛋白、米胶蛋白和球蛋白，人体消化率比较高，有较高的食用价值

大米

五谷之首，营养丰富

大米是稻米的加工制品，也是人们日常生活中的主食之一，有"五谷之首"的美誉。大米中含有的营养成分很多，其中包含碳水化合物、蛋白质、脂肪和维生素等，因此有很高的食用价值。据统计，世界上大约有一半的人口将大米作为主食食用，东北大米、泰国香米、龙凤大米等，都是常见的品牌大米。

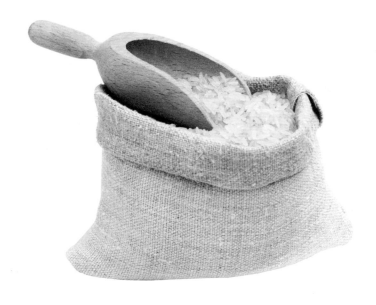

食用功效：
滋养脾胃，润燥除湿。

成熟周期：
大米成熟期为6月至9月。

每100g大米含有：

热量	347kcal
碳水化合物	77.9g
脂肪	0.8g
蛋白质	7.4g
膳食纤维	0.7g
维生素E	0.46mg
镁	34mg
钙	13mg
钾	103mg
磷	110mg
钠	3.8mg
烟酸	1.9mg

稻叶
性平，味甘，可养胃、健脾、止泻。

稻子
性温，味甘，主温中益气。

药膳食谱

专家提醒

大米做粥或者蒸食，有利于肠胃的消化吸收。在煮粥时，避免加碱性食物，以免破坏维生素。精米在加工中会造成营养素大量流失，常食会造成营养物质缺乏，应该将精米和糙米搭配食用。

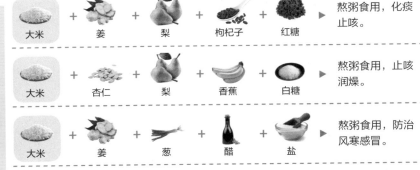

大米 ＋ 姜 ＋ 梨 ＋ 枸杞子 ＋ 红糖 ▶ 熬粥食用，化痰止咳。

大米 ＋ 杏仁 ＋ 梨 ＋ 香蕉 ＋ 白糖 ▶ 熬粥食用，止咳润燥。

大米 ＋ 姜 ＋ 葱 ＋ 醋 ＋ 盐 ▶ 熬粥食用，防治风寒感冒。

大米 ＋ 猪肚 ＋ 花生 ＋ 红枣 ＋ 盐 ▶ 熬粥食用，防治胃溃疡。

养生功效大搜索

大米中含有丰富的 B 族维生素，它有助于健养脾胃，是日常生活中健脾的佳品。大米中的膳食纤维含量也相当丰富，经常食用，有助于人体消化，提高人体的肠胃功能。

大米是一种富含营养的食物，作为主食之一，它是人体补充能量的主要来源。大米中含有丰富的碳水化合物和氨基酸，是病后身体虚弱者的最佳补益食物。

大米中含有一种特殊的美容素——谷维素，是纯天然的植物性抑制剂。它可以抑制黑色素的沉淀，淡化色斑；同时还可以降低毛细血管脆性，让皮肤富有弹性，美白润泽。

美食

燕麦枸杞子大米粥

材料：

大米200g，燕麦片100g，枸杞子20g，白糖10g。

制作方法：

❶ 大米用水冲洗一下，沥水备用；枸杞子清洗干净。

❷ 取出汤锅，将大米、枸杞子倒入锅中，加入适量的清水，用大火煮开；
煮沸后，换成小火熬煮，七分熟时倒入燕麦片；熟后加入白糖调味即可。

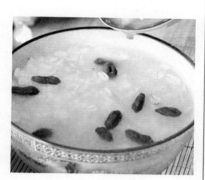

肉末炒饭

材料：

大米200g，土豆1个，瘦肉40g，盐、葱花各5g。

制作方法：

❶ 大米洗净，蒸熟；土豆洗净去皮切小粒；瘦肉切肉末。

❷ 油烧热后，倒入葱花、瘦肉、土豆丁翻炒。半熟时倒入米饭，炒至米粒分开，加盐调味即可。

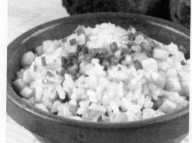

草莓粥

材料：

大米50g，草莓10g，白糖5g。

制作方法：

❶ 大米放清水中，用手轻轻搓洗干净备用。

❷ 草莓去蒂，用清水轻轻洗去上面的脏污。

❸ 锅中加入水，放入大米煮制成粥。粥熟后，加入草莓即可。喜欢吃甜食者加入白糖调味即可。

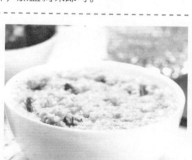

选购方法

选择大米时，应选择颗粒较大，色泽白皙，籽粒饱满且均匀不含杂质，闻起来有淡淡清香味的优质大米。另外，选购的时候也可以放在口中咀嚼一下，如果口感滑润，味道香甜，说明米比较新鲜；如果口感较硬，有可能是陈米，不宜购买。

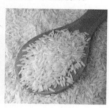

保存方法

储存时，可把大米放到干燥的器皿或纸袋、米桶内，然后密封放置于阴凉处保存；还可以在米袋中放入蒜，有驱虫的作用。另外，花椒也可以预防大米变质。

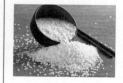

糯米

滋补食物，营养上品

　　糯米是家常粮食的一种，米质多呈蜡白色不透明或半透明状，吸水性和膨胀性比较小，煮熟后黏性大，是大米中黏性最强的种类。因为糯米香糯黏滑的特性，经常被用来制作小吃，如粽子、年糕、汤圆等，深受人们的喜爱。糯米具有很高的营养价值，其中的 B 族维生素含量十分丰富，有补脾益气、温中止泻之功效。

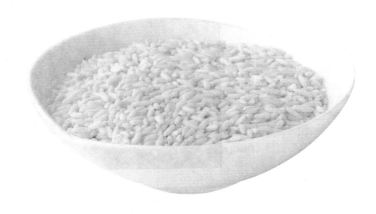

食用功效：
补中益气，暖脾健胃。

成熟周期：
糯米成熟期为7月至9月。

每100g糯米含有：

热量	350kcal
碳水化合物	78 3g
脂肪	1g
蛋白质	7.3g
膳食纤维	0.8g
维生素E	1.29mg
镁	49mg
钙	26mg
钾	137mg
磷	113mg
钠	1.5mg
烟酸	2.3mg

糯稻叶
性平，味甘，可补益中气，止汗，除湿止泻。

糯稻杆
可以防治口渴、咽干、糖尿病等症。

药膳食谱

专家提醒

　　糯米中含有大量的糖，糖尿病患者要慎食。

　　糯米是一种富含碳水化合物的食物，肥胖人群在减肥的时候需适量地食用。

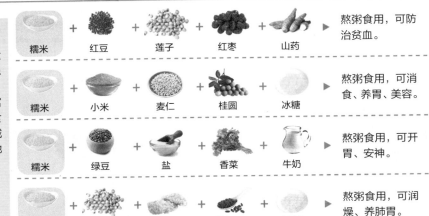

糯米 + 红豆 + 莲子 + 红枣 + 山药 ▶ 熬粥食用，可防治贫血。

糯米 + 小米 + 麦仁 + 桂圆 + 冰糖 ▶ 熬粥食用，可消食、养胃、美容。

糯米 + 绿豆 + 盐 + 香菜 + 牛奶 ▶ 熬粥食用，可开胃、安神。

糯米 + 莲子 + 银耳 + 枸杞子 + 冰糖 ▶ 熬粥食用，可润燥、养肺胃。

养生功效大搜索

糯米中富含蛋白质、脂肪、微量元素、维生素和糖类等营养物质，经常食用能滋养人体，提高免疫力，是体虚者温补强身的最佳食品。

糯米含有丰富的膳食纤维、碳水化合物等营养物质，是温中益气的上好食品，适宜气血不足者食用。糯米搭配天麻、党参酿酒，饮用后有健脑益智的作用。

糯米中富含钙等多种矿物质，能温暖脾胃，特别适合脾胃虚寒、食欲不佳的人食用。另外，食用糯米还可以缓解虚寒腹泻症状，煮粥食用可促进消化、补养胃气。

特别介绍

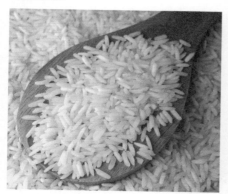

糯米是指糯稻脱壳之后的米，在中国的南方地区一般被称为糯米，而在北方地区则多称作江米。糯米是制作粽子、八宝粥、各式黏性小吃和酿造醪糟（甜米酒）的主要原料。

《本经逢原》中曾有记载："糯米，益气补脾肺，可磨粉作稀糜，庶不黏滞，且利小便，以滋肺而气下行矣。若作糕饼，性难运化，患者莫食。"《千金·食治》《纲目》中也有论述："脾肺虚寒者宜之。若素有痰热风病，及脾病不能转输，食之最能发病成积。"

食用方法

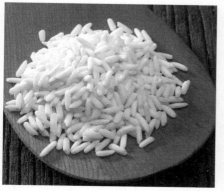

糯米不仅可以用来熬粥，还可以煮饭。在煮糯米饭的时候，可以根据个人口味加入适量的肉末或者菌菇类，营养丰富，堪称美味。

糯米煮过之后的黏性比较好，所以还可以用糯米来制作糕点、丸子和糍粑，望之精致诱人，闻之清香无比，食之柔软黏嫩。糯米也可以用来酿酒，这样糯米中的营养成分就更容易被人体吸收，而且具有刺激消化腺分泌、增强食欲的作用，长期饮用对人体大有裨益。

选购方法

糯米有椭圆和细长两个品种。若是购买椭圆的糯米，粒大饱满者为佳；若是购买细长的糯米，则要观其是否发黑变质，若有黑色斑点，就不要购买。一般来讲，优质糯米多呈乳白色或蜡白色。

保存方法

一般来说，糯米在常温下储存即可。但需要注意的是，保存糯米的时候应避开潮湿和强光的环境，最好放置在阴凉通风的地方。将糯米装入密封的容器中避光保存是一个不错的储存方式；还可以将糯米装进干净的饮料瓶中，尽可能地塞满，然后拧紧瓶盖，在阴凉处保存。

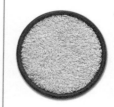

糯米药用知识

治慢性结肠炎：

糯米 600g，山药 60g。先将糯米和山药一起放炒锅里炒熟，然后取出研成粉末状，保存备用。每天早上加入适量的白糖、胡椒粉，用开水冲服小半碗即可。

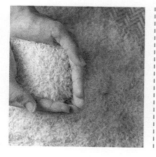

防治神经衰弱：

糯米 150g，薏米 60g，红枣 12 颗。将红枣去核，糯米、薏米用清水冲洗干净以后，一起放入锅中加水煮成粥即可。常食用此粥有补血安神之功效。

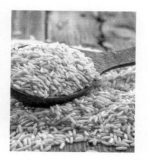

香酥糯米条

材料：

糯米粉350g，麦芽糖浆150g，白糖50g，油30ml。

制作方法：

① 将麦芽糖浆倒入锅中，加入适量的水，搅拌均匀，生火烧开。

② 糖水煮沸之后，倒入糯米粉，和成面团。

③ 将糯米团揉成长条，压扁，切成条，放入锅中隔水蒸熟。锅中倒油，等油烧热后，将糯米条放油中微炸捞出，装盘撒上白糖即可。

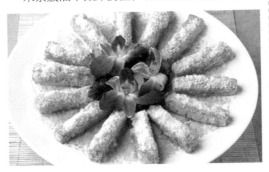

美味糯米饭

材料：

糯米300g，熟龙虾2只，西蓝花10g，金针菇50g，生抽10ml。

制作方法：

① 糯米放到清水中浸泡2小时左右捞出，沥干水分，入锅蒸熟；西蓝花、金针菇洗净备用。

② 糯米饭淋上生抽拌匀装盘；西蓝花、金针菇焯熟和龙虾一起装饰盘子，淋上生抽即可。

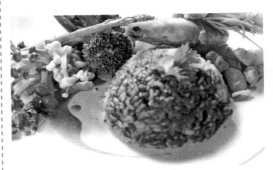

红枣荸荠糯米粥

材料：

糯米200g，荸荠8个，红枣15颗，冰糖50g。

制作方法：

① 将糯米放在清水中浸泡3小时左右，捞出沥水；荸荠冲洗干净、去皮；红枣洗净去核。

② 在锅中加入适量的清水，倒入糯米，先用大火煮沸，再用小火煮半个小时。

③ 放入荸荠、红枣和冰糖，搅拌均匀，继续煮10分钟左右即可食用。

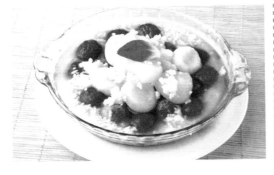

什锦糯米炒饭

材料：

糯米300g，肉片50g，青椒、红椒各1个，胡萝卜100g，青豆20g，酱油、油各5ml，盐5g。

制作方法：

① 将糯米入锅蒸熟；青豆煮熟备用；将青椒、红椒切圈，胡萝卜切丁备用。

② 锅中倒油，将肉片放入翻炒几下，然后放入糯米炒散；将剩下的材料倒入，炒熟即可。

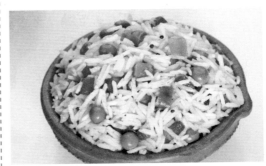

英文名：Brown Rice	别名：玄米	养生榜：谷类 / 第 3 名

食用功效：
调和五脏，清肠通便。

成熟周期：
糙米成熟期为7月至9月。

每100g糙米含有：

热量	354kcal
碳水化合物	73.1g
脂肪	2.8g
蛋白质	7.4g
膳食纤维	2.4g
维生素E	0.65mg
镁	106mg
钙	13mg
钾	273mg
磷	157mg
钠	3mg
烟酸	5.5mg

发芽糙米
富含维生素E，可促进血液循环，提高免疫力。

糙米糠
通利大便，排毒瘦身。

保健食品，瘦身养颜

糙米是稻谷脱壳之后的全谷粒大米，与普通的精制米相比，糙米的质地更紧密，吃起来口感有些粗糙，且不易煮熟，但它的营养丰富，含有众多的维生素、矿物质和膳食纤维，对人体有很好的保健作用，是公认的绿色健康食品。

糙米

第一章···谷物养生馆

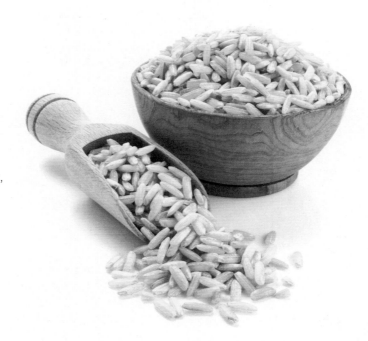

药膳食谱

专家提醒

糙米不易煮熟，所以在烹煮之前，最好先用清水充分浸泡，但不能用力搓洗，否则会导致糙米中营养成分的大量流失。

上班族可以将糙米和茶搭配饮用，口味独特，还可以预防痔疮。

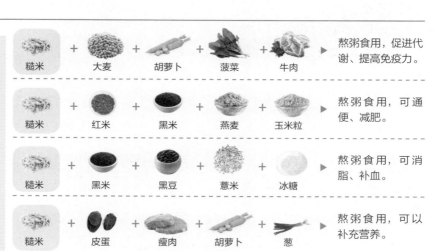

糙米 + 大麦 + 胡萝卜 + 菠菜 + 牛肉 ▶ 熬粥食用，促进代谢、提高免疫力。

糙米 + 红米 + 黑米 + 燕麦 + 玉米粒 ▶ 熬粥食用，可通便、减肥。

糙米 + 黑米 + 黑豆 + 薏米 + 冰糖 ▶ 熬粥食用，可消脂、补血。

糙米 + 皮蛋 + 瘦肉 + 胡萝卜 + 葱 ▶ 熬粥食用，可以补充营养。

糙米富含膳食纤维，可以促进肠道有益菌的增加，促进大肠蠕动，软化粪便，提高肠胃的功能，从而预防便秘和肠癌，因此经常便秘的老年人可以适量食用。

糙米中的膳食纤维进入人体后，会与人体内胆汁中的胆固醇相结合，有助于胆固醇的排出，降低人体中的胆固醇含量，并帮助高脂血症患者降低血脂。

糙米含有 B 族维生素和维生素 E，有助于促进人体血液循环，从而提高人体的免疫功能。

糙米还可以辅助分解放射性物质，防止有害物质进入人体，起到防癌、抗癌的作用。

特别介绍

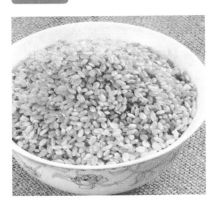

糙米在一定的温度条件下会发芽，同时产生很多具有健美、保健功能的成分。有关专家经过实验研究发现，发芽糙米有着很好的健美功效，如果能把发芽糙米作为一种主食食用，能有效地增强体质，提高免疫力，起到防病抗病、滋补养生的效果。

发芽糙米富含阿魏酸和抗活性氧植酸等成分，能抑制黑色素的产生，使肌肤美白光滑，还能促进人体的新陈代谢，对动脉硬化、内脏功能障碍以及癌症都有一定的预防效果。另外，经常食用发芽糙米，还有补脑、抗衰之功效。

食用方法

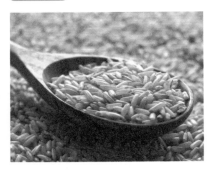

糙米可以直接蒸熟作为主食食用，也可以与其他一些食材搭配在一起炒制菜肴或熬成粥食用，不仅味道鲜美，营养也十分丰富，对人体有很好的滋补效果。

糙米还可以用来煮茶饮用，有促进血液循环、缓解心理压力、润肠通便之功效。如果能经常饮用糙米茶，不但可以降低血压，还有减肥、美容的作用。

糙米加枸杞子、百合等药材熬粥，有防病祛病、增强体质的功效。

选购方法

购买糙米时，最好选购有机栽培的糙米，这样就可以品尝到原味的糙米香。还要注意观察糙米的外形，一般优质的糙米都是米粒饱满，表面光滑，且没有斑点，呈黄色。若是有机米，米粒往往会显得大小不一，这是天然种植的自然现象，可放心购买。

保存方法

糙米中含有丰富的营养成分，若是在常温环境下存放易生米虫，因此不要随意地放在米桶内保存。最好将糙米用小袋子分开盛放，然后放置在冰箱冷藏室保存，也可以将糙米放入容器中密封储藏。

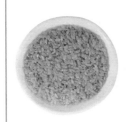

糙米药用知识

治脚气水肿：

糙米 180g，蒜 35g。将蒜去皮，然后用清水冲洗一下，切成碎粒；将糙米冲洗干净后，与蒜粒一起放入锅中，加入适量的清水，先用大火煮沸，再转小火慢煮，熬成米饭即可食用。

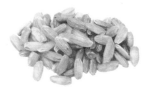

治胃下垂：

糙米 100g，香菇适量。食用前先将糙米放到清水中浸泡 6 个小时左右，然后将其捞出放入榨汁机榨成汁；把香菇洗干净之后切成丝，放入锅中煮熟，再倒入糙米汁搅成糊状即可。每天食用半碗，也可根据个人口味加入适量的盐或白糖，坚持食用 3 周。

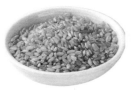

红枣糙米粥

材料：

糙米200g，红枣8颗，花生仁18粒，玉米仁50g。

制作方法：

① 糙米用清水冲洗干净，浸泡3~5个小时；红枣洗净并放入水中浸泡半个小时左右，取出沥干水分，去掉枣核；把花生仁、玉米仁清洗干净后，入水浸泡。

② 在锅中加入适量的清水，倒入糙米，用大火煮沸，加入红枣、花生仁、玉米仁，换小火焖煮，继续煮20分钟左右即可食用。

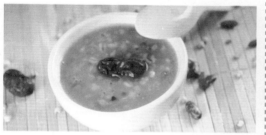

银耳木瓜糙米粥

材料：

糙米300g，木瓜2个，银耳1朵，枸杞子10g，红枣8颗，蜂蜜30g。

制作方法：

① 将糙米浸泡1~2个小时；把银耳入水泡发，撕成小朵；木瓜洗净，切成小块；枸杞子、红枣洗净备用。

② 锅中加入清水，倒入糙米，先用大火煮沸，然后放入银耳、木瓜、枸杞子、红枣继续煮。

③ 等粥将煮熟时，根据口味调入适量的蜂蜜，搅拌均匀即可食用。

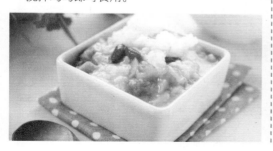

红薯鸡肉糙米粥

材料：

糙米300g，鸡肉80g，红薯50g，芹菜10g，葱5g，盐5g，油10ml。

制作方法：

① 把糙米洗净，浸泡半个小时，捞出沥水备用；鸡肉、红薯分别洗净切块；芹菜、葱洗净切段。

② 锅中倒油烧热，放入葱花爆香，再放入鸡肉、芹菜翻炒几下，盛出备用。

③ 汤锅中加水，倒入糙米煮沸，再加入红薯、鸡肉、芹菜，用小火煮熟后加盐调味即可。

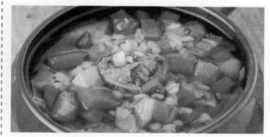

南瓜山药猪肉粥

材料：

糙米300g，南瓜、山药各50g，猪肉80g，盐5g，酱油10ml。

制作方法：

① 将猪肉切成薄片或小块，加入盐、酱油腌渍一会儿；南瓜、山药洗净切成小块备用。

② 将糙米放入清水中浸泡之后捞出，沥干水分，放入锅中，加入适量的清水，先用大火煮沸，放入猪肉后，换小火煮20分钟，至粥呈黏稠状，加入南瓜、山药，继续焖煮10分钟即可。

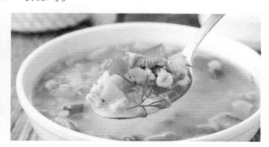

香米

米香浓郁，营养美味

　　香米是一种优质稻米，其种类有很多，主要可分为香籼、香粳和香糯，颗粒饱满，晶莹如玉。香米散发着浓郁的米香，这种香味有助于增加食欲，消除疲劳。香米不仅味美，而且滋补效果非常好，其中含有丰富的营养成分，能为人体补充足够的能量。目前，香米中声誉与价值最高的品种当数云南地区种植的"象牙香米"。

食用功效：
补气，养脾，健胃。

成熟周期：
香米成熟期为7月至9月。

每100g香米含有：

热量	347kcal
碳水化合物	72.4g
脂肪	0.9g
蛋白质	12.7g
膳食纤维	0.6g
维生素E	0.7mg
镁	12mg
钙	8mg
钾	49mg
磷	106mg
钠	21.5mg
烟酸	2.6mg

香米叶
能增加食欲，祛湿热，养肠胃。

香米杆
编制草鞋，结实且能防治脚气病。

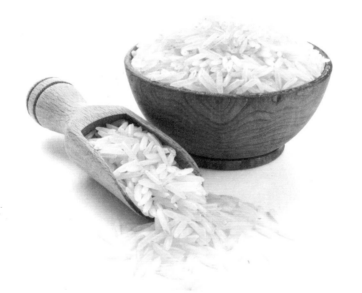

药膳食谱

专家提醒

　　香米不容易被人体消化，所以人们在食用香米的时候，最好是熬煮成粥，这样有助于肠胃的消化和吸收。

　　烹制香米时不宜放碱，因为碱会破坏香米中的维生素 B_1，降低营养价值。

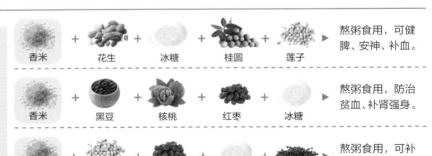

香米 + 花生 + 冰糖 + 桂圆 + 莲子 ▶ 熬粥食用，可健脾、安神、补血。

香米 + 黑豆 + 核桃 + 红枣 + 冰糖 ▶ 熬粥食用，防治贫血、补肾强身。

香米 + 莲子 + 红枣 + 冰糖 + 红豆 ▶ 熬粥食用，可补气、健脾、开胃。

香米 + 猪里脊肉 + 皮蛋 + 葱 + 姜 ▶ 熬粥食用，可补虚、益气。

香米中含有丰富的蛋白质和微量元素，可以为人体提供必需的营养物质，经常食用可以强健身体。将香米熬成粥后，清香四溢，营养丰富，特别适合体虚者、高热者、久病初愈者、产后妇女、老年人、婴幼儿、消化能力减弱者食用，能有效地缓解症状，调养身体。

香米的香味非常独特，十分诱人，不仅可以增进食欲，缓解食欲不振，还可以去除疲劳，提神醒脑。夏季天气炎热，人们非常容易感到心烦意乱、身体疲乏，而经常食用香米就有助于缓解这种消极情绪，使人心情舒畅，肢体放松。

美食

营养香米套餐

材料：

香米300g，猪肉150g，胡萝卜、黑木耳、青菜各50g，咸鸭蛋1个，油、酱油各5ml，盐5g。

制作方法：

❶ 香米洗净蒸饭；猪肉切成块加盐腌渍；黑木耳、青菜洗净；胡萝卜切丝。

❷ 锅中倒油，倒入猪肉翻炒，加入黑木耳、青菜、胡萝卜炒熟，香米饭盛碗，加入青菜和咸鸭蛋即可。

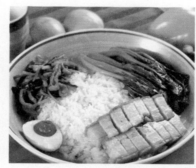

四喜丸子

材料：

香米、淀粉各200g，青菜20g，猪肉100g，油100ml。

制作方法：

❶ 香米洗净，蒸熟；淀粉加水搅拌；青菜洗净焯熟。

❷ 猪肉剁碎，与香米一起倒入淀粉中搅拌均匀，团成丸子。锅中倒油，放入丸子炸至金黄色和青菜装盘。

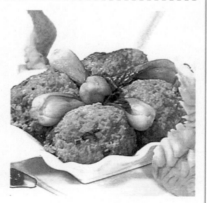

香米糊

材料：

香米150g，黑豆100g，红枣6颗。

制作方法：

❶ 将香米、黑豆和红枣洗净，入水浸泡后备用。

❷ 将所有材料放入豆浆机，加水至上、下水位线之间，按米糊键，做成米糊即可。

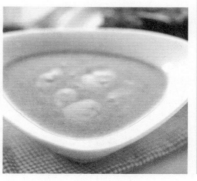

选购方法

选购香米时，要认真观察米粒的颜色和形状，若色泽较暗、有虫蚀米粒或碎粒过多、混有杂质，则表明香米存放的时间过长，最好不要购买。还可以捧起来仔细闻一闻，有稻米香的为优质香米。

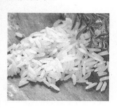

保存方法

香米容易生虫，可以倒入密封的米缸、玻璃器皿或者袋子中，放置在干燥、通风的地方。若要长时间储存，可在米缸的底部撒一些石灰粉，上面铺一层薄膜，有防潮、防虫的作用。

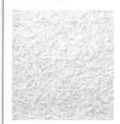

粳米

柔软可口，富含营养

　　粳米根据收获季节，可分为早粳米和晚粳米。它是大米的一种，用粳型非糯性稻谷碾制而成，种植历史悠久，已有 6900 多年的历史，是中国人的传统饮食之一，主要产于中国东北地区。粳米的米粒多为圆形或者椭圆形，籽粒饱满，呈乳白色，晶莹剔透。

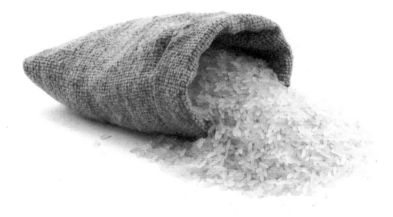

食用功效：
调理肠胃，健脾养胃。

成熟周期：
粳米成熟期为7月至9月。

每100g粳米含有：

热量	345kcal
碳水化合物	77.4g
脂肪	0.6g
蛋白质	7.7g
膳食纤维	0.6g
维生素B$_1$	0.16mg
镁	34mg
钙	11mg
钾	97mg
磷	121mg
钠	2.4mg
烟酸	1.3mg

粳米叶
泡茶或煮汤饮用，可安心神、益脾胃。

粳米壳
可促进胃肠蠕动，防治胃病、便秘。

药膳食谱

专家提醒

　　胃酸过多的人不要食用粳米，以免加重肠胃负担。制作粳米粥时不要放碱，碱会破坏米中的维生素 B$_1$。

　　粳米中含有一定的糖分，糖尿病患者应慎食。

 粳米 + 花生 + 百合 + 枸杞子 + 莲子 ▶ 熬粥食用，健脾、养血、养颜。

 粳米 + 鸭肉 + 葱 + 姜 + 盐 ▶ 熬粥食用，利水消肿、补益身体。

 粳米 + 糯米 + 西芹 + 猪瘦肉 + 鸡蛋 ▶ 熬粥食用，益气、通便、滋补。

 粳米 + 皮蛋 + 胡萝卜 + 小白菜叶 + 鸡精 ▶ 熬粥食用，可养肝、明目、健脾胃。

养生功效大搜索

粳米中含有中大量的粗纤维，它有助于促进肠胃蠕动，提高肠胃的消化功能。胃病、便秘和痔疮患者可经常食用，有助于缓解这些症状。

粳米中的蛋白质、脂肪和维生素含量都相当丰富，经常食用可以降低人体内的胆固醇水平，促进血液循环，降低血压，降低罹患高血压和中风的概率。

将粳米煮粥食用，有健脾益胃的作用。中医认为，粳米可以调和五脏，具有缓解腹痛的作用，还可以刺激胃液分泌，适合病后体虚、年迈者食用。

经常食用粳米可以改善气色，美容养颜，爱美的女士可常食。

特别介绍

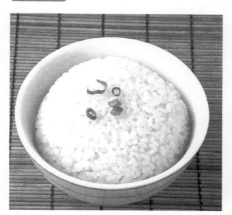

粳米营养丰富，用其煮粥更是味道鲜美，口感极佳，长期食用还能增强体质，延年益寿。粳米粥养生之道在我国已有 2000 年的历史，对体虚患者、产妇和老年人大有裨益。

"药王"孙思邈在《千金方食治》中说粳米"能养胃气、长肌肉"；《食鉴本草》也曾论述，粳米有养五脏、壮气力的功效；李时珍在《本草纲目》中记载有多食粳米粥的养生方法："每日起食粥一大碗，与肠胃相得，最为饮食之妙诀也。"

食用方法

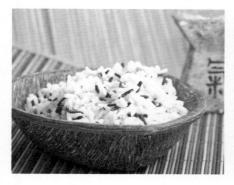

粳米的黏性比糯米弱，比籼米强，多与其他食材搭配煮粥食用，味道鲜美，营养丰富，被誉为"天下第一补人之物"。除了用粳米煮粥之外，还可以煮饭或加工成爆米花、糕点等。在煮粳米饭的时候，可以根据个人口味加入适量的醋，不仅能增加米饭的香味，还可以延长保存的时间。煮粳米粥时，粥上会产生一种粥油，可以将其取出，用盐调味空腹食用，对身体大有裨益。

选购方法

选购粳米有诀窍。首先看外观：米粒洁白、有光泽的是优质新米，而颜色发青、有碎米掺杂的多是质量较差或存放时间较长的陈米；其次闻味道：新粳米散发着浓郁的清香味，若存放时间过长，就会嗅到米糠味；然后是口感：松软、香甜并含有充足水分的为新鲜粳米。

保存方法

储存时，要先将粳米晾干，然后放进塑料袋密封起来，创造一个密闭缺氧的小环境，这样粳米就不容易发潮，也不会生虫、霉变，因为蛀虫和霉菌的生存是离不开氧气的。

粳米药用知识

治消化不良：

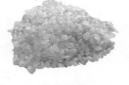

粳米 50g。先将粳米用清水冲洗干净备用；然后取出汤锅，加入适量的清水，将清洗过的粳米倒进锅中，先用大火煮开，再转小火熬成稀粥即可。每天早晨食用 1 碗，有促进消化的作用。

治胃热烦闷：

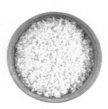

粳米 100g，竹沥 40ml。先将粳米用清水清洗干净，沥干水分之后，放到炒锅中炒香。然后加入适量的水，磨成浆即可。一次取一半粳米浆，兑入 20ml 竹沥食用。

煲仔饭

材料：

粳米200g，猪肉80g，胡萝卜、花生仁各50g，油20ml，葱20g，青椒1个，盐5g。

制作方法：

① 粳米冲洗干净，倒入锅中，加水煮熟备用。

② 将剩下食材冲洗干净，把猪肉、胡萝卜切丁；葱、青椒切成圈；花生仁入水焯熟。

③ 锅中倒油烧热，放葱、青椒爆香，再倒入猪肉翻炒，熟时加胡萝卜、花生仁、盐翻炒。炒好的菜肴与粳米一起搅拌均匀即可食用。

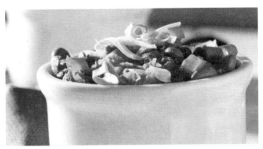

粳米炒饭

材料：

粳米250g，胡萝卜、火腿各50g，青豆30g，油5ml，葱、盐、姜各5g。

制作方法：

① 粳米洗净，入锅加水煮成干米饭备用。

② 胡萝卜洗净，切丁；青豆煮熟；火腿切丁。

③ 锅中倒油，葱、姜爆香，将胡萝卜、火腿、青豆倒入翻炒，将米饭倒入翻炒，放入调料，炒至米粒松散即可。

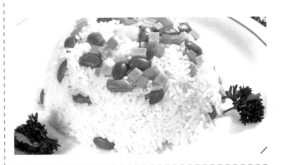

粳米糕

材料：

粳米350g，红枣8颗，水果什锦50g，麦芽糖2大匙，白芝麻30g。

制作方法：

① 将粳米洗净，放水中浸泡2个小时，捞出并沥干水分，放入锅中，加适量水，大火煮沸。

② 加麦芽糖，搅拌均匀，小火煮至米粥黏稠；倒入红枣、白芝麻、水果什锦，搅匀，继续焖煮至水干，盛在盘中，挤压成块，入锅蒸熟即可。

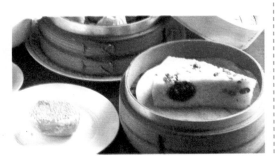

红枣枸杞肉粥

材料：

粳米100g，红枣2颗，鸡肉、青菜各50g，枸杞子、盐各5g，油10ml。

制作方法：

① 将粳米用清水淘洗干净，放入水中浸泡。

② 将鸡肉洗净，切成块；把青菜、红枣、枸杞子冲洗干净备用；锅中倒油，油热时放入鸡肉翻炒，然后放入青菜翻炒几下盛出备用。

③ 锅中加水，倒入粳米，煮至黏稠，将鸡肉、青菜、红枣、枸杞子倒入，搅匀，加盐，小火煮熟即可。

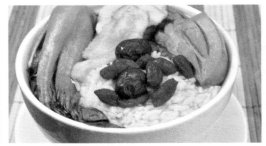

第一章 谷物养生馆

黑米

米中之王，补血养生

黑米属于糯米类，既是美食，又能入药，在我国已经有 2000 多年的种植历史，是稻米中的珍贵品种。其外表呈墨黑色，有"黑珍珠"之称。黑米富含营养，更有一般大米所缺乏的维生素 C、叶绿素、花青素、胡萝卜素及强心苷等特殊成分。

用黑米熬的粥清香诱人，软糯可口，营养丰富，具有很好的滋补作用。

食用功效：
补肾抗衰，健脾开胃，养肝明目。

成熟周期：
黑米成熟期为 7 月至 9 月。

每100g黑米含有：

热量	341kcal
碳水化合物	72.2g
脂肪	2.5g
蛋白质	9.4g
膳食纤维	3.9g
维生素E	0.22mg
镁	147mg
钙	12mg
钾	256mg
磷	356mg
钠	7.1mg
烟酸	7.9mg

黑米叶
煮汤或泡茶饮用，可提神、抗衰老。

黑米壳
可养胃清肠，通便排毒。

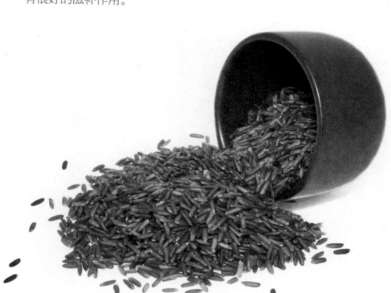

药膳食谱

专家提醒

未煮烂的黑米营养价值不高，不易被人体消化，肠胃功能弱者最好不要食用。

黑米不易煮熟，在烹煮之前要先用水浸泡一夜。煮黑米粥时，可搭配燕麦、红豆。

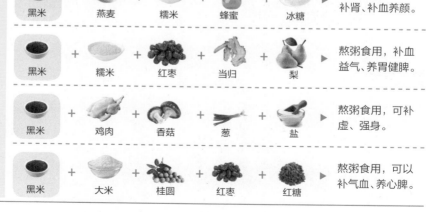

黑米 + 燕麦 + 糯米 + 蜂蜜 + 冰糖 ▶ 熬粥食用，滋阴补肾、补血养颜。

黑米 + 糯米 + 红枣 + 当归 + 梨 ▶ 熬粥食用，补血益气、养胃健脾。

黑米 + 鸡肉 + 香菇 + 葱 + 盐 ▶ 熬粥食用，可补虚、强身。

黑米 + 大米 + 桂圆 + 红枣 + 红糖 ▶ 熬粥食用，可以补气血、养心脾。

黑米是含有花青素类色素最多的一种米，有助于预防衰老，养护肾脏，还有滋阴的作用，女性和肾虚者可食用。

黑米中含有黄酮类化合物，有助于防止血管破裂，因此，食用黑米有止血的作用。黑米还有降压、抗菌、抑制癌细胞的作用。

黑米富含膳食纤维，有助于促进肠胃蠕动，健养脾胃。食用黑米还可以增加心肌的营养，降低心肌耗氧量，保护心脏。

黑米中的维生素 C 含量比普通大米要高，经常食用黑米能补充人体所需维生素，增强体质，改善贫血。

特别介绍

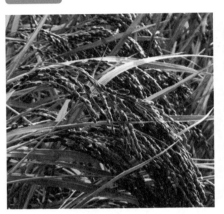

"返璞当绿，养生当黑。"世人历来崇尚"逢黑必补"的健康膳食理念，中医理论中论述"黑为水，走肾，肾为生命之源。饮食养生，养肾为其根本"。

随着生活水平的日益提高，人们也开始探索发现食疗养生之道，在日常饮食中不断地为人体补充丰富而全面的营养，达到增强体质、延年益寿的效果。黑色食品不仅具有丰富的营养成分，而且有补肾养肾、乌发养颜、防病治病、延缓衰老等功效。黑米是黑色食品中的佼佼者，也是很多养生膳食中经常使用的食材。

食用方法

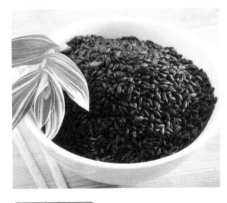

黑米最家常的做法是熬粥，可单独用黑米进行熬制，也可以与其他主食合理搭配，可以使口味更加丰富，营养价值更高。

黑米可以磨成浆煮熟之后饮用，在食用时加入适量的糖进行调味，味道鲜美，滋补效果更佳。

黑米还可以搭配其他食材，比如肉类、菌类等，炒饭或者熬成粥汤食用，做出来的粥香气扑鼻。将黑米与一些药材合理搭配进行熬煮，取汁服用，有一定的防病、祛病功效。

选购方法

在选购黑米的时候，首先要仔细观察黑米的色泽和外表，表面有光泽、米粒大小均匀且不含杂质的是优质黑米；然后闻一下黑米的味道，如果有淡淡的清香味则是优质黑米，若有发酸、发霉的味道则是陈米；还可以将黑米放入口中细细咀嚼，质量比较好的黑米略带甜味。

保存方法

将去皮的蒜或新鲜的花椒放入盛放黑米的袋子、不锈钢容器或者米缸中，然后密封起来，存放于阴凉通风处，可有效地防止黑米生虫。

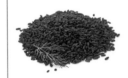

黑米药用知识

治糖尿病：

黑米 100g。先将黑米用清水冲洗干净，然后放入水中浸泡 5 个小时以上。倒入锅中，加入适量的清水，煮成粥即可食用。每天服用 1 次。

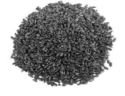

治牙龈炎：

黑米 100g，红糖10g。将黑米放到水中浸泡之后，放入锅中加入适量的清水煮粥，当粥比较黏稠时，再加入一些红糖，稍煮片刻即可。

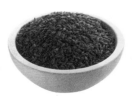

黑木耳黑米粥

材料：

黑米150g，黑木耳50g，冰糖100g，红枣2颗。

制作方法：

1. 将黑米用清水冲洗干净，放入水中浸泡30分钟后，捞出并沥干水分。

2. 黑木耳泡发，冲洗干净，撕成小块；红枣洗净，用沸水浸泡之后，取出枣核。

3. 锅中倒入适量的清水，放入黑米、黑木耳和红枣，熬煮至黏稠时，换小火继续煮20分钟左右，调入冰糖即可。

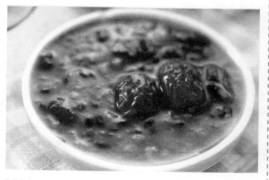

甜奶黑米糊

材料：

黑米100g，牛奶150ml，黑芝麻30g，冰糖10g。

制作方法：

1. 提前将黑米和黑芝麻分别放入水中浸泡6~8个小时，捞出并沥干水分，一起放入食物料理机中打成粉末，倒入碗中备用。

2. 锅中加入适量的清水，将牛奶倒入并搅拌均匀，用大火烧开后，倒入黑米、黑芝麻粉末，换小火继续煮15分钟左右。煮熟时加入冰糖即可。

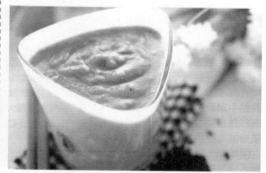

黑米花生粥

材料：

黑米100g，花生30g，莲子20g。

制作方法：

1. 将黑米、莲子、花生洗净。

2. 锅中加入水，倒入黑米、莲子、花生，煮沸后，换小火煮20分钟左右即可。

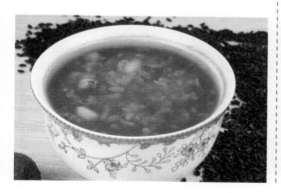

黑米黄豆糊

材料：

黑米100g，黄豆50g，黑芝麻30g，核桃5个。

制作方法：

1. 黑米、黑芝麻冲洗干净；黄豆用水泡发备用。

2. 核桃取仁，洗净之后与黑米、黑芝麻和黄豆一起放入豆浆机中，加水打成米糊即可。

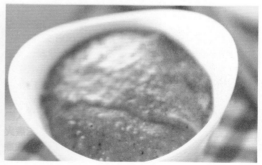

紫米

米中药谷，药食两用

　　紫米是糯米类珍贵品种，主要分布在我国的湖南、四川、贵州、云南等地，栽培数量比较少。其颜色多呈紫黑色，有紫粳和紫糯两类。较普通大米不同，紫米的表皮有一层紫色的物质，因此被叫作紫米。用紫米烹煮的米饭，口感软糯，味道清香，甜而不腻，含有丰富的营养，在我国民间很早就用作补品，有很好的养生效果。

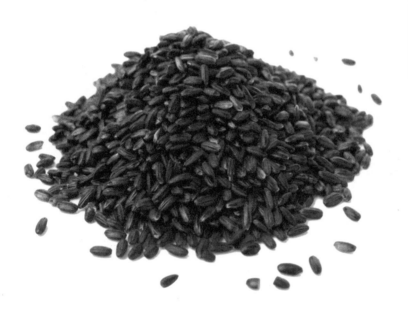

食用功效：
开胃健脾，补血养虚。

成熟周期：
紫米成熟期为7月至9月。

每100g紫米含有：

热量	346kcal
碳水化合物	75.1g
脂肪	1.7g
蛋白质	8.3g
膳食纤维	1.4g
维生素B$_1$	0.31mg
镁	16mg
钙	13mg
钾	219mg
磷	183mg
钠	4mg
烟酸	4.2mg

紫米壳
通利大便，排毒养颜。

紫米叶
可缓解压力，清心宁神。

药膳食谱

专家提醒

　　青少年食用紫米有助于促进身体发育，还能预防少年白发；紫米有补血功效，适合贫血及肾虚者食用。

　　婴幼儿和老年人的消化能力较弱，食用紫米会增加肠胃负担，应该忌食。

 紫米 + 红豆 + 椰汁 + 芒果 + 冰糖 ▶ 熬粥食用，可健脾、补血。

 紫米 + 黑豆 + 黄豆 + 绿豆 + 红豆 ▶ 熬粥食用，滋养五脏、养颜美容。

 紫米 + 燕麦 + 小米 + 冰糖 + 红糖 ▶ 熬粥食用，可防治贫血、补气血。

 紫米 + 梨 + 苹果 + 牛奶 + 红糖 ▶ 熬粥食用，滋阴润燥、补血养颜。

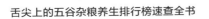

养生功效大搜索

　　紫米含有丰富的营养素，有助于强化机体功能，提高抗病能力，维护身体健康。经常食用紫米还有补虚强身的效果，对于妇女产后虚弱、病后体虚及贫血者有很好的补养作用。

　　紫米可增强体质，用紫红糯米熬成的粥晶莹透亮，有补血益气之功效。紫米中的铁质有补血的作用，有助于预防缺铁性贫血。

　　紫米富含蛋白质、碳水化合物等对人体有益的营养素，特别适合上班族食用。它可以镇定心神，使注意力集中，还有补肾的作用，并能有效地改善少年白头的症状。

　　紫米中含有丰富的膳食纤维，它有助于促进大肠蠕动，及时清除肠内的废物，帮助身体排毒。

美食

红豆紫米豆浆

材料：

紫米100g，黑米50g，红豆50g，冰糖20g。

制作方法：

❶ 将紫米、黑米、红豆淘洗净，放入水中浸泡5个小时。

❷ 把紫米、黑米、红豆一起放入豆浆机，加水榨汁，煮熟后加入冰糖调匀即可食用。

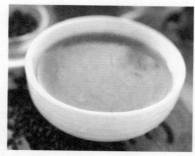

核桃紫米粥

材料：

紫米100g，糯米50g，核桃3个，冰糖20g。

制作方法：

❶ 将紫米、糯米冲洗干净，放入清水浸泡2~3个小时，捞出沥水；取出核桃仁，用清水洗净。

❷ 锅中倒水，放入紫米、糯米，先用大火煮沸，放入核桃仁，再换小火煮熟，放入冰糖即可。

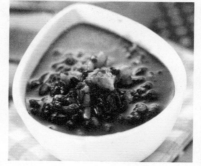

紫米枸杞子饭

材料：

紫米150g，枸杞子10g，冰糖10g。

制作方法：

❶ 紫米冲洗干净，放入水中浸泡2~3个小时，捞出沥水；把枸杞子洗净。

❷ 锅中倒水，放入紫米，用大火煮沸，加枸杞子，换小火煮至黏稠，加入冰糖搅匀即可。

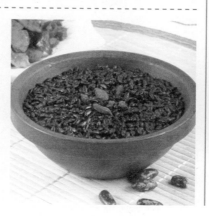

选购方法

　　纯正的紫米米粒比较细长，颗粒饱满，且大小均匀，富有光泽。紫米的颜色呈紫白色或者紫白色夹带小紫色块，用清水冲洗之后，水的颜色会变成紫黑色。用手抓取或轻轻地搓动紫米，会在手上留下紫黑色印记。用指甲将紫米表层的色块刮除之后，紫米依然是紫白色。

保存方法

　　紫米的储存方法跟普通大米差不多，可将其放入干燥且密封效果比较好的容器内，像米缸、不锈钢容器中，密封后放置于阴凉通风的常温下保存即可。

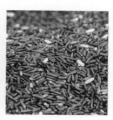

荞麦

健康主食，降压良药

　　荞麦是一种草本植物，有甜荞、苦荞、翅荞和米荞麦四个品种，在《神农书》中被列为八谷之一。随着人们保健意识的不断提高，荞麦食品也越来越受人们的重视，日本人把荞麦视为最理想的降压食品。因其富含营养和特殊的健康成分，颇受人们推崇，被称为健康主食、理想的保健食品。

食用功效：
减肥，降糖，降脂。

成熟周期：
荞麦成熟期为8月至9月。

每100g荞麦含有：

热量	319kcal
碳水化合物	73g
蛋白质	9.5g
膳食纤维	13.3g
维生素B$_1$	0.24mg
镁	193mg
钙	154mg
钾	439mg
铁	10.1mg
磷	296mg
钠	4mg
烟酸	1.3mg

荞麦壳
清肝明目。

荞麦叶
止血止痛，聪耳明目。

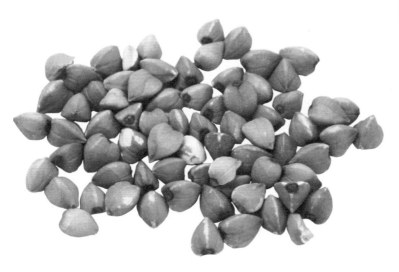

药膳食谱

专家提醒

　　荞麦性凉，脾胃虚寒或者经常有腹泻症状的人不适合食用荞麦。

　　荞麦不能一次性食用过多，否则易造成消化不良。

　　荞麦含有较多蛋白质及其他一些致敏物质，过敏体质的人应慎食。

 荞麦 ＋ 红米 ＋ 燕麦 ＋ 南瓜 ＋ 冰糖 ▶ 熬粥食用，清肠、瘦身、强体质。

 荞麦 ＋ 薏米 ＋ 红枣 ＋ 荸荠 ＋ 红糖 ▶ 熬粥食用，清热健脾、补血养颜。

 荞麦 ＋ 黑豆 ＋ 黑米 ＋ 黑芝麻 ＋ 白糖 ▶ 熬粥食用，养心、补血、补肾。

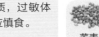 荞麦 ＋ 绿豆 ＋  燕麦 ＋ 竹叶 ＋ 红糖 ▶ 熬粥食用，清心利尿、软化血管。

养生功效大搜索

荞麦含有烟酸，能够促进机体的新陈代谢，增强机体解毒能力，还能扩张血管和降低血清胆固醇水平。

荞麦富含镁和维生素P，能扩张血管，抑制凝血块的形成，具有抗栓塞的作用，也有利于降低血清胆固醇水平、软化血管、保护视力及预防脑血管出血。

荞麦中含有丰富的铁元素，能有效地防治缺铁性贫血。此外，荞麦含有的黄酮类物质，也具有抗菌、消炎、抗氧化的作用。

荞麦中所含的蛋白质属于植物蛋白，食用时不容易在人体内转化成脂肪而致肥胖。

特别介绍

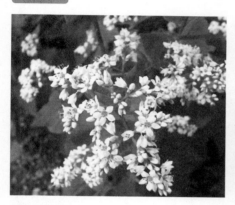

荞麦性凉、味甘，有健脾胃、消积食之功效。《食疗本草》记述荞麦能"实肠胃，益气力，续精神"；《随息居饮食谱》说其能"开胃宽肠，益气力，御风寒"。

荞麦中含有丰富的维生素P，有保护血管的作用，能促进细胞增长、调节血脂、增加血流量；荞麦中还含有大量蛋白质、维生素，有降血脂、降血糖、保护视力、软化血管的功效。荞麦还因其能够杀菌消炎而被誉为"消炎粮食"。

食用方法

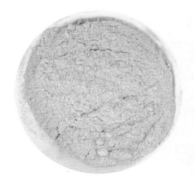

荞麦可以加工成荞麦面粉，也可以煮粥、做饭，还能来制作糕点或者面条、凉粉食用。如果再佐以麻酱或羊肉汤一起食用，口感独特，让人回味无穷。

将荞麦去壳之后可以直接烧制荞麦米饭，也可以用作麦片和一些糖果的原料。

另外，荞麦的嫩叶可以泡茶饮用，还能当作蔬菜炒食或作为其他炒菜、粥汤的配料。而荞麦苗则可作为蔬菜搭配肉类炒食，味道十分鲜美。

选购方法

选购荞麦的时候，应该先观察它的外表，荞麦的形状一般为三角形，而且其种皮十分坚硬，表皮的颜色多呈深褐色或者黑色，如果荞麦的颗粒表面色泽光亮、大小匀称，则是优质的荞麦；还要闻一闻荞麦的味道，如果有异味，则是存放时间过长的陈荞麦。

保存方法

荞麦通常放置于干燥通风的环境中，常温保存即可，但要注意防虫、防潮。新鲜的荞麦可先晾干，然后放入袋子、米缸或者不锈钢容器中密封起来，置于阴凉干燥处保存即可。

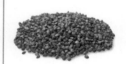

荞麦药用知识

治食积腹胀：

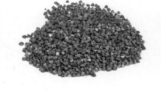

荞麦20g，莱菔子15g，隔山撬40g。将荞麦、莱菔子和隔山撬三种食材用清水冲洗干净后，放入锅中炒干，研成粉末即可。服用时以温水送服，每次10g左右为宜。

治咳嗽、气喘：

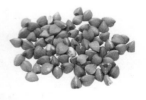

荞麦30g，黄瓜50g，胡萝卜15g，瘦肉丝20g，盐5g。把荞麦和瘦肉丝用清水冲洗干净，将瘦肉丝余水后捞出，胡萝卜和黄瓜切成丁；然后将所有材料放入汤锅，加水熬制成粥，将熟的时候再根据个人口味放入适量的盐调匀即可。

凉拌荞麦面

材料:

荞麦面条250g, 红椒1个, 葱半棵, 姜3片, 熟白芝麻20g, 辣椒酱10g, 酱油、白醋、油各10ml。

制作方法:

❶ 锅中加水烧开, 放荞麦面条, 煮熟捞出过凉; 把葱、红椒洗净, 斜切成片; 姜洗净、切末。

❷ 锅中倒油, 放入葱、姜、红椒爆香, 倒在煮好的荞麦面条上, 再加入辣椒酱、酱油、白醋, 撒上熟芝麻, 搅拌均匀即可食用。

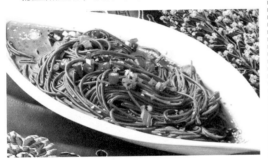

荞麦蒸饺

材料:

葱1棵, 荞麦面粉300g, 猪肉200g, 盐5g, 香油5ml, 白糖5g, 胡椒粉5g, 酱油、油各10ml。

制作方法:

❶ 用荞麦面粉和成面团, 切成小块, 擀成饺子皮备用; 猪肉洗净, 剁成肉末; 葱洗净, 切末, 撒在猪肉上, 加调料, 搅拌均匀。

❷ 用饺子皮包裹适量的饺子馅, 捏成饺子, 入锅蒸熟即可食用。

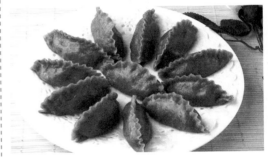

荞麦菜饼

材料:

荞麦面粉150g, 普通面粉100g, 虾皮10g, 鸡蛋2个, 粉条30g, 包菜100g, 盐3g, 香油5ml, 胡椒粉2g, 油30ml。

制作方法:

❶ 两种面粉用温水搅匀, 揉成面团, 切块, 擀成包子皮; 将粉条、包菜、虾皮整理干净切碎; 鸡蛋炒熟切碎; 所有食材放在一起做成馅料。

❷ 用包子皮裹馅做饼, 入油锅煎至金黄色即可。

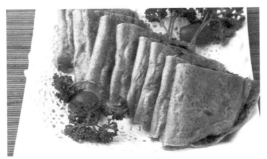

农家荞麦面

材料:

荞麦面条200g, 红椒丝5g, 荆芥20g, 葱半棵, 蒜黄20g, 熟白芝麻30g, 辣椒酱、香菜各10g, 醋10ml。

制作方法:

❶ 将荆芥、葱、蒜黄、香菜分别洗净, 并把葱切末、蒜黄切段、香菜撕碎。

❷ 锅中加水, 水开后将荞麦面条煮熟捞出。

❸ 把荆芥、蒜黄、香菜、熟白芝麻、红椒丝撒在上面, 加调料拌匀即可。

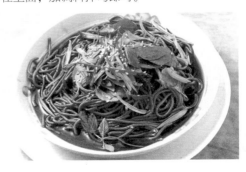

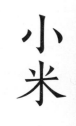

食用功效：
健脾益肾，和胃安神，滋阴润肺，补益虚损。

成熟周期：
小米成熟期为 9 月至 10 月。

每100g小米含有：

热量	361kcal
碳水化合物	75.1g
脂肪	3.1g
蛋白质	9g
膳食纤维	1.6g
维生素E	3.63mg
镁	107mg
钙	41mg
钾	284mg
磷	229mg
钠	4.3mg
烟酸	1.5mg

小米叶
安神静气，健胃消食。

小米壳
润燥通便，可防治皮肤病。

清香美味，滋养肠胃

小米又叫粟米，古代被称作禾，北方通称谷子，去壳后叫小米，为一年生草本植物，在我国已经有 8000 多年的栽培历史。

小米是中国古代的"五谷"之一，在中国北方，它也是人们喜爱的粮食之一，分为粳性小米、糯性小米和混合小米三种。

小米

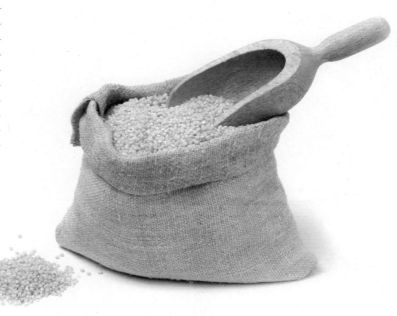

药膳食谱

专家提醒

在食用小米的时候，最好与一些豆类或肉类搭配。

小米虽然富含营养，但其蛋白质中的氨基酸组成并没有大米好，因此产后的妇女最好不要将小米作为主食食用，以免造成营养不良。

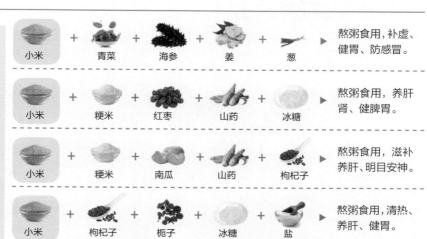

小米 + 青菜 + 海参 + 姜 + 葱					▶ 熬粥食用，补虚、健胃、防感冒。
小米 + 粳米 + 红枣 + 山药 + 冰糖					▶ 熬粥食用，养肝肾、健脾胃。
小米 + 粳米 + 南瓜 + 山药 + 枸杞子					▶ 熬粥食用，滋补养肝、明目安神。
小米 + 枸杞子 + 栀子 + 冰糖 + 盐					▶ 熬粥食用，清热、养肝、健胃。

小米富含碳水化合物，能有效地缓解精神压力。常食小米有助于改善失眠多梦的症状。小米中的维生素 B_1、维生素 B_{12}，有助于改善肤色，减少色斑的产生，延缓衰老。

小米富含氨基酸，有抗菌消炎的作用，女性经常食用，可以预防流产和阴道炎。体质虚弱的产妇经常食用小米粥能改善体质。

小米属于粗粮食品，含有丰富的膳食纤维，有助于促进肠道的蠕动，提高肠胃的消化功能，缓解便秘，滋养脾胃。另外，小米还可以预防腹泻、呕吐及糖尿病。

选购方法

优质小米看起来颜色、米粒大小都很均匀，一般呈乳白色、黄色或金黄色，表面有光泽，很少有碎米，也没有米虫或杂质；闻起来有清香味，无异味。而劣质小米微有霉变、酸臭等不正常的气味；尝起来没有味道或有淡淡的苦涩味道。

特别介绍

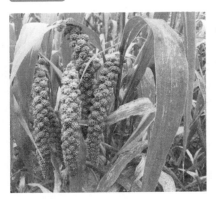

在中国北方，很多妇女在生育之后，都有用小米和红糖熬粥食用来调养身体的习惯。小米熬制而成的粥营养丰富，能滋补身体，有"代参汤"的美誉。

《名医别录》论述小米的功效时言其能益肾气，祛脾胃中热；李时珍也曾论述："粟（小米）之味咸淡，气寒下渗，肾之谷也，肾病易食之。降胃火，故脾胃之病宜食之。"

小米中含有 17 种氨基酸，其中有 8 种是人体必需的。氨基酸能促进人体褪黑素的分泌，进而起到美容、保健的作用。

保存方法

在储存小米的时候，应先将小米中的米糠或其他杂质筛选出来，再将小米晒干，放置于阴凉通风、比较干燥的地方保存。

储藏之后如发现吸湿脱糠、发热现象，要及时地取出小米，除糠散热，以免发生霉变。

食用方法

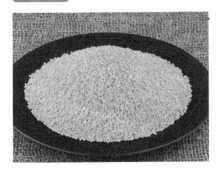

在清洗小米的时候，最好不要在水中长时间浸泡，更不要摘掉小米蒂。因为小米植株较矮，果实嫩约而多汁，易遭虫害，所以在其生长过程中经常喷洒农药。而用自来水反复冲洗，能避免小米表面残留的农药渗入米中。将小米洗干净之后，再用清水浸泡几分钟，效果更好。

小米可蒸饭、煮粥，磨成粉后可单独或与其他面粉掺和制作饼、窝头、丝糕、发糕等。

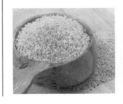

小米药用知识

治高血压：

小米 250g，干莲子 15g。将小米和干莲子用清水洗净，沥干水分后倒入汤锅中，然后加入适量的水置于火上，先用大火煮沸，再转小火熬制成粥即可。每天食用 1 次，可以根据个人口味加入适量的白糖。

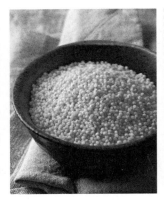

治贫血：

干桂圆 20g，小米 80g，红糖 10g。将小米和干桂圆用清水冲洗干净，沥干水分，然后放入汤锅中，加入适量的水，先用大火煮沸后转小火熬制成粥即可。每天空腹食用，食用时可以加入适量的红糖调味，每日 2 次。

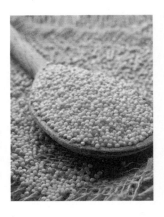

南瓜桂圆小米粥

材料：

小米100g，糯米30g，南瓜200g，桂圆15粒。

制作方法：

❶ 将小米、糯米分别清洗干净，放到水中浸泡20分钟左右；将桂圆放到温水中泡软。

❷ 南瓜削皮，放到碗中隔水蒸熟，和成南瓜泥。

❸ 锅中倒水，放入小米、糯米，煮至黏稠，放入南瓜、桂圆，用小火焖煮20分钟即可。

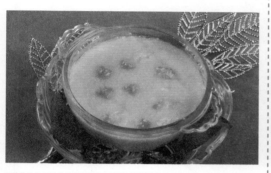

小米酥饼

材料：

小米粉100g，低筋面粉250g，黄油150g，红糖50g，盐5g，苏打粉10g。

制作方法：

❶ 将黄油软化、搅拌，加入红糖和盐，用打蛋器打匀。

❷ 小米粉、低筋面粉、苏打粉掺在一起，搅拌均匀，倒进打匀的黄油，同时用手搓成面团，切成小块，再用手掌压成圆饼，放入烤箱烤20分钟左右即可。

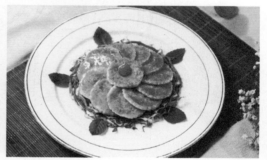

小米南瓜饼

材料：

南瓜150g，小米粉100g，小麦粉、糯米粉各50g，油30ml。

制作方法：

❶ 南瓜洗净去皮，切小块，放到锅中蒸熟备用。

❷ 南瓜捣成泥，加小米粉、小麦粉、糯米粉搅拌均匀，揉成面团，切作小块，压成圆饼。锅中放少量的油，把圆饼煎至金黄色即可。

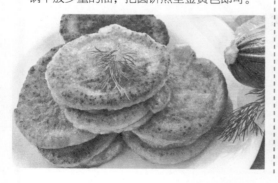

小米蛋奶粥

材料：

小米150g，牛奶300ml，鸡蛋1个，白糖15g。

制作方法：

❶ 将小米用清水冲洗干净，放入冷水中浸泡30分钟左右，捞出并沥干水分备用。

❷ 把鸡蛋打入碗中，用打蛋器打散，放在一旁。锅中加入1L左右的冷水，将小米倒入，用大火煮沸，倒入牛奶，搅拌均匀，再将鸡蛋淋入奶粥中，迅速搅散，放入白糖即可。

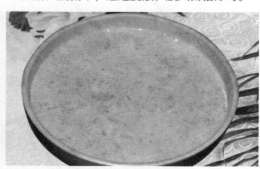

小麦

健脾益肾，养心除烦

小麦原产于波斯，是人类种植最早的农作物，也是世界上分布最广的粮食作物，其播种面积居粮食作物之首，在中国已经有 5000 多年的种植历史。小麦按播种季节的不同可分为春小麦和冬小麦；按颜色可为白小麦、红小麦和花小麦；按麦粒的粒质分为硬小麦和软小麦。

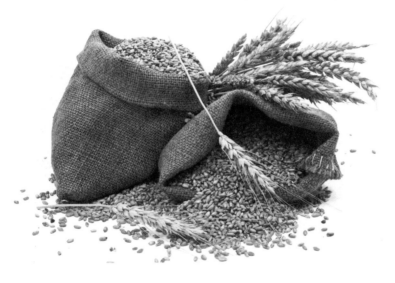

食用功效：
健脾养肾，调理肠胃。

成熟周期：
小麦成熟期为5月至9月。

每100g小麦含有：

热量	339kcal
碳水化合物	75.2g
脂肪	1.3g
蛋白质	11.9g
膳食纤维	10.8g
维生素E	1.82mg
镁	4mg
钙	34mg
钾	289mg
磷	325mg
钠	6.8mg
烟酸	4mg

小麦麸
消肿化淤，防治痈疮溃烂。

小麦叶
清肠通便，排毒养颜。

药膳食谱

专家提醒

小麦的营养丰富，但不能食用过多，一般每次进食量为100g左右为宜。患有慢性肝炎的人不宜经常食用小麦。

心悸、失眠多梦、情绪暴躁不安者或患有末梢神经炎者宜食小麦。

 小麦 + 红米 + 粳米 + 红薯 +  冰糖 ▶ 熬粥，健脾消食、益气补虚。

 小麦 + 玉米 + 红枣 + 高粱米 + 小米 ▶ 熬粥，可养脾胃、补气血。

 小麦 + 荞麦 + 糙米 + 高粱米 + 黄豆 ▶ 熬粥，可清肠胃、排毒素。

 小麦 + 甘草 + 瘦肉 + 红枣 + 西蓝花 ▶ 熬粥，可益气、养血、安神。

养生功效大搜索

小麦中含有丰富的膳食纤维，可以调理肠胃，促进大肠蠕动，提高肠胃的消化功能，经常食用小麦，可以降低患结肠癌的概率。

小麦中含有淀粉、蛋白质、卵磷脂、磷、铁、酶和维生素等多种营养素，有助于保护人体神经系统的正常功能，养护心脏，还有助于增强记忆力。

小麦中的不可溶性膳食纤维有助于人体的排毒，能起到减肥瘦身的作用。更年期的女性经常食用未加工过的小麦，可缓解更年期综合征。

小麦加工食品可以降低血液中雌性激素的含量，预防乳腺癌。小麦中的麸皮含有丰富的铁、锌等元素，可以起到保护肝脏的作用。

特别介绍

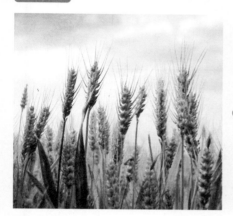

小麦是世界上总产量第二、种植范围最广、食用人数最多、营养价值最丰富的粮食作物之一，被称为"世界性的粮食"。

小麦不仅具有很高的食用价值，还可入药，其性凉、味甘，入心、脾、肾经。《本草纲目》中记载，小麦"陈者煎汤饮，止虚汗"；《本草纲目拾遗》又说小麦面"补虚实人肤体，厚肠胃，强气力"；《本草再新》将小麦的药用功能归纳为养心、益肾、和血、健脾四种；《医林纂要》则将其功效概括为除烦、止血、利小便、润肺燥四种。

食用方法

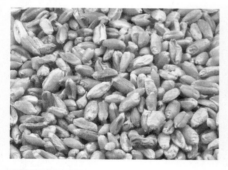

一般来讲，存放时间适当长一些的小麦磨出的面粉比新小麦磨出的面粉品质好，我国民间很早就有"麦吃陈，米吃新"的说法。小麦与大米搭配食用能更好地发挥其营养价值，达到优势互补、均衡营养的效果。

将小麦磨成面粉之后，可以用来制作面包、面条、馒头、蛋糕、烧饼、饺子、包子、馄饨、蛋卷、方便面、馕饼等食物，将其发酵后可制成啤酒、酒精和伏特加。

选购方法

购买小麦时，要选择籽粒饱满、大小均匀、颜色鲜艳而富有光泽、比较干燥而且不含任何杂质和虫蛀的优质小麦。

购买小麦面粉时，要看、闻、握、尝。优质小麦面粉呈微黄色或黄白色，有淡淡的麦香味，紧握面粉时不易成团，尝起来香甜可口。

保存方法

小麦的保存方法一般是将其晒干后，趁温度高立即装包，密封后放置于低温干燥处储藏。

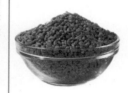

盛夏高温季节要注意防虫；秋季天气转凉后积极通风，揭盖降温散湿。

小麦药用知识

治小便淋沥：

小麦 35g，通草 12g。先将小麦和通草用清水冲洗干净，沥干水分；在汤锅中加入适量的清水，置于火上，将小麦和通草倒入，先用大火煮沸，再转小火煎煮。煮好之后取汤汁饮用。

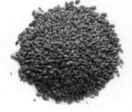

治脏躁症：

小麦 60g，红枣 25g，甘草 10g。将小麦、甘草和红枣分别冲洗干净，沥干水分，红枣去核；锅中加入适量的清水，然后将所有材料放入，先用大火煮沸，再转小火煎煮。煮好之后取汤汁饮用。

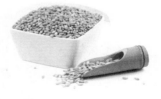

刀切馒头

材料：

小麦面粉500g，干酵母5g，水250ml。

制作方法：

① 把面粉倒进盆中，洒入酵母和水，揉搓成面团，用干净的湿布盖住，发酵45分钟左右。

② 在面板上撒一层干面粉，将面团揉成长条，切成均匀的馒头状，再次发酵10分钟。将馒头入锅蒸20分钟左右，关火，再等5~10分钟即可出锅。

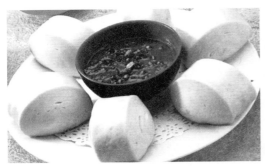

农家菜烙馍

材料：

小麦面粉450g，青椒2个，鸡蛋3个，韭菜200g，水250ml，盐3g，香油5ml。

制作方法：

① 将面粉加水、酵母，揉成面团，发酵后搓成长条，均匀地切成小段，擀成薄薄的饼状。

② 将青椒、韭菜洗净剁碎，打入鸡蛋，加入调料搅匀；用擀好的薄饼包馅捏成饺子状，入锅烤熟即可。

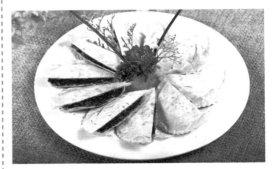

家常素面

材料：

小麦面粉300g，胡萝卜50g，葱半棵，盐5g，香油5ml。

制作方法：

① 将面粉加水揉成面团，然后擀成薄饼状，折叠后再次擀薄，反复数次。

② 薄面饼折叠，切成面条，撒上干面粉并用手抓散；胡萝卜洗净、切丝；葱洗净、切圈。

③ 锅中加水煮沸，放入面条，换小火继续煮5~10分钟，加胡萝卜丝、葱花及调料调味。

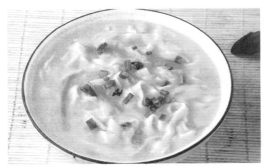

手抓饼

材料：

小麦面粉200g，猪油15g，油10ml，盐5g。

制作方法：

① 面粉加水搅拌，加入猪油、盐，揉成面团。

② 将面团拉长、擀薄，涂上油，对折，再拉长，卷成螺旋状，涂油。放置半小时后，压扁，擀成薄饼。

③ 取平底锅，刷油，油热时放入面饼，两面焙黄后取出，轻轻拍打面饼，使其松散即可。

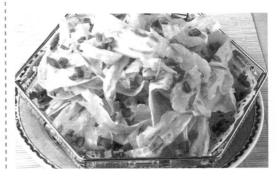

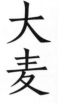

第一章··谷物养生馆

食用功效：
调理肠胃，益气宽中。

成熟周期：
大麦成熟期为4月至5月。

每100g大麦含有：

热量	327kcal
碳水化合物	73.3g
脂肪	1.4g
蛋白质	10.2g
膳食纤维	9.9g
维生素E	1.23mg
镁	158mg
钙	66mg
钾	49mg
磷	381mg
铁	6.4mg
烟酸	3.9mg

大麦叶
清热除烦，通便利肠。

大麦秆
消肿、化淤、利湿。

养胃健脾，消食通便

　　大麦在我国已经有几千年的食用历史了，现在是世界第五大耕作谷物，起源于青藏高原。大麦多用于酿酒，传统的啤酒和威士忌的主要原料就是大麦芽。大麦不仅有食用价值，药用价值也很高，大麦味甘，性凉，含有丰富的淀粉、蛋白质、钙、磷、尿囊素等营养成分，其中的尿囊素可以有效地促进溃疡的愈合。

大麦

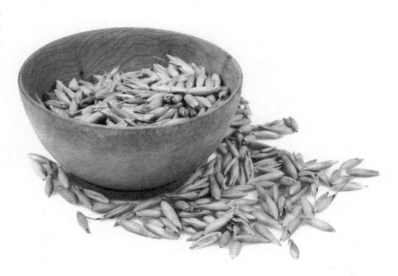

药膳食谱

专家提醒

　　大麦炒香之后，应充分晒干再煮茶，这样口感更好。炒熟之后的大麦性质温热，热性体质的人不宜食用，以免加重内热症状。

　　大麦芽不宜经常食用，怀孕或哺乳期的女性应忌食。

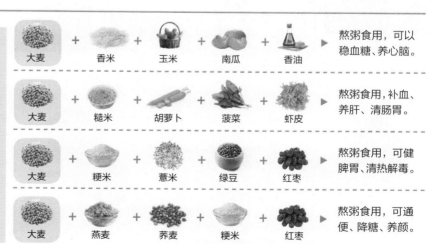

大麦 + 香米 + 玉米 + 南瓜 + 香油 ▶ 熬粥食用，可以稳血糖、养心脑。

大麦 + 糙米 + 胡萝卜 + 菠菜 + 虾皮 ▶ 熬粥食用，补血、养肝、清肠胃。

大麦 + 粳米 + 薏米 + 绿豆 + 红枣 ▶ 熬粥食用，可健脾胃、清热解毒。

大麦 + 燕麦 + 荞麦 + 粳米 + 红枣 ▶ 熬粥食用，可通便、降糖、养颜。

大麦中的维生素 E，可以促进血液循环，加强人体正常的新陈代谢，对防止老化、保护皮肤有很好的作用。此外，用炒过的大麦泡的茶即为大麦茶，是夏天很好的消暑饮品。

大麦中含有的膳食纤维属于可溶性膳食纤维，可以促进大肠蠕动，促进消化，预防便秘。大麦中的蛋白质和维生素还可以辅助调整肠胃的功能。

大麦中含有丰富的膳食纤维，可以帮助血液消除附着在血管壁上的胆固醇，从而平衡血脂，血脂比较高的人可以适量食用。

特别介绍

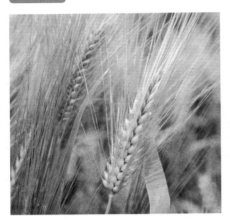

大麦营养丰富，不仅具有很高的食用价值，还可以用来制作麦芽糖。大麦芽是酿造啤酒的主要原料，也是生产蒸馏饮料的重要原料。

大麦是藏族人民的主食，他们喜欢把裸大麦炒熟之后磨成面粉，再做成糌粑食用。长江和黄河流域的人们习惯用裸大麦熬粥或与大米搭配在一起蒸饭。大麦仁还是传统的营养美食"八宝粥"中不可或缺的原料。裸大麦中 β-葡聚糖和可溶性纤维的含量都要高于小麦，是公认的保健食品。另外，大麦茶是深受朝鲜族人民喜爱的饮料。

食用方法

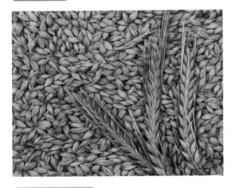

大麦可以制成大麦茶饮用，是盛夏消暑的佳品，也可以磨成面粉，用来制作饼、馒头、丸子或制作布丁和甜点。大麦粉不仅可以增加汤和酱汁的黏稠度，还能增加各种食物的甜味。

大麦可以和大米搭配煮粥、煮饭，还可以做成麦片，或者搭配糯米粉做麦片糕，还可以与其他食材合理搭配，用来做汤和炖菜。因为大麦具有橡胶的一些特质，所以还能为混合的沙拉增加风味。

选购方法

优质大麦籽粒扁平，两端尖中间宽，粒粒饱满，大小均匀，放在鼻子边，会闻到淡淡的坚果香味。

如果购买大麦茶，就要挑选粒饱、夯实且表面没有明显褐色或破裂的。一般袋装的大麦茶都是经过精心挑选的，品质优良，味道香浓，其中的营养成分能够得到充分保留。

保存方法

一般把大麦放入陶瓷罐或米缸中，密封后放置于阴凉干燥的地方保存，可以在米缸中放入蒜或者炭块，可以有效地预防生虫、霉变。

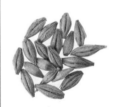

大麦药用知识

治腹胀：

大麦仁 30g，苹果半个，羊肉 20g。将羊肉用清水冲洗干净后，剁成肉末，再用沸水氽烫一下；把苹果洗净后去皮切成丁，大麦仁用水冲洗干净；取出汤锅，加入适量的清水，放入所有材料，煮成粥即可食用。

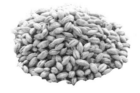

治小儿疳积：

大麦 50g，红糖 8g。将大麦冲洗干净后，放入清水充分浸泡，然后取出沥干水分，将其压碎；取出汤锅，加适量的水，倒入压碎的大麦，煮粥，将熟时加入红糖搅匀即可。一天服用 2 次。

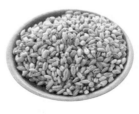

芝麻烧饼

材料：

大麦面粉300g，酵母10g，白芝麻50g，苏打粉15g，酱油、酥油各8ml。

制作方法：

❶ 酵母入水搅匀，泡10分钟；面粉入盆，分次淋入酵母水，搅匀，揉成面团，发酵1小时。

❷ 稀释苏打粉，用手蘸苏打水将面团揉成长条，切小块，擀薄，涂酥油后包起来，擀成圆饼。

❸ 面饼上涂酱油，撒白芝麻；锅中涂油，烧热，将面饼贴在锅底烙熟即可。

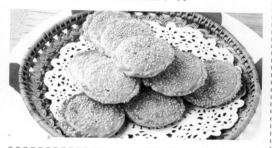

香椿鸡蛋饼

材料：

大麦面粉300g，香椿100g，鸡蛋4个，葱1棵，油10ml，盐、五香粉各5g。

制作方法：

❶ 面粉加水揉成面团，擀薄饼；鸡蛋打散，加调料调匀；香椿焯水后捞出、切末；葱切末。

❷ 香椿、葱、蛋液搅匀，铺饼上，盖上另外一张饼。

❸ 锅中加油烧热，放入饼，轻按并转动，呈金黄色翻面稍加热即可。

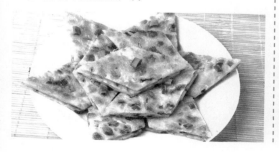

牛肉煎包

材料：

葱1棵，大麦面粉500g，牛肉350g，粉条100g，姜20g，酱油10ml，油5ml，盐5g，鸡蛋3个。

制作方法：

❶ 面粉加水揉成面团，发酵后揉成长条，切成小块，擀成略厚的包子皮；牛肉、粉条、葱、姜剁碎，放在一起搅拌均匀，加入酱油、盐等调料拌馅。

❷ 包子皮包入馅料，做成生煎包坯；锅中倒油，将鸡蛋打散后淋入，煎至金黄即可。

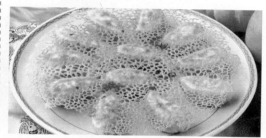

家常饸饹面

材料：

大麦面条200g，猪肉50g，鸡蛋2个，葱半棵，青椒1个，红椒1个，辣椒油、油各10ml。

制作方法：

❶ 猪肉洗净、切丝；葱、青椒、红椒洗净，切圈；鸡蛋磕入碗中，用打蛋器打散，备用。

❷ 油锅烧热，倒入葱、青椒、红椒爆香，放入猪肉翻炒几下，加适量清水煮开，放入面条，煮沸后淋入鸡蛋和辣椒油即可。

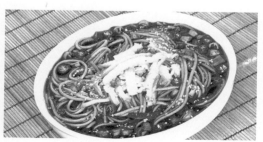

青稞

养生主食，用途广泛

青稞是大麦的一种，属于早熟性粮食作物，它的耐寒性特别好，尤其适合青藏高原寒冷的气候。青稞是藏族人非常喜爱的粮食作物，不仅可以食用，而且用青稞酿制的青稞酒也是藏族人们生活中必不可少的饮品，在欢度节日和招待贵客的时候，青稞酒也作为上品被用来待客。

食用功效：
预防"三高"，健胃防癌。

成熟周期：
青稞成熟期为9月至10月。

每100g青稞含有：

热量	342kcal
碳水化合物	75g
脂肪	1.5g
蛋白质	8.1g
膳食纤维	1.8g
维生素E	0.96mg
镁	65mg
钙	113mg
钾	644mg
磷	405mg
钠	77mg
烟酸	6.7mg

青稞壳
清肠胃，排毒素。

青稞叶
清热解毒，养心健脾。

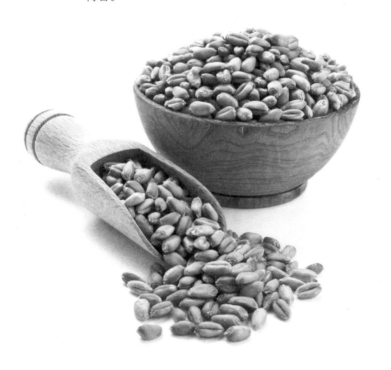

药膳食谱

专家提醒

脾胃气虚、腹泻便溏、高血压及心脑血管疾病患者可以适量食用青稞，有一定的食疗功效。

青稞不宜食用过多，以免出现腹痛、腹胀的症状。青稞不容易熟，煮粥时应多煮一会儿。

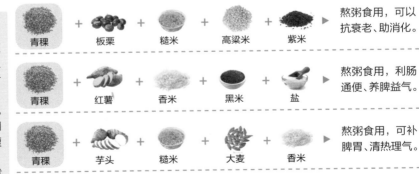

青稞 + 板栗 + 糙米 + 高粱米 + 紫米 ▶ 熬粥食用，可以抗衰老、助消化。

青稞 + 红薯 + 香米 + 黑米 + 盐 ▶ 熬粥食用，利肠通便、养脾益气。

青稞 + 芋头 + 糙米 + 大麦 + 香米 ▶ 熬粥食用，可补脾胃、清热理气。

青稞 + 薏米 + 红米 + 黑米 + 绿豆 ▶ 熬粥食用，可排毒、养颜、防癌。

养生功效大搜索

青稞中含有 β-葡聚糖，它可以通过减少肠道黏膜与致癌物质的接触时间来预防结肠癌，还有助于降低血脂、血糖，降低血液中的胆固醇水平，从而防治糖尿病和心血管疾病。

青稞富含膳食纤维，并且大多数属于可溶性膳食纤维。膳食纤维有助于清理肠道，有排出毒素的作用，被誉为"消化系统的清道夫"。因此，食用青稞有滋养脾胃的作用。

青稞中含有维生素 B_1、烟酸、维生素 E 有营养成分，经常食用有助于促进人体发育。

特别介绍

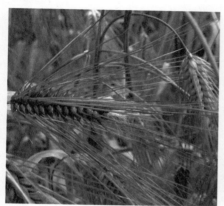

青稞，禾本科大麦属，因其壳分、籽露，被人们称为裸大麦、元麦、米大麦。主要在中国西藏、青海、四川、云南等地种植，是制作藏族人民的主食、西藏四宝之首糌粑的主要原料。目前，青稞已经从物质文化领域延伸到精神文化领域，在青藏高原逐渐形成了富有民族特色、内涵丰富的青稞文化。

青稞的营养价值要高于水稻、玉米和小麦等，在世界上麦类作物中，其 β-葡聚糖的含量是最高的。《本草拾遗》论述青稞有"下气宽中、壮精益力、除湿发汗、止泻"等功效。

食用方法

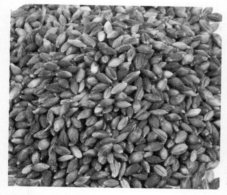

青稞可以作为主食直接煮饭，也可以磨制成粉，与小麦面粉搭配制作青稞馒头。

将青稞炒熟之后磨制成面粉，可用酥油茶搅拌均匀后食用，也可以与豌豆搭配制作糌粑。吃糌粑时可以在碗中倒一些奶茶，再放入适量的酥油、炒面、曲拉、糖等，然后用手指搅拌均匀，捏成小饭团食用，口感独特。每天适量地饮用一些用青稞酿制的青稞酒，能活血化淤、健胃养神，有很好的养生保健效果。

选购方法

优质的青稞一般籽粒长 6~9mm、宽 2~3mm，而且籽粒饱满、表面光滑。所以在购买青稞时，首先要看外观，应当选择籽粒长而饱满、大小均匀的；然后试手感，若有黏腻或潮湿现象说明存放的时间过长。

保存方法

青稞放入袋子中密封起来，放置于阴凉通风的地方保存即可。如果气候比较潮湿，可以将青稞放进不锈钢容器或者米缸中，最好先在米缸底部撒一层干燥的石灰粉，在上面铺好薄膜，然后再倒入青稞，将口盖严，放在通风的地方进行保存。

青稞药用知识

治感冒：

青稞 30g，姜 5g。将青稞用清水冲洗一下，沥干水分备用；把姜洗干净之后，去皮切成丁；在汤锅中加入适量清水，置于火上，倒入青稞和姜，先用大火煮沸，然后转用小火熬制即可食用。

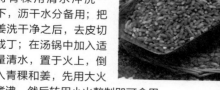

治腹泻：

青稞面 30g。取出炒锅或者平底锅，将青稞面倒入锅中，翻炒至熟，取出备用；取出汤锅置于火上，先加入适量的清水，然后倒入青稞面，搅拌均匀，熬成粥即可食用。每天食用 2 次。

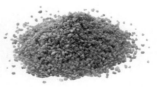

时蔬拌面

材料：

青稞面条300g，蒜黄50g，青菜2棵，油10ml，红油2匙，盐3g，鸡精2g。

制作方法：

① 青稞面条入锅煮熟，捞出过凉水。

② 蒜黄、青菜洗净切段；锅中倒油，上述材料全部倒入翻炒至熟，加盐和鸡精调味备用。

③ 面条与蔬菜一起拌匀，加红油调味即可。

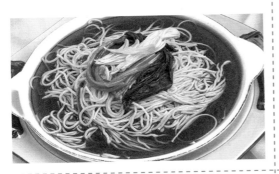

萝卜丝酥饼

材料：

青稞面粉200g，胡萝卜1根，白芝麻15g，鸡蛋2个，葱1棵，姜3片，香油5ml。

制作方法：

① 胡萝卜切丝，葱、姜切末，打入鸡蛋，调成馅料。

② 青稞面粉和面，擀成薄皮。

③ 用面皮包馅，压成饼状，上面刷香油，撒上白芝麻，放入烤箱烤制20分钟即可。

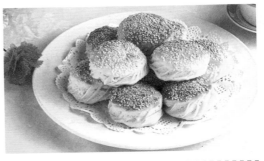

茄汁面

材料：

青稞面条200g，西红柿2个，香菇、黄豆芽各30g，盐5g，酱油5ml，油10ml。

制作方法：

① 西红柿洗净，切块；香菇切丁；黄豆芽洗净；油锅烧热，把西红柿块放入，炒成西红柿酱。

② 在西红柿酱中加水，倒入香菇、黄豆芽，烧开。

③ 将青稞面条倒入，大火煮沸，加入盐、酱油，换小火煮熟即可。

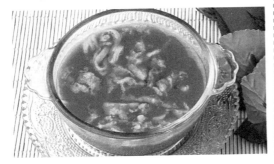

香肠青稞炒面

材料：

青稞面粉300g，香肠2根，洋葱、青椒各1个，姜5g，盐4g，油10ml。

制作方法：

① 青稞面粉加水做成面条。锅中倒水，大火煮沸后放入面条，煮熟捞出，放入冷水浸泡。

② 洋葱去皮，切块；青椒切圈；姜切成碎末。

③ 锅中倒油，油热时放入洋葱、姜爆香，再倒入青椒、香肠翻炒几下，将面条倒入，加盐翻炒至熟即可。

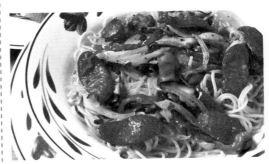

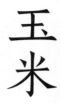

食用功效：
滋养肠胃，美容养颜。

成熟周期：
玉米成熟期为7月至9月。

每100g玉米含有：

热量	348kcal
碳水化合物	73g
脂肪	3.8g
蛋白质	8.7g
膳食纤维	6.4g
维生素E	3.89mg
镁	96mg
钠	3.3mg
钾	300mg
磷	218mg
铁	2.4mg
烟酸	2.5mg

玉米叶
除烦、清心、安神。

玉米须
清热、利尿，主治肝炎、黄疸。

长寿食品，养生防病

　　玉米是粗粮的一种，不仅是重要的粮食作物，也是重要的饲料来源。它原产于墨西哥，在 16 世纪时传入了我国，已经有 400 多年的种植历史，玉米的耐旱性比较强，现在全国各地都有种植，在粮食作物的产量中，玉米的总产量排第一。

玉米

第一章·谷物养生馆

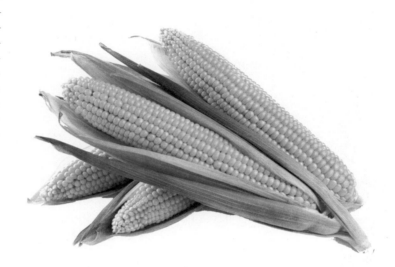

药膳食谱

专家提醒

　　玉米虽然营养丰富，但一次不可食用过多。

　　有腹胀、尿失禁症状的患者不要食用玉米，以免加重病情。阴虚火旺的人群最好不要食用爆玉米花，否则易助火伤阴。

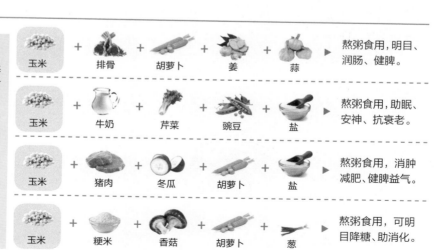

玉米 + 排骨 + 胡萝卜 + 姜 + 蒜 ▶ 熬粥食用，明目、润肠、健脾。

玉米 + 牛奶 + 芹菜 + 豌豆 + 盐 ▶ 熬粥食用，助眠、安神、抗衰老。

玉米 + 猪肉 + 冬瓜 + 胡萝卜 + 盐 ▶ 熬粥食用，消肿减肥、健脾益气。

玉米 + 粳米 + 香菇 + 胡萝卜 + 葱 ▶ 熬粥食用，可明目降糖、助消化。

玉米中含有丰富的膳食纤维，能刺激肠胃蠕动，加速粪便的排泄，提高肠胃功能，从而起到护肠健胃的作用。经常食用玉米，可以预防便秘、肠炎和肠癌。

玉米中有天然的维生素E，它可以滋润皮肤，促进血液循环，预防皮肤产生病变，延缓衰老，爱美的女士可以适量食用，不仅美容养颜，还能够起到健康瘦身的作用。

玉米油可降低人体血液中胆固醇的含量，预防高血压和冠心病的发生，还可防治脑功能衰退。据说中美洲印第安人不易患高血压就与他们以玉米为主食有关。

选购方法

购买玉米的时候，要选择包叶翠绿、玉米须呈褐色或者黑色且拿起来感觉比较重的，这样的玉米比较新鲜。

没有包叶的玉米，挑选时可以用手掐一下玉米粒，有浆且呈乳白色的玉米是鲜玉米，可用来清蒸或煮着吃，味道香甜。

特别介绍

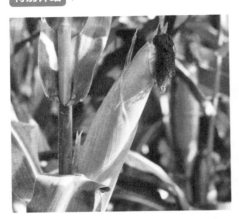

玉米富含营养，味道香甜，经常食用还能防病治病，对人体有很大益处，是延年益寿的保健佳品。然而，玉米对人类的最大贡献并不是极高的营养价值和良好的养生功效，而是富含叶黄素和玉米黄质。它们虽然不属于营养素，但对人体的作用要远远大于营养素。叶黄素和玉米黄质是一种功能强大的抗氧化剂，能够保护眼睛，预防老年性黄斑变性和白内障。所以，经常用眼的人群，像学生、司机以及编辑、作家等文字工作者，可以经常食用黄玉米。

保存方法

玉米受潮后容易发霉，所以应放置在阴凉干燥处进行保存。可以先将新鲜玉米外层的厚皮剥掉，只留2~3层柔软的内皮，不用择掉玉米须，直接装进塑料袋或裹上保鲜膜密封起来，放在冰箱的冷藏室进行保存。

食用方法

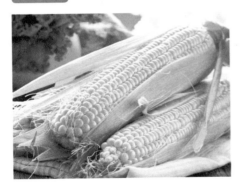

蒸熟或煮熟的玉米，其营养成分更容易被人体吸收。可以将新鲜的玉米单独清蒸，或将玉米粒和松子搭配炒食，还可以与其他食材合理搭配煮成粥食用。

将玉米磨成面粉之后，可以用来蒸馒头、做糕点，也可以搭配一些肉食煲汤，味道鲜美，营养丰富。

吃玉米的时候，应当把玉米粒的胚尖一起吃掉，其中含有很多营养成分。

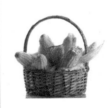

玉米药用知识

治高血压、慢性肾炎：

玉米须30g，白糖10g。

将玉米须用清水冲洗干净，沥干水分；取汤锅置于火上，加入适量的清水，放入玉米须，先用大火煮沸，再转小火煎煮半个小时左右，煮好之后取汁饮用。饮用时调入适量的白糖。

治婴儿湿疹：

玉米面25g，白菜15g，冰糖5g。将白菜用清水冲洗干净之后，剁成碎末，然后放入沸水中，煮成菜泥；将玉米面倒入锅中，加入适量的水熬成粥，煮熟时将菜泥调入，再加入一些冰糖调味，煮成菜粥即可食用。

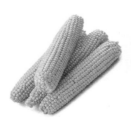

松仁玉米

材料:

玉米仁80g,青椒块、红椒块各10g,松子仁、豌豆各30g,盐、葱末各3克,油15ml。

制作方法:

1. 将玉米仁、松子仁、豌豆洗净;锅中加水煮沸,放入豌豆和玉米仁煮熟捞出。
2. 锅中倒油,葱末爆香,倒入玉米仁、豌豆,继续翻炒2~3分钟,加入盐搅匀,放入松子仁、青椒、红椒翻炒至熟即可。

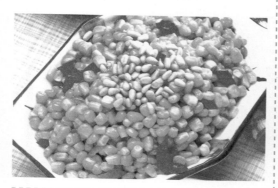

营养素菜汤

材料:

玉米仁100g,胡萝卜、豆腐各50g,青菜30g,葱15g,鸡蛋1个,盐5g,香油3ml。

制作方法:

1. 把胡萝卜切丁;葱切圈;青菜洗净、切碎;豆腐切丁;鸡蛋打散。
2. 锅中倒入水,大火煮沸后,倒入玉米仁,再次煮沸,倒入胡萝卜、青菜、豆腐、葱花,换小火煮,将熟时倒入鸡蛋,加入调料即可。

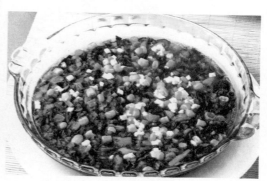

玉米饼

材料:

玉米面粉100g,小麦面粉、玉米仁各50g,胡萝卜30g,鸡蛋1个,盐5g,油20ml。

制作方法:

1. 将玉米面粉、小麦面粉加水搅拌成稀面糊。把胡萝卜切成丁,和玉米仁一起倒入盆中。
2. 将鸡蛋打散后放入,再加入盐搅匀;把面糊倒入,将所有食材搅匀。
3. 油锅烧热,将拌好的面糊倒入,煎饼即可。

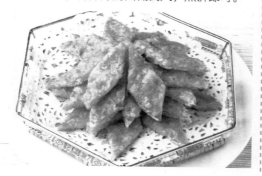

玉米鸡蛋羹

材料:

玉米碎粒100g,鸡蛋2个,冰糖15g。

制作方法:

1. 将玉米碎粒清洗干净;鸡蛋用打蛋器打散。
2. 在锅中加入适量清水,倒入玉米碎粒,煮沸后打入鸡蛋,换小火继续煮熟,加入冰糖调味即可。

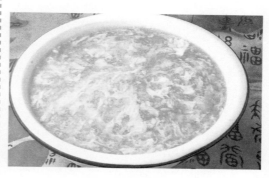

燕麦

家庭医生，健身美容

　　燕麦即中国的莜麦，一般称作油麦、玉麦，在我国有着很悠久的种植历史。燕麦可分为皮燕麦和裸燕麦两种，我国种植的主要是裸燕麦。燕麦低糖分、高膳食纤维，含有丰富的营养，曾经在美国《时代周刊》评出的十大健康食品排行中位列第 5。

食用功效：
健脾和胃，美容养颜。

成熟周期：
燕麦成熟期为 5 月至 6 月。

每100g燕麦含有：

热量	376kcal
碳水化合物	67.8g
脂肪	7.2g
蛋白质	12.2g
膳食纤维	4.6g
维生素E	7.9mg
镁	144mg
钙	27mg
钾	319mg
磷	35mg
铁	13.6mg
烟酸	3.9mg

燕麦杆
润肠通便，排毒美容。

燕麦叶
清热化痰，通便利尿。

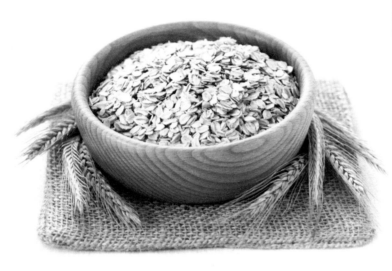

药膳食谱

专家提醒

　　燕麦对人体有一定的滋养作用，但是肠道比较敏感的人不宜食用太多，否则容易导致胀气、胃痛。

　　上班族经常坐着很容易出现肥胖，平时可以适量地食用燕麦粥，能促进胃肠蠕动。

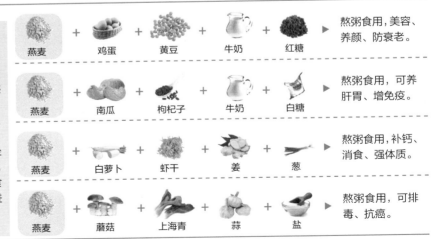

燕麦 + 鸡蛋 + 黄豆 + 牛奶 + 红糖 ▶ 熬粥食用，美容、养颜、防衰老。

燕麦 + 南瓜 + 枸杞子 + 牛奶 + 白糖 ▶ 熬粥食用，可养肝胃、增免疫。

燕麦 + 白萝卜 + 虾干 + 姜 + 葱 ▶ 熬粥食用，补钙、消食、强体质。

燕麦 + 蘑菇 + 上海青 + 蒜 + 盐 ▶ 熬粥食用，可排毒、抗癌。

养生功效大搜索

　　燕麦中含有粗纤维，能促进大肠蠕动，清除肠道垃圾，保护肠胃。燕麦中的亚油酸对防治脂肪肝、糖尿病、便秘有辅助作用，适合肝病患者和中老年人食用。

　　燕麦中的燕麦蛋白、燕麦油等成分有抗氧化的作用，有助于提高肌肤细胞的活性，延缓衰老，还可以减少皱纹和黑色素沉淀，经常食用燕麦有美白润肤的作用。

　　燕麦中的 B 族维生素和锌对糖类和脂肪类的代谢都具有调节作用。另外，它含有多种矿物质，有助于预防骨质疏松症，促进伤口愈合。

特别介绍

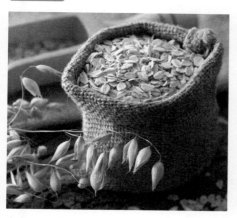

　　燕麦不仅具有天然的保健功能，还是备受人们青睐的美容佳品。古代人常用食用燕麦或用燕麦水进行沐浴的方法来防治皮肤干燥、瘙痒症状。

　　燕麦中含有的 β-葡聚糖能修复受损皮肤；蛋白质经过酶分解能保持皮肤水分，还具有增强发质的效果；多肽和氨基酸能为皮肤细胞补充营养，达到润肤、促进皮肤组织生长发育的功效；燕麦中富含以不饱和脂肪酸为主的油脂，有润肤养颜的作用；燕麦中还含有抗氧化成分，能抑制皮肤中黑色素的生成，使色斑逐渐淡化。

食用方法

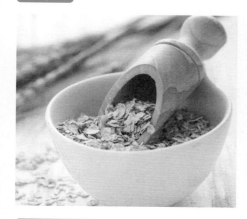

　　燕麦的吃法有很多种，最常见的就是直接加水煮成粥食用。在煮燕麦粥的时候，还可以与小米、南瓜、山药、香蕉等一些食材和药材合理搭配，不仅能使营养更加丰富，味道也更加鲜美，并有一定的抗病、养生效果。

　　经过现代技术加工，燕麦还可以被做成饼干、燕麦片、燕麦面包等糕点，食用起来更加方便，口味也更为丰富，其中的营养成分更容易被人体吸收，适合各种人群食用。

选购方法

　　燕麦粒的表面都有一层谷糠，有保护淀粉质的内胚乳及胚胎的作用。如果发现谷糠破损或脱落，说明燕麦已经变质。

　　麦片并不等于燕麦片，在挑选燕麦的时候，除去麦片的成分，一定要看看其中的膳食纤维的含量，一般燕麦片的膳食纤维含量都在 6%~10%。

保存方法

　　保存燕麦的时候，要将其装入袋中，并密封起来，置于冰箱冷藏。

　　如果是散装的燕麦片，要放入不锈钢容器或塑料瓶罐中密封起来，要注意防潮、防虫，存放时间不宜过长。

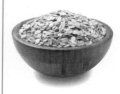

燕麦药用知识

治动脉粥样硬化：

　　燕麦片 80g，玉竹 10g，蜂蜜 5g。将玉竹用冷水泡发，放到沸水中煮 20 分钟左右，取汁备用；再次用清水煮玉竹，将两次的药汁合在一起，放入燕麦片，煮成粥，食用时调入蜂蜜即可。

治糖尿病、高脂血症：

　　燕麦、大米各 40g，盐 5g。将燕麦和大米用清水冲洗干净后，沥干水分；取出汤锅，加入适量的水，将全部材料倒入，先用大火煮沸，再转小火熬粥。每天早晨食用 1 碗。

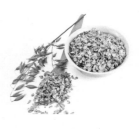

芝麻燕麦豆浆

材料：

燕麦、黄豆各50g，熟白芝麻30g，白糖10g。

制作方法：

1. 将黄豆放入水中浸泡6~8个小时，然后捞出沥干备用；把燕麦用清水冲洗干净之后，放入水中浸泡30分钟左右，取出沥干水分。

2. 熟白芝麻磨粉；将黄豆、燕麦放入豆浆机打成豆浆，滤渣，取豆浆，加入白芝麻粉、白糖调味即可。

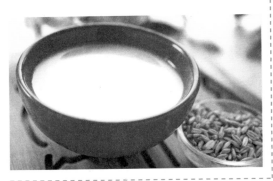

红薯燕麦粥

材料：

燕麦片150g，牛奶300ml，红薯、南瓜各50g，花生仁30g。

制作方法：

1. 将南瓜、红薯入锅蒸熟，取出去皮，切成块备用；把花生仁放入温水浸泡30分钟左右，捞出并沥干水分。

2. 锅中倒入少量清水，放入花生仁和燕麦片，煮沸后，加入红薯、南瓜，换小火继续煮至黏稠。将熟时加入牛奶即可。

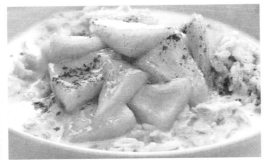

蛋奶燕麦粥

材料：

燕麦100g，鲜牛奶300ml，鸡蛋1个，玉米仁50g。

制作方法：

1. 把鸡蛋磕入碗中，用打蛋器打散。

2. 锅中加清水大火煮沸，倒入玉米仁和燕麦煮烂。

3. 加入鸡蛋液迅速滑散，搅拌均匀，换小火煮至黏稠时，加入鲜牛奶即可。

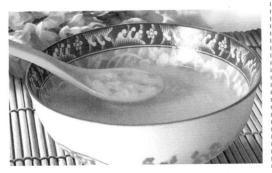

牛奶燕麦玫瑰饮

材料：

燕麦100g，牛奶200ml，玫瑰花3朵，冰糖5g。

制作方法：

1. 把玫瑰花用清水冲洗干净，泡茶备用。

2. 锅中加水，煮沸，加牛奶，再煮沸，将燕麦倒入，搅拌均匀，换小火煮；等燕麦化开后，倒冰糖，搅匀，小火煮。将熟时放入玫瑰茶即可。

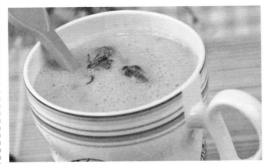

食用功效：
养胃益气，健脾润肺。

成熟周期：
糜子成熟期为7月至9月。

每100g糜子含有：

热量	336kcal
碳水化合物	75.1g
脂肪	0.6g
蛋白质	10.6g
膳食纤维	6.3g
维生素E	3.5mg
镁	146mg
钙	99mg
钾	148mg
磷	205mg
铁	5mg
烟酸	1.2mg

糜子叶
清肝火，养脾胃。

糜子壳
润肺养胃，通利大便。

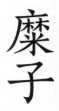

补中益气，药食两宜

糜子的生长期很短暂，比较耐干旱，是干旱半干旱地区的主要粮食作物，有软糜子和硬糜子两大类。在全世界范围内，种植糜子的面积很广，其中俄罗斯、乌克兰和中国等地是种植面积比较大的。糜子中富含蛋白质、维生素 B_1、维生素 B_2 和维生素 E，具有很高的食用价值。

第一章 谷物养生馆

糜子

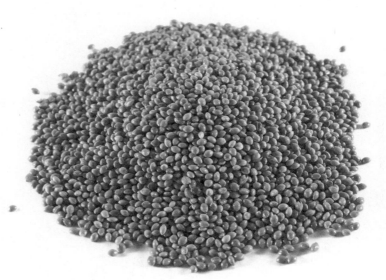

药膳食谱

专家提醒

糜子炒熟后，研成粉末，直接用沸水或者凉开水冲泡即可食用，既方便又营养。

可以直接用来熬粥食用，在制作汤品时，也可以加入少量的糜子，有助提高营养价值。

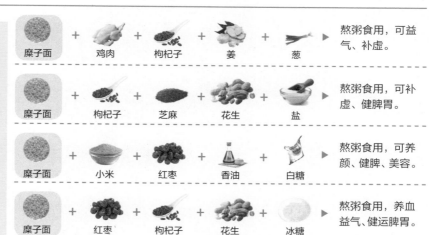

糜子面	+	鸡肉	+	枸杞子	+	姜	+	葱	▶	熬粥食用，可益气、补虚。
糜子面	+	枸杞子	+	芝麻	+	花生	+	盐	▶	熬粥食用，可补虚、健脾胃。
糜子面	+	小米	+	红枣	+	香油	+	白糖	▶	熬粥食用，可养颜、健脾、美容。
糜子面	+	红枣	+	枸杞子	+	花生	+	冰糖	▶	熬粥食用，养血益气、健运脾胃。

《名医别录》中记载："糜子入脾、胃经，有和中益气、凉血解暑的作用。主治脾胃虚弱、肺虚咳嗽、呃逆烦渴、泄泻、胃痛、烫伤等症。"这说明糜子能健脾养胃，适合脾胃虚弱和患有胃病的人食用。将糜子加工成糜子米后熬粥食用，有防治泄泻、肺结核低热及盗汗的效果。将糜子米炒熟，加入党参煎煮后代茶饮，适用于脾气虚所致食少、倦怠、无力者。

糜子中含有丰富的蛋白质、膳食纤维及磷、钾、镁、钙等矿物质。它含有除赖氨酸以外的其他氨基酸，若是能够与豆类搭配食用，则能补充其赖氨酸的缺乏，可以大大提高其保健价值，对补养身体很有益。

美食

糜子蛋挞

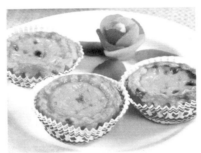

材料：

糜子面粉300g，牛奶150ml，鸡蛋5个，白糖50g。

制作方法：

❶ 取少量面粉，加入牛奶、白糖、鸡蛋黄，搅均。

❷ 剩余面粉加水和面，擀成面饼，放入蛋挞模具中做蛋挞皮；将蛋挞液放入蛋挞皮，入烤箱烤熟即可。

奶香糜子饼

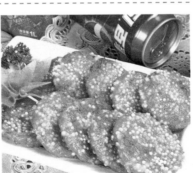

材料：

糜子面粉200g，红薯泥、奶粉各30g，蜂蜜10g。

制作方法：

❶ 糜子面粉加少量水，搅成面絮，再加入红薯泥、奶粉、蜂蜜揉成面团。

❷ 将面团分成小份，揉搓成馒头状，轻轻按扁，煎熟即可。

糜子酥

材料：

糜子面粉300g，食用油30ml，花生仁、白芝麻各30g，麦芽糖150g。

制作方法：

❶ 在糜子面粉中加水、麦芽糖以及少量的油和成面团，发酵后切作小块，擀成薄饼。

❷ 将花生仁擀成碎粒；白芝麻入锅焙熟。面饼上涂麦芽糖，撒上花生、白芝麻，入锅炸至金黄色即可。

选购方法

选购糜子米时，有大量不完整米粒者不要购买。如果发现糜子米中有被虫蚀、带有斑点和表面变色、变质的米粒，多是存放时间较长的陈米，不宜购买。

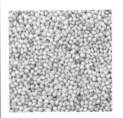

保存方法

糜子一般在常温环境中保存即可。如果要长期存放，最好将糜子米装入袋子、不锈钢容器或米缸中密封起来，并放在阴凉、通风的地方。

如果是加工过的糜子，像脱皮糜子米、糜子面等，要装进保鲜袋密封起来，然后放入冰箱冷藏室存放。

高粱

食用功效：
温中健脾，涩肠止泻。

成熟周期：
高粱成熟期为9月至10月。

每100g高粱含有：

热量	360kcal
碳水化合物	74.7g
脂肪	3.1g
蛋白质	10.4g
膳食纤维	4.3g
维生素E	1.88mg
镁	129mg
钙	22mg
钾	281mg
磷	329mg
钠	6.3mg
烟酸	1.6mg

高粱佛焰苞
清热止血，防治失血病症。

高粱根
通便，治膝痛、脚跟痛。

五谷之精，温中健脾

　　高粱自古就被誉为"五谷之精""五谷之长"，是四大谷类作物之一。它主要分布在亚洲、非洲和美洲，高粱的适应性和抗逆性比较强，因此现在种植区域很广，总产量仅次于小麦、水稻和玉米，位居第 4 位。高粱米还能入药，单独或与其他食材、药材一起煎汤、煮粥食用，有温中、健胃养脾、涩肠止泻的作用。

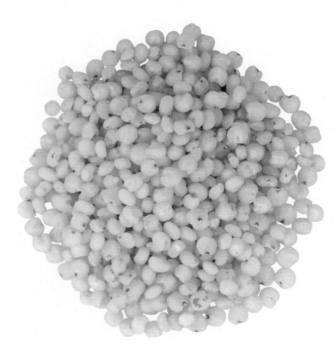

药膳食谱

专家提醒

　　糖尿病患者应忌食高粱米，大便燥结、便秘症状比较严重的人应尽量避免食用高粱。

　　高粱表层含有蜡质，会影响消化，所以加工高粱米的过程中，一定要将皮层完全去除。

 高粱米 ＋ 红薯 ＋ 玉米 ＋ 葡萄干 ＋ 红糖 ▶ 熬粥食用，通便、防癌、抗衰老。

 高粱米 ＋ 猪肚 ＋ 莲子 ＋ 胡椒 ＋ 盐 ▶ 熬粥食用，可温中、健脾、益胃。

 高粱米 ＋ 紫薯 ＋ 燕麦 ＋ 小米 ＋ 白糖 ▶ 熬粥食用，补虚、健脾、助消化。

 高粱米 ＋ 玉米 ＋ 红枣 ＋ 小米 ＋ 红米 ▶ 熬粥食用，补血益气、温中健胃。

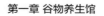

　　高粱中含有丰富的粗纤维和亚油酸，加工成高粱米或者高粱面之后，如果经常煮粥或做面食食用，有助于促进大肠蠕动，提高肠胃的消化功能，起到健养肠胃的作用。患有慢性腹泻的人可以适量食用高粱米粥，有助于缓解腹泻、腹痛症状。另外，经常食用高粱米对脾脏也有很好的保护作用。

　　食用高粱可以有效地改善体虚诸症，对腰背酸痛、低血糖或者更年期女性的痛经、青少年发育期间的神经痛等症状都有一定的缓解作用。

　　高粱中含有丰富的钙质，对于正处在发育期的青少年比较适用，有助于促进其身体发育。

美食

高粱馒头

材料：

小麦面粉150g，高粱面100g，酵母3g。

制作方法：

❶ 小麦面粉、高粱面加入水、酵母拌匀，揉成面团。

❷ 面团放在温暖处发酵；将面团分成小份，揉成馒头坯；馒头坯放置10分钟后放入蒸笼中，蒸熟。

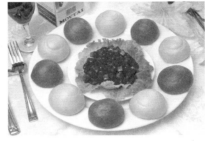

高粱面包

材料：

高筋面粉200g，高粱粉100g，酵母5g，黄油10g，白糖10g。

制作方法：

❶ 把高筋面粉、高粱粉、白糖倒入盆中，加入清水、酵母；拌匀，加入黄油，揉成面团。

❷ 将面团分成小份，将面团放入烤箱中，以170℃烤20分钟左右即可。

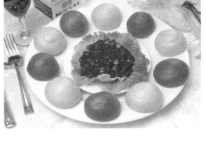

高粱烙饼

材料：

高粱粉200g，面粉100g，红糖80g，油20ml。

制作方法：

❶ 把高粱粉、面粉倒入盆中，加入水，揉成面团。

❷ 把面团切段，擀成饼，加上红糖，重新揉成面团；面团做成薄一点的面饼；锅中放油置于火上，将面饼放入锅中，煎至两面金黄即可。

选购方法

　　优质的高粱米一般表面呈乳白色，富有光泽，颗粒饱满、完整，大小均匀，不含杂质，且没有霉变迹象。选购高粱米的时候，可以取几颗高粱米放到鼻前闻一闻，如果有高粱特有的米香味就是优质高粱米。

保存方法

　　如果是在湿热的夏季保存高粱米，要注意防潮防虫，最好将其装进米袋或米缸里面密封起来，置放于通风干燥处。

　　在储藏期间，发现有虫蛀的痕迹，要及时挑出虫蛀的米粒，晾干后继续保存。

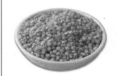

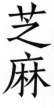

第一章 谷物养生馆

芝麻

食用功效：
补养五脏，乌发抗衰。

成熟周期：
芝麻成熟期为5月至9月。

每100g芝麻含有：

热量	559kcal
脂肪	46.1g
蛋白质	19.1g
膳食纤维	14g
维生素E	50.4mg
锰	17.85g
镁	290mg
钠	8.3mg
钾	358mg
磷	516mg
铁	22.7mg
钙	780mg

芝麻叶
性平、味苦，养肝肾、润肠胃、通便。

芝麻须
性味甘温，治烫伤。

烹调珍品，乌发益肾

　　芝麻是一种重要的油料作物，有黑芝麻和白芝麻两种。白芝麻多用来榨油或作为食材食用，而黑芝麻的药用效果更佳。不过，不管是白芝麻还是黑芝麻，都具有丰富的营养价值。现代医学研究发现，芝麻中含有丰富的不饱和脂肪酸、蛋白质、钙等营养物质，对人体有很好的滋养作用。用芝麻加工而成的香油，更被视为烹调油中的珍品。

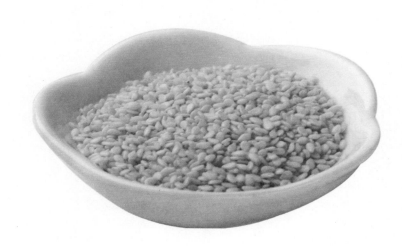

药膳食谱

专家提醒

　　芝麻中含有丰富的营养成分，具有很高的食用价值。但并非食用得越多越好，一定要注意合理搭配饮食，以免引起身体不适。

　　有腹泻症状的人也要少食或不食芝麻。

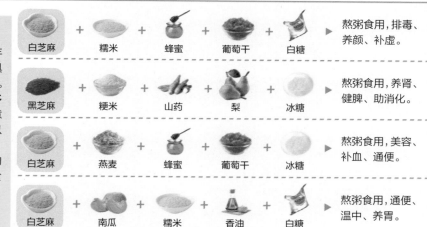

白芝麻	糯米	蜂蜜	葡萄干	白糖	熬粥食用，排毒、养颜、补虚。
黑芝麻	粳米	山药	梨	冰糖	熬粥食用，养肾、健脾、助消化。
白芝麻	燕麦	蜂蜜	葡萄干	冰糖	熬粥食用，美容、补血、通便。
白芝麻	南瓜	糯米	香油	白糖	熬粥食用，通便、温中、养胃。

黑芝麻中含有丰富的蛋白质、氨基酸和维生素E，有补血养肾的作用，经常食用黑芝麻，有助于补肝肾、润五脏，可以有效缓解腰膝酸软、四肢乏力等症。

芝麻中含有芝麻素，可保肝护心、延缓衰老，并有抗癌的作用。经常饮酒的人可以多食用芝麻，不仅可以解酒，还有养肝的作用。

芝麻中含有亚油酸和亚麻酸，食用后能很快被人体吸收，有助于清除附在血管内壁的胆固醇，清除体内废物，预防动脉硬化。

芝麻中含有丰富的维生素E，有较强的抗氧化作用。经常食用芝麻可清除自由基，改善肤质。

特别介绍

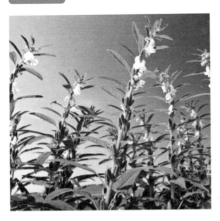

芝麻是胡麻的种子，与油菜、花生、黄豆并列为我国四大食用油料作物。在中国古代，芝麻一直被当作延年益寿的食品，人们认为芝麻能强身体、抗衰老、祛百病，常食芝麻乃"养生要诀"。

芝麻还具有乌发的作用。在《本草易读》一书中曾有论述："黑芝麻，白发令黑，九蒸晒、枣肉丸服。"就是说，把黑芝麻蒸过之后晒干，然后再蒸、再晾干，如此反复9次，再与红枣肉掺在一起制成药丸服用，有使白发逐渐变黑的效果。但到底功效如何，还因个人体质而异。

食用方法

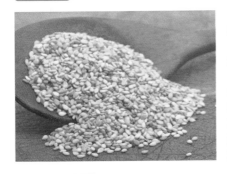

芝麻可以直接生吃，也可以把它放在炒锅里炒熟后食用，有助于预防脱发。

将芝麻撒在凉菜或者面包上作配料食用，可以给食物增加不同的口味。

将芝麻加工成芝麻酱，并根据个人口味掺入佐料调味，可单独作为菜肴或配合其他食材食用，口感极佳。可将芝麻与大米、红枣、水果、药材合理搭配煮粥食用，不仅味道鲜美，营养丰富，还有一定的养生功效。

选购方法

购买黑芝麻，要挑选表面呈深灰色、颜色深浅不一且断面呈白色的。若芝麻的断切面也呈黑色，有可能染过颜色。最好取一些芝麻放在手心，滴入清水揉搓，若有异样颜色，说明是染过色的芝麻。

保存方法

将芝麻充分晾干，去除其中的水分，然后将其装入密封性比较好的容器中密封起来，并放置于阴凉干燥的地方进行保存。

将芝麻倒进锅中炒熟，将其晾干后装进容器中密封起来，放在阴凉、通风处，可保存更长时间。

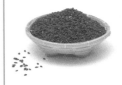

芝麻药用知识

治肾虚腰酸：

黑芝麻20g，粳米50g，红糖10g。将黑芝麻和粳米分别用清水冲洗干净，然后沥干水分；取出汤锅，加入适量的水置于火上，倒入黑芝麻和粳米，先用大火煮沸，然后转入小火熬成粥。食用时可以根据自己的口味调入红糖。

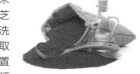

治哮喘：

黑芝麻12g，姜5g，核桃仁15g。将姜用清水冲洗干净之后，沥干水分，切成小片；将芝麻清理干净，放入锅中炒熟；核桃取出果仁。将芝麻与核桃仁、姜片同食，每天晚上食用1次，吃的时候多嚼几下。

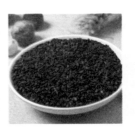

芝麻酥饼

材料:

低筋面粉500g, 鸡蛋1个, 白芝麻50g, 猪油30g, 白糖60g, 油10ml。

制作方法:

① 用油、白糖将面粉做成油酥。

② 另找新盆，放入面粉、开水，搅拌，再加入鸡蛋、冷水、猪油，揉成面团；然后醒30分钟。将面团分成小面团，擀成饼状，包裹住油酥，然后再擀成饼状；饼上沾上白芝麻。

③ 锅中加油，油热后放入面饼煎至金黄色即可。

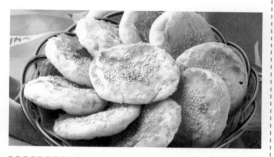

芝麻刀削面

材料:

刀削面100g, 牛肉50g, 白芝麻20g, 葱5g, 姜1块, 盐、鸡精各5g, 油5ml。

制作方法:

① 牛肉切成块；葱洗净切成段；姜洗净切成丝。

② 锅中放油置于火上，油热放入葱、姜爆炒出香味，放入牛肉，翻炒；然后加入水，大火炖煮1小时。

③ 将刀削面放入锅中，用小火炖半小时。出锅前，撒上焙好的白芝麻，调入盐、鸡精即可。

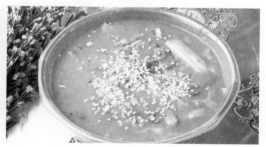

香烤芝麻酥

材料:

低筋面粉100g, 白芝麻30g, 油20ml, 鸡蛋1个, 白糖25g。

制作方法:

① 鸡蛋打碎，放入油、白糖搅拌均匀。

② 面粉放入盆中，倒入搅拌过的鸡蛋和温水，揉成面团，醒30分钟。将面团分成小份，擀成小面饼，面饼上沾上白芝麻。

③ 面饼放入烤箱中，烤成金黄色即可。

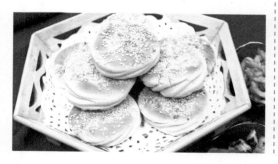

沙拉墨鱼

材料:

墨鱼1条, 葱5g, 白芝麻20g, 沙拉酱1罐, 香油10ml, 酱油5ml, 白糖5g。

制作方法:

① 墨鱼切长条，放入水中，洗净；葱洗净，切圈。

② 沙拉酱、香油、酱油、白糖掺在一起，搅匀，倒入盘中。将墨鱼片放入蒸笼中蒸熟，取出，一片一片地摆在盘中。

③ 在墨鱼片上撒上白芝麻、葱圈，即可。

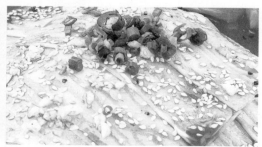

薏米

健康之友，美容排毒

薏米是薏苡果实的果仁，在我国有着悠久的种植历史，多种植于山地，我国的武夷山地区盛产薏米。薏米是一种药食俱佳的粮食，可以用来做饭、煮粥，味道鲜美，食用价值很高。在炎热的夏季，薏米还是消除暑热的最佳食品。

食用功效：
健脾止泻，清热祛湿。

成熟周期：
薏米成熟期为9月至10月。

每100g薏米含有：

热量	361kcal
碳水化合物	71.1g
脂肪	3.3g
蛋白质	12.8g
膳食纤维	2g
维生素E	2.08mg
镁	88mg
钙	42mg
钾	238mg
磷	217mg
钠	3.6mg
烟酸	2mg

薏米秆
清热祛湿，利尿退黄。

薏米壳
清热，通便，排毒。

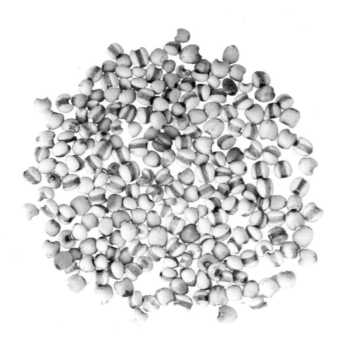

药膳食谱

专家提醒

薏米性微寒，体质虚寒者不宜过量食用。

出汗比较少的孕妇或女性经期不宜食用薏米。另外，薏米虽然有降血脂的作用，但不能替代降脂药品食用。

 薏米 + 红豆 + 红枣 + 茯苓 + 红糖 ▶ 熬粥食用，美容补血、健脾祛湿。

 薏米 + 粳米 + 小米 + 绿豆 + 冰糖 ▶ 熬粥食用，健脾、清热、助消化。

 薏米 + 猪排骨 + 冬瓜 + 姜 + 盐 ▶ 熬粥食用，利尿祛湿、消肿排毒。

 薏米 + 莲藕 + 猪肉 + 红豆 + 扁豆 ▶ 熬粥食用，利水消肿、健脾开胃。

养生功效大搜索

薏米中富含维生素和矿物质，有助于促进人体新陈代谢，加快肠胃蠕动，减轻肠胃负担，保护肠胃，身体虚弱和病后需补养身体的人可以适量食用。

薏米中的钾元素和锌元素被人体吸收后，能清热除湿、通利小便，还可以增强肾脏功能，有浮肿症状的人可以多食用。

薏米中含有丰富的维生素E，是一种美容食品，食用后，有助于改善血液循环，帮助皮肤保持光滑细腻，提亮肤色，消除粉刺、色斑。

薏米有防癌的作用，其所含的硒元素能有效抑制癌细胞的繁殖，可用于胃癌、子宫颈癌的辅助治疗。

特别介绍

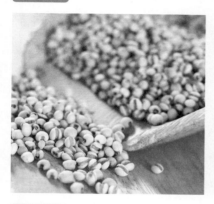

薏米是禾本科植物薏苡的果仁，不仅营养丰富，还具有药用价值。薏苡是中国传统医学中常用的一味药材，成语"薏苡明珠"讲的就是一个与薏苡有关的历史故事。

东汉著名的伏波将军马援一次到南疆征战，军中有很多士兵染病。马援借鉴当地居民用薏苡除瘴的方法，不久疾病尽除，平定南疆。大军凯旋时，带回去很多薏苡的药种。后来马援逝世，朝中便有人诬告他在南疆大肆搜刮民财，足有数车"明珠"（实为薏苡）。

食用方法

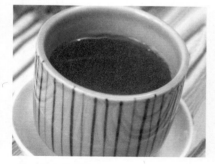

薏米适合搭配肉类煮汤，不仅能使汤的味道更加鲜美，还能大大提高营养价值，并具有排毒、养颜的作用，是女性美容、润肤的常用食物。

将薏米磨成粉后，可以冲泡饮用，不仅能健脾养胃，其中含有的营养成分也更容易被人体吸收。

薏米还可以搭配其他主食煮粥食用，不仅能使粥更加可口，为人体补充的营养也更为丰富全面。

选购方法

选购薏米的时候，首先要看其颜色。质量较好的薏米一般呈白色或黄白色，且颜色比较均匀，看起来非常诱人；再仔细观察其形状和光泽，米粒饱满、没有杂质、富有光泽的薏米比较好，其中的营养也比较丰富。

保存方法

保存薏米的时候，要将其装入米缸中，将缸口密封起来之后，置于通风干燥的地方，以免受潮霉变。此外，还可以在薏米中放几粒花椒，能有效地预防薏米生虫。花椒最好是新鲜、味浓的，食用薏米时再把花椒挑出来。

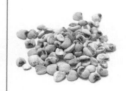

薏米药用知识

治肺痈：

薏米50g，大米20g。薏米和大米分别用清水冲洗干净，再将薏米放在水中浸泡2个小时左右，捞出并沥干水分；取出汤锅，加入清水，将清理好的薏米和大米一起倒入，先用大火煮沸，再用小火慢煮，熬成粥即可食用。

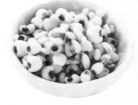

治腰痛：

薏米50g，苍术30g。将苍术和薏米冲洗干净，把薏米放到水中浸泡2个小时；取砂锅加水，置于火上，再倒入苍术和薏米，用大火煮沸之后再转小火煎煮即可。

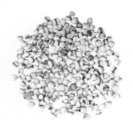

薏米莲子粥

材料：

薏米100g，麦片50g，莲子、红枣各20g，白糖20g。

制作方法：

❶ 薏米洗净泡在水中；莲子放入温水泡15分钟；红枣洗净。

❷ 锅中加入水，放在火上；放入浸泡好的薏米，加入红枣、莲子；大火煮沸，然后转至小火熬煮。待薏米熬成稀粥时，放入麦片，小火熬至粥呈黏稠状，加入白糖即可。

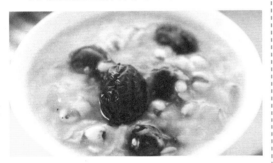

薏米炒青菜

材料：

薏米100g，青菜200g，红辣椒1个，盐、鸡精、葱各5g，酱油5ml，姜1块，油10ml。

制作方法：

❶ 薏米洗净浸泡在水中；青菜洗净掰开；葱切圈；姜切丝；红辣椒切菱形块摆盘。

❷ 锅中放油烧热后，放入葱、姜爆香；放入青菜，再加入盐、酱油、鸡精，一起翻炒。

❸ 加清水，薏米倒入锅中，大火煮沸，然后小火焖，大火收汁即可。

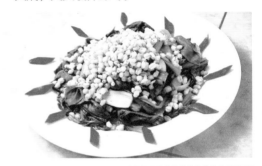

西红柿薏米糊

材料：

薏米30g，大米20g，西红柿2个，白糖10g。

制作方法：

❶ 薏米放入水中浸泡；大米用水冲洗放入碗中；西红柿洗净去皮，切块。

❷ 锅中加水，水开后放入薏米和大米用大火煮至沸腾，关小火加入西红柿块煮35分钟左右即可出锅。喜欢吃甜食的人还可以加入白糖调味。

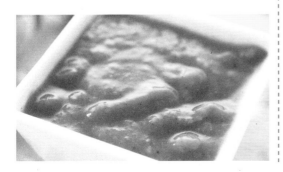

山药杏仁薏米粥

材料：

薏米50g，杏仁、山药各30g，白糖20g。

制作方法：

❶ 薏米洗净，提前浸泡；山药洗净去皮，切成块。

❷ 锅中加入水，放在火上，将浸泡好的薏米放入锅中，大火煮沸，然后转至小火熬煮。

❸ 熬至五成熟时，加入杏仁，一起熬煮，然后再将山药放入锅中，小火熬煮，直至粥呈黏稠状，然后盛入碗中，加入白糖。

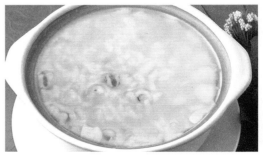

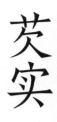

食用功效：

养肾固精，健脾止泻。

成熟周期：

芡实成熟期为8月至10月。

每100g芡实含有：

热量	353kcal
碳水化合物	79.6g
脂肪	0.3g
蛋白质	8.3g
膳食纤维	0.9g
锌	1.24mg
镁	16mg
钙	37mg
钾	60mg
磷	56mg
钠	28.4mg
烟酸	0.4mg

芡实壳
祛湿止泻，降血糖。

健脾良药，固肾佳品

　　芡实是属于睡莲科的一种水生植物的果实，形状近似莲子，多生长在充满阳光、气候温暖的池沼、湖泊中。芡实可分为两种，即南芡和北芡。芡成熟的芡实果实干燥后的果仁就是芡实米，既可食用，又能入药，是一种药食兼用的保健品。作为食材，芡实有着丰富的营养价值，是滋补身体的佳品。

芡实

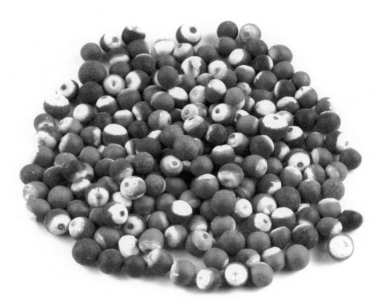

药膳食谱

专家提醒

　　芡实的收涩作用比较强，一次食用过多难以消化。常有便秘、腹胀症状的人和产妇补养身体时不宜食用。

　　在烹煮芡实的时候，一定要将其熬得软烂，而且在食用时要细嚼慢咽才能充分吸收。

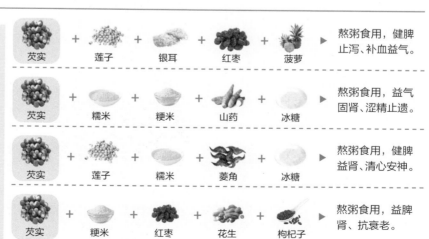

芡实 ＋ 莲子 ＋ 银耳 ＋ 红枣 ＋ 菠萝 ▶ 熬粥食用，健脾止泻、补血益气。

芡实 ＋ 糯米 ＋ 粳米 ＋ 山药 ＋ 冰糖 ▶ 熬粥食用，益气固肾、涩精止遗。

芡实 ＋ 莲子 ＋ 糯米 ＋ 菱角 ＋ 冰糖 ▶ 熬粥食用，健脾益肾、清心安神。

芡实 ＋ 粳米 ＋ 红枣 ＋ 花生 ＋ 枸杞子 ▶ 熬粥食用，益脾肾、抗衰老。

芡实中含有丰富的蛋白质、维生素及矿物质，食用后可以补充人体所需要的营养成分。芡实与莲子有些相似，是补中益气、滋养身体的食物，但它比莲子的收敛、镇静作用更强。

芡实能帮助人体消化吸收食物中的营养成分，并能有效地提高食欲，对人体起到一定的养护作用，达到预防衰老的效果。另外，芡实中的粗纤维有助于增加饱腹感，对于控制食欲、减肥瘦身也有很好的促进作用。

芡实中还含有淀粉、脂肪、钙、磷、铁及维生素等有益于人体的物质，有健脾止泻、固肾涩精的作用。脾胃虚弱、因肾虚引起的腰膝酸软者皆可食用。

美食

芡实糕

材料：

芡实500g，糯米粉250g，白糖80g，芝麻20g。

制作方法：

❶ 芡实洗净煮熟，研成末；芡实粉、糯米粉、白糖加水拌匀，揉成面团。

❷ 面团分成小面团，沾上芝麻。把小面团放入蒸笼中，蒸熟即可。

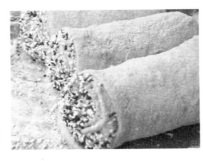

芡实炖鸡汤

材料：

鸡1只，芡实200g，红枣50g，盐5g，料酒5ml。

制作方法：

❶ 芡实洗净；鸡宰杀干净切块，入沸水中余一下。

❷ 锅中加入新的清水，将鸡入锅。加入料酒，开大火炖煮1小时。放入芡实、红枣，煮沸，转至小火炖半小时。出锅前，加入盐。

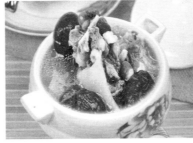

山菌芡实汤

材料：

山菌100g，芡实100g，葱、姜、盐各5g，油5ml。

制作方法：

❶ 山菌、芡实用水洗净，放在水中浸泡10分钟。

❷ 锅中放油烧热后，放入葱、姜爆香；放入山菌、芡实，加入盐一起翻炒；锅中加水，大火煮沸，转至小火炖1小时，加入盐即可。

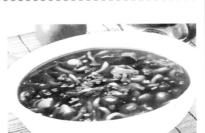

选购方法

成熟的芡实一端呈白色，一端呈棕红色，颗粒饱满，大小均匀，粉性十足。在购买芡实的时候，如果发现芡实米中有大量碎屑，而且色泽较暗、残留种皮为红褐色，能闻到发霉味、硫黄味，说明不是新芡实。

保存方法

要将芡实装入米袋或米缸中密封起来，并放置于阴凉、干燥处进行保存。也可在盛米的容器中放入新鲜花椒，并在其底部撒一层石灰粉，用来防潮防虫。若发现米中有虫蚀的碎屑，要及时取出清理，并放于通风处晾干后继续贮存。

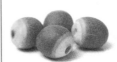

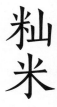

籼米

食用功效：
温中益气，健脾养胃。

成熟周期：
籼米成熟期为7月至9月。

每100g籼米含有：

热量	348kcal
碳水化合物	77.9g
脂肪	0.7g
蛋白质	7.7g
膳食纤维	0.6g
维生素E	0.43mg
镁	33mg
钙	7mg
钾	89mg
磷	146mg
钠	2.7mg
烟酸	2.1mg

籼米叶
益气、祛燥、止渴。

籼米壳
健脾养胃，除湿止泻。

温中益气，健脾养胃

籼米是稻米的种子，属于稻米中颗粒细长、黏性差、胀性大的品种之一，比糯米和粳米的应用稍微少了一些。根据稻米的采收季节可以分为早籼米和晚籼米两种。早籼米的米粒比较宽厚，颜色为粉白色，黏性比晚籼米要小一些，质量也没有晚籼米好。

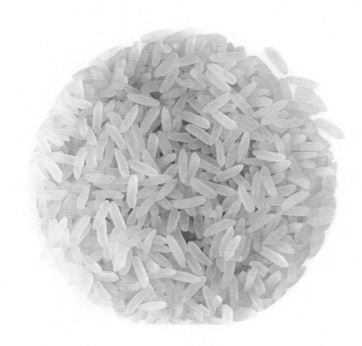

药膳食谱

专家提醒

籼米味甘，性微温，适宜体虚之人、久病初愈者、产后妇女、老年人、婴幼儿等食用，将其煮成稀粥食用有很好的调养功效。

籼米不宜与马肉同食，否则容易引发顽疾。

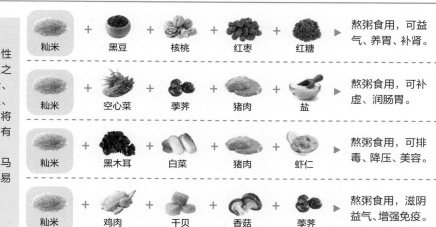

籼米 ＋ 黑豆 ＋ 核桃 ＋ 红枣 ＋ 红糖 ▶ 熬粥食用，可益气、养胃、补肾。

籼米 ＋ 空心菜 ＋ 荸荠 ＋ 猪肉 ＋ 盐 ▶ 熬粥食用，可补虚、润肠胃。

籼米 ＋ 黑木耳 ＋ 白菜 ＋ 猪肉 ＋ 虾仁 ▶ 熬粥食用，可排毒、降压、美容。

籼米 ＋ 鸡肉 ＋ 干贝 ＋ 香菇 ＋ 荸荠 ▶ 熬粥食用，滋阴益气、增强免疫。

籼米中含有的膳食纤维有助于促进肠胃的蠕动，及时清除肠道的有害物质，从而达到保护肠胃的效果。

籼米中的蛋白质主要是米谷蛋白、米胶蛋白和球蛋白，用籼米煮的汤有助于刺激胃酸分泌，利于消化。

籼米还可体提供 B 族维生素等营养素，经常食用，还可防治脚气病。而且将籼米煮成粥之后食用，有助于益气温中。

籼米中还含有丰富的碳水化合物、烟酸、维生素 E 以及钾、磷等微量元素，能为人体提供必需的营养素，长期食用可增强体质。

特别介绍

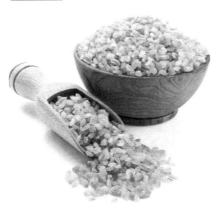

大米按照肥瘦而分为两种，分别是：粳米与籼米。粳米短而宽，人称"肥仔米"，常见的有珍珠米、水晶米、东北大米等；而籼米则外形修长苗条，常见的有泰国香米、丝苗米、中国香米、猫牙米等。这两种米在直链淀粉含量上都有很大的差异，前者米质胀性较小而黏性较强，适合熬粥，后者米质胀性较大而黏性较弱，适合焖饭。籼米属籼型非糯性稻米，根据它们的栽培种植季节和生育期，又可分为早籼米和晚籼米，是我国出产最多的一种稻米，在我国广东、湖南、四川等省种植广泛。

食用方法

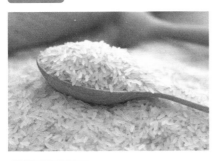

籼米可以煮成稀粥食用，具有温中益气、养胃和脾的功效，适合久病初愈者、产后妇女、婴儿等体虚之人食用。

籼米还可以做成美味糕点，吃起来清爽可口，深受人们喜爱。

籼米炒饭是一道美味主食，著名的扬州炒饭用的原材料就是籼米，炒出来的饭软硬适度，颗粒松散。

选购方法

晚籼米要比早籼米的质量好一些。晚籼米的米粒比较细长，稍微扁平，外表呈透明或者半透明状，米质较硬，油性很大。

买米的时抓一把往手里摊开，若发现籼米中有较小的碎米粒，或者感觉手上有黏黏的潮湿感，说明在米中掺了假。

保存方法

籼米可以倒入米缸中，密封后置于阴凉通风处保存。同时要注意防潮、防虫。可在装入籼米之前，在米缸底部撒一层干燥的石灰粉，铺几层塑料薄膜后将米倒入。

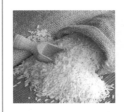

籼米药用知识

治眼睛充血：

籼米 100g，红枣 8 颗，姜 3 片，盐 5g。将籼米放入锅中，简单干炒一下，然后加水适量，用勺子将米搅拌均匀；放入红枣和姜，小火慢煮，直到粥煮熟，调入少许盐即可。

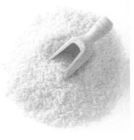

治风寒感冒：

籼米 100g，姜 3 片，葱白 20g，盐 5g。将籼米淘洗干净，放入锅中，加水适量熬成稀粥，将熟时放入葱白和姜，小火慢熬 10 分钟，加入少许盐即可。该粥可以散寒止痛，适用于风寒感冒引起的畏寒发热、骨节酸痛、鼻塞声重、肠鸣泄泻等病症。

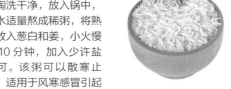

米香一品卷

材料：

籼米300g，千张250g，鸡蛋2个，葱30g，油20ml，盐5g。

制作方法：

❶ 籼米洗净入锅蒸熟；葱切末；鸡蛋在碗中打碎，放锅中炒熟。

❷ 倒入籼米和葱末，加盐搅拌均匀，摊在千张上，卷起来入锅蒸熟，取出切成小份即可。

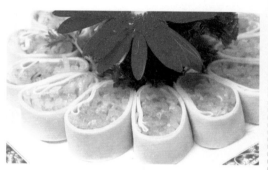

美味香粥

材料：

籼米30g，糙米20g，雪梨2个，冰糖5g。

制作方法：

❶ 籼米用水淘洗干净；糙米冲洗干净，放入清水中浸泡6个小时备用；雪梨洗净去籽切块。

❷ 将籼米、糙米及雪梨倒入锅中，再加入适量的水，大火烧开后转为小火熬煮。

❸ 粥浓稠时关火，加入冰糖调味即可。

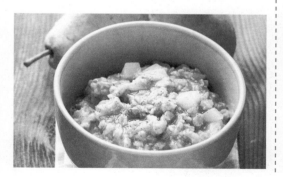

什锦素蒸

材料：

熟籼米250g，豆腐50g，粉条30g，葱20g，鸡蛋2个，盐3g，油5ml。

制作方法：

❶ 豆腐切丁；粉条剁碎；葱切花；鸡蛋在碗中打散。

❷ 在锅中加油烧热，放入葱花爆香，倒入籼米、粉条、豆腐翻炒，放入鸡蛋，加入盐调味，盛入碗中，放入蒸锅略蒸即可。

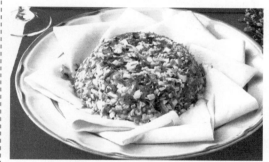

扬州炒饭

材料：

籼米200g，胡萝卜30g，鸡蛋1个，盐3g，葱10g，油5ml。

制作方法：

❶ 籼米用清水洗净，放入锅内，蒸熟；葱切末。

❷ 胡萝卜用水洗净，切成细丝状；鸡蛋打碎，放入碗中搅匀。鸡蛋、胡萝卜放入锅中翻炒均匀，放入米饭、盐、葱末炒热、炒香、炒匀后起锅。

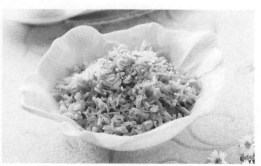

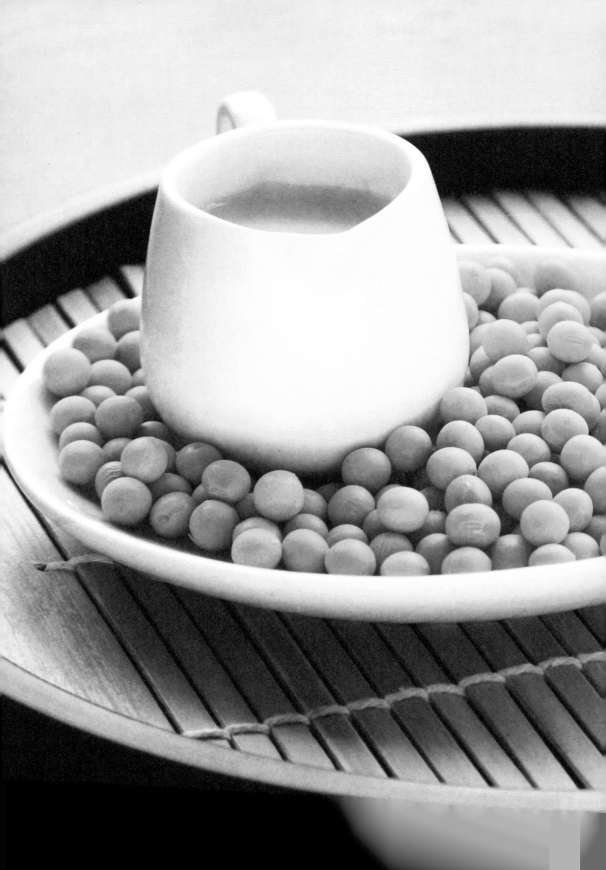

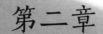

第二章

豆及豆制品养生馆

　　我国传统养生学认为"均衡膳食，失豆则不良"，可见豆类在均衡饮食中起着重要的作用。现代营养学专家也指出，每天坚持食用豆类，就会降低生病的概率。豆类的品种繁多，随着生产技术的进步，豆制品也多种多样，常见的豆及豆制品都有哪些呢？它们分别都有哪些营养价值呢？在本章节中，您就可以找到答案。

20种常见豆类养生排行榜

大多数的豆类中都含有丰富的蛋白质、碳水化合物等营养物质，对人体有很好的滋补作用，下面介绍20种常见豆类，帮助您补养身体！

谷物名称	养生价值
黄豆	黄豆中含不饱和脂肪酸和大豆磷脂，可增加大脑的营养，提升神经机能和活力，青少年和老年人都适宜食用
绿豆	绿豆有消解暑热的作用，可消肿、降脂、利水，预防动脉硬化
青豆	青豆中富含维生素和微量元素，有多重抗病作用。医学专家发现，每天吃适量青豆，会大大降低人体血液中的胆固醇含量
蚕豆	在豆类中，蚕豆的蛋白质含量仅次于黄豆，赖氨酸含量也很丰富，经常食用有助于强身健体，提高人体免疫力
红豆	红豆含有皂角苷，可刺激肠道，有良好的利尿作用，能解酒、解毒，对心脏病和肾病、水肿患者很有益处
黑豆	黑豆具有补肾作用，是肾虚所致须发早白、脱发等症的食疗佳品，有"乌发娘子"之称
豇豆	豇豆有健脾的功效，主治消化不良，特别适合脾胃虚弱所致的食积、腹胀等症
芸豆	芸豆是一种难得的高钾、高镁、低钠食品，尤其适合心脏病、动脉硬化、高脂血症、低钾血症和忌盐患者食用
扁豆	扁豆中含有大量的碳水化合物和蛋白质以及种皮中的膳食纤维，可防治体倦乏力、消化不良等，有健脾益胃之功

谷物名称	养生价值
豌豆	豌豆高钾低钠，可增强人体免疫力。它所含的止权酸、赤霉素和植物凝集素等物质，可以抗菌消炎、增强新陈代谢
眉豆	眉豆可补五脏，温中，助十二经脉，经常食用眉豆有助于暖肠胃，肾病患者可以经常食用
红腰豆	红腰豆中含有抗氧化物和维生素，经常食用红腰豆有助于提高人体的抗病能力，清除自由基，帮助细胞修复
腐竹	腐竹与其他的豆制品不同，它所含的蛋白质最多，经常食用腐竹有助于为人体提供能量，补充大脑的营养
豆腐	豆腐及豆腐制品的蛋白质含量比黄豆高，且豆腐蛋白属完全蛋白，其比例也接近人体需要，营养价值较高
纳豆	纳豆中含有的纳豆激酶有助于溶解血管内壁的血栓，促进血液循环，预防心血管疾病
香干	香干中的维生素和微量元素的含量也相当可观，食用以后有助于清除血管壁上的废物，并且还可以促进血液循环
花豆	食用花豆可以排除体内多余的水分，不仅利尿还有助于排毒，防治水肿等，还有软化毛细血管的作用
刀豆	刀豆中有多种对人体有益的物质，有助于维持人体新陈代谢，提高免疫力
千张	千张中的卵磷脂，可以清除依附在人体血管内壁上的胆固醇，从而预防血管硬化等心血管疾病，养护心脏
豆沙	豆沙中含有皂角苷，它能够刺激胃肠道蠕动，提高肠道的功能，有健养脾胃的作用

黄豆

豆中之王，田中之肉

黄豆也叫大豆，原产于我国，至今有 5000 年的种植历史。黄豆中的蛋白质含量较高，每 100g 黄豆的蛋白质含量，相当于 20kg 瘦猪肉或 3kg 鸡蛋或 12kg 牛奶的含量，所以有"植物蛋白之王""绿色奶牛"等美誉。

食用功效：
宽中下气，调理肠胃，健脾养血，润燥消肿。

成熟周期：
黄豆成熟期为8月至10月。

每100g黄豆含有：

热量	390kcal
碳水化合物	34.2g
脂肪	16g
蛋白质	35g
胡萝卜素	220ug
铁	8.2mg
镁	199mg
钙	191mg
钾	1503mg
磷	465mg
钠	2.2mg
烟酸	2.1mg

黄豆渣
可以做面膜，对消除皮肤黑头、滋润皮肤有很好的作用。

黄豆壳
性平、味甘，无毒，对延缓卵巢衰老有很好的功效。

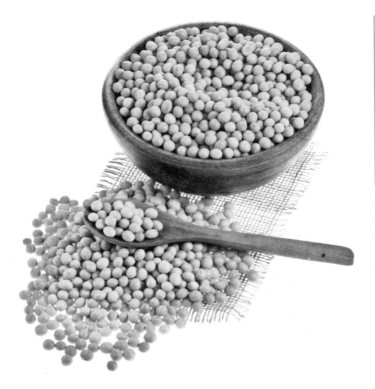

药膳食谱

专家提醒

黄豆在消化过程中会产生气体，引起腹胀，所以肠胃消化功能不好或有慢性消化道疾病的人应少吃。

对更年期妇女、糖尿病患者以及心脑血管疾病患者来讲，黄豆是一种理想食品。

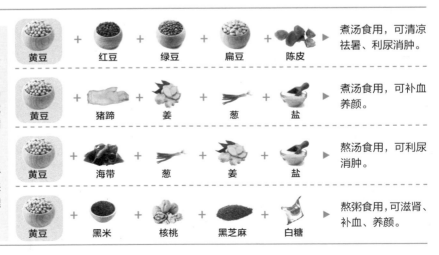

黄豆 + 红豆 + 绿豆 + 扁豆 + 陈皮	▶	煮汤食用，可清凉祛暑、利尿消肿。
黄豆 + 猪蹄 + 姜 + 葱 + 盐	▶	煮汤食用，可补血养颜。
黄豆 + 海带 + 葱 + 姜 + 盐	▶	熬汤食用，可利尿消肿。
黄豆 + 黑米 + 核桃 + 黑芝麻 + 白糖	▶	熬粥食用，可滋肾、补血、养颜。

黄豆中含有不饱和脂肪酸和大豆磷脂，它有助于增加大脑的营养，提升神经机能和活力，青少年多吃黄豆有助于大脑的发育，老年人食用黄豆可预防阿尔茨海默病。

黄豆中的蛋白质属于植物性蛋白，食用后会提升人体的免疫力，降低胆固醇含量，还可以增加神经的兴奋性，缓解沮丧抑郁的情绪。

黄豆含有植物雌激素，是防治女性更年期综合征的最佳辅助食物。

黄豆中含有抗癌成分——皂角苷、蛋白酶抑制剂、异黄酮、钼、硒等，对乳腺癌、前列腺癌、皮肤癌、大肠癌、食管癌等癌症均有抑制作用。

特别介绍

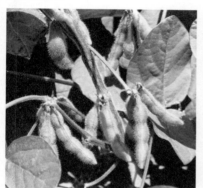

黄豆起源于中国，这是世界上各国所公认的。黄豆是我国最古老的作物之一，我国古代许多文献中都有关于黄豆的记载。现在，黄豆主要产于美国、加拿大、巴西、阿根廷、中国等国家，我国的黄豆以东北的质量最优。黄豆的营养价值很高，素有"豆中之王"之称，被人们叫作"植物肉""绿色的乳牛"。干黄豆中含高品质的蛋白质约40%，为各种粮食之冠。黄豆是我们生活中最常见到的豆类作物，营养丰富，吃法多样，深受人们的喜爱，在医学上黄豆的食疗保健价值也备受推崇。

食用方法

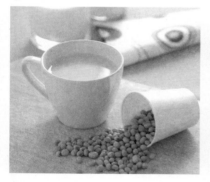

黄豆充分浸泡后，可以炒菜食用，也可当作配料煮饭用，还可以加工成豆浆饮用。将黄豆泡至发芽，作为豆芽炒食也是不错的食用方式。

黄豆能做成各种美味菜肴，如醋黄豆、香卤黄豆、炖五香黄豆等，黄豆还可以干炒。许多豆制品，如豆豉、豆汁等，都是黄豆发酵后制成的。黄豆经过微生物发酵以后，维生素 B_{12} 的含量有所增加，一些抗营养物质会被消除，从而更加容易被人体消化吸收。

选购方法

一要看其色泽，鲜亮有光泽的就是好黄豆；二要看质地，颗粒饱满均匀，无虫害、无破损、无霉变的是好黄豆；三可以用牙咬一粒黄豆，如果声音清脆并成碎粒，说明黄豆干燥；四闻黄豆的味道，好的黄豆有清香味。

保存方法

在保存黄豆的时候，可以将干辣椒切成丝后和黄豆混合，然后放在密封罐里，也可以在罐中放入几瓣蒜，放置在通风干燥的地方，这样可以保存比较久的时间。存放前一定要保证黄豆是干燥的，避免放在潮湿的地方。

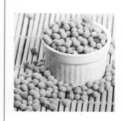

黄豆药用知识

治营养不良性水肿：

黄豆200g，花生80g，麦芽40g，细米糠20g，熟大米80g。将黄豆和花生放入炒锅中炒干，研成粉末；麦芽研末去渣；把所有材料混合在一起，搅匀即可。以温开水送服，一次嚼服50g 左右。

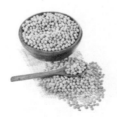

治缺铁性贫血：

黄豆50g，煅皂矾20g，红枣10g。将黄豆放入炒锅中干炒，然后和煅皂矾一起研成粉末；汤锅置于火上，然后倒入适量的清水和红枣，煎煮，取汁；将红枣汁倒入粉末中制成丸状。一天2次，一次10g，对缺铁性贫血有很好的疗效。

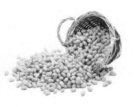

黄豆炖猪蹄

材料：

猪蹄2个，黄豆200g，香菜10g，油5ml，白糖、八角、葱、姜、盐各5g，酱油、料酒各10ml。

制作方法：

1. 将黄豆泡发；猪蹄切成块；葱切段；姜切丝。
2. 油锅置于火上，放入葱段、姜丝、八角爆香，然后放入猪蹄爆炒，加入适量酱油、料酒。
3. 加水没过猪蹄，大火烧开之后小火熬。加入黄豆，放入白糖和盐，大火熬煮直到黄豆和猪蹄熟烂为止，然后放入香菜即可。

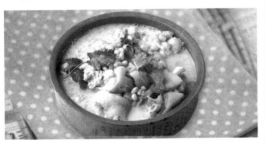

清炒黄豆芽

材料：

黄豆芽300g，蒜苗50g，葱10g，花椒5g，红辣椒1个，盐3g，鸡精2g，油5ml。

制作方法：

1. 将黄豆芽洗净；蒜苗切段；葱切葱花；红辣椒切丝。
2. 将黄豆芽在沸水中焯烫一下备用。炒锅倒油烧热，放入花椒、葱花、红辣椒和蒜苗爆香。
3. 倒入黄豆芽翻炒2分钟，放入盐、鸡精翻炒至熟即可。

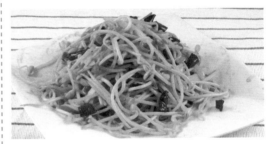

豆腐脑

材料：

黄豆200g，盐、内酯各3g，虾皮8g，酱油7ml，香油5ml，白糖10g。

制作方法：

1. 黄豆放清水中浸泡4小时，然后放入豆浆机中，加入清水，磨成浓豆浆，盛在容器中凉至70～80℃。
2. 用少量水将内酯稀释后倒入豆浆内（500g豆浆加入内酯1.25～1.3g），搅拌均匀，10分钟后就成豆腐脑了，根据个人口味放入酱油、香油、盐和虾皮，也可放白糖做成甜豆腐脑。

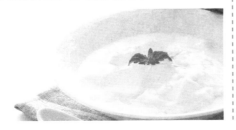

豆花

材料：

黄豆400g，内酯3g，香油3ml，香菜末10g，酱油5ml。

制作方法：

1. 提前将黄豆在清水中浸泡8小时以上，捞出，放入豆浆机中打成豆浆。
2. 豆浆滤渣盛出，冷却5分钟。同时将内酯用少量清水溶化，放入豆浆中，迅速搅拌均匀。
3. 20分钟之后就成豆腐脑了，然后加入适量的香油、酱油等将豆腐脑调成花，撒上香菜。

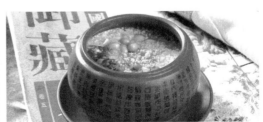

食用功效：
清热解毒，利尿消肿。

成熟周期：
绿豆成熟期为7月至9月。

每100g绿豆含有：

热量	329kcal
脂肪	0.8g
蛋白质	21.6g
碳水化合物	62g
胡萝卜素	130ug
钙	81mg
镁	125mg
钠	3.2mg
锌	2.18mg
钾	787mg
铁	6.5mg
烟酸	2mg

绿豆叶
主治呕吐泄泻。

绿豆荚
豆荚煮水，治长期血痢。

食中佳品，济世良谷

绿豆因为颜色青绿而得名，又叫作青小豆，是我国传统的豆类食物，食用价值和药用价值都很高，有"济世良谷"之说。绿豆的营养丰富，是典型的高蛋白、低脂肪的食品，其中主要含有蛋白质、粗脂肪、维生素、多种矿物质，还有较为丰富的赖氨酸，能和动物肉相媲美。

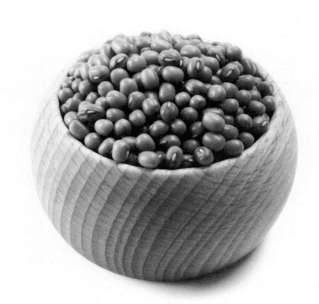

绿豆

第二章 豆及豆制品养生馆

药膳食谱

专家提醒

绿豆性寒，脾胃虚寒的人不要多吃，吃的时候也要注意与其他食物合理搭配。

夏季不要喝太多冰的绿豆汤，以免寒邪直中，引起疾病，每天 1~2 碗即可，过多则会给身体带来伤害。

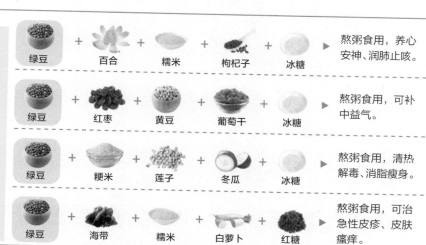

绿豆 + 百合 + 糯米 + 枸杞子 + 冰糖 ▶ 熬粥食用，养心安神、润肺止咳。

绿豆 + 红枣 + 黄豆 + 葡萄干 + 冰糖 ▶ 熬粥食用，可补中益气。

绿豆 + 粳米 + 莲子 + 冬瓜 + 冰糖 ▶ 熬粥食用，清热解毒、消脂瘦身。

绿豆 + 海带 + 糯米 + 白萝卜 + 红糖 ▶ 熬粥食用，可治急性皮疹、皮肤瘙痒。

绿豆有极好的解毒功效，如发生有机磷农药中毒、酒精中毒（醉酒）或吃错药等情况，在医院抢救前都可以先灌一碗绿豆汤。

绿豆中含有球蛋白和多糖，这两种物质能促进人体内的胆固醇在肝脏内分解成胆酸，加速胆汁中胆盐的分泌，并能降低小肠对胆固醇的吸收量。

绿豆中含低聚糖淀粉，是高纤维食物，能够增强人体肠胃的蠕动功能，将体内堆积的废物快速排出体外，在一定程度上缓解了脂肪的堆积，有助于肥胖症患者减肥，还能解决便秘问题。

特别介绍

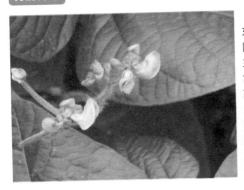

绿豆原产印度、缅甸地区。现在东亚各国普遍种植，非洲、欧洲、美国也有少量种植，中国、缅甸等国是主要的绿豆出口国。在亚洲，绿豆经常被用来做成泥或面粉。绿豆具有较高的药用价值，《本草求真》中记载："绿豆味甘性寒，据书备极称善，有言能厚肠胃、润皮肤、和五脏及资脾胃。"绿豆清热祛暑、解毒利水等药用功效历来都被医学家和药物学家极为推崇。

食用方法

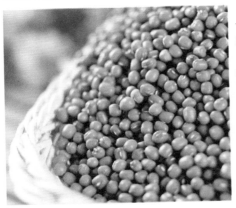

绿豆可以和大米、小米搭配煮粥食用，也可以磨成粉后制作成点心，味道香甜可口。

用绿豆和冰糖或者金银花熬制的绿豆汤，不仅口感好，而且解暑效果非常好，是夏季清凉解暑的极佳饮料。

绿豆可以磨成面粉，与小麦面粉掺在一起做成面条，还可以制成细沙做馅心，做成豆沙包。绿豆性寒，脾胃虚寒者以及吃温补药时不要食绿豆。注意忌用铁锅煮绿豆，未煮烂的绿豆腥味难闻，食用以后易致恶心、呕吐。

选购方法

好的绿豆表皮有蜡质，颗粒饱满而均匀，无虫蛀，少有破碎现象，也不含杂质。在购买的时候，还可以抓一把绿豆，哈一口热气后闻它的味道。气味清香的是好绿豆，而有异味的绿豆则比较劣质。

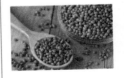

保存方法

绿豆容易生虫，吃不完的绿豆可以放在塑料壶或者塑料瓶里，置于阴凉干燥处进行保存。买回来的绿豆可以先放在冰箱里冷冻1周，或者放进塑料袋中，扎紧口，然后放进微波炉中加热至发烫，拿出来之后晾干，这样就不会生虫了。

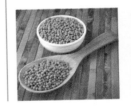

绿豆药用知识

治宿醉：

绿豆30g，甘草10g，红糖5g。将绿豆和甘草分别用水冲洗一下，沥干水分；汤锅置于火上，倒入适量的水，将绿豆和甘草倒入，煮至绿豆熟烂即可。饮用时可以调入适量的红糖。

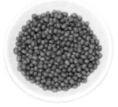

治中暑：

绿豆120g，金银花35g。将绿豆用清水洗净后，放入清水中浸泡1小时；汤锅置于火上，加入适量的水，把绿豆倒入其中，大火煮沸，然后用小火将绿豆煮熟，加入金银花，再煮5分钟即可。吃豆喝汤，适用于夏天预防中暑。

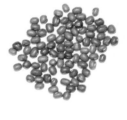

绿豆粥

材料:

绿豆、薏米、大米各100g，冰糖10g。

制作方法:

1. 提前将薏米在清水中浸泡8个小时（薏米比较硬，需要泡时间长一些）；绿豆浸泡3个小时（绿豆不能泡太长时间，因为容易发芽）；大米淘洗干净。

2. 锅中加入适量清水，放入薏米和大米烧开，然后放入绿豆，煮开后转用小火熬煮20分钟；放入冰糖，煮至黏糊状盛出即可食用。

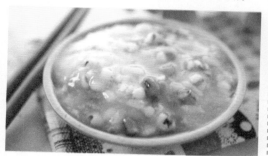

绿豆豆沙包

材料:

绿豆沙500g，红豆沙200g，面粉300g，黄油50g，干酵母3g，白糖10g。

制作方法:

1. 豆沙加入白糖拌匀，揉成馅球备用。

2. 面粉倒入盆中，加入黄油、干酵母，倒入适量温水，揉成面团发酵至2倍大，然后分割成大小均匀的面团。

3. 把面团擀成饼状，包裹馅料，做成饺子形，放入蒸锅蒸熟。

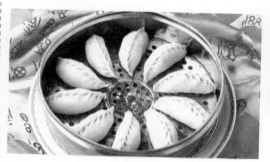

绿豆糕

材料:

绿豆面300g，糖桂花25g，蜂蜜120g，油30ml，香油3ml，白糖25g。

制作方法:

1. 将绿豆面放入白糖、蜂蜜、糖桂花、油和香油，拌匀。

2. 将拌匀的绿豆面上锅蒸25分钟，晾凉压碎。

3. 将压碎后的绿豆面搓成面团，然后放入模具中用力压实，将模具扣在盘子中，轻轻推压把手，把绿豆糕扣出即可。

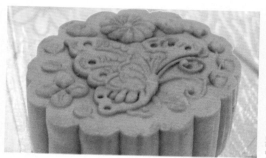

绿豆面糊塌子

材料:

绿豆150g，胡萝卜50g，猪肉30g，葱20g，红椒15g，盐2g，胡椒面1g，调料酱20g。

制作方法:

1. 提前将绿豆泡发，然后去皮磨碎。

2. 把胡萝卜和红椒切成细丝；把葱切末；猪肉煮熟后切成薄片。

3. 绿豆沙中放入猪肉片、胡萝卜、红椒、葱、胡椒面、盐，做成煎饼浆，放在煎锅中煎饼即可。

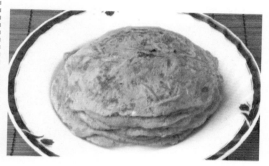

青豆

健脾益气，养生抗癌

　　青豆属鲜豆类，又名青大豆，就是籽粒饱满还没有成熟的黄豆，按其子叶的颜色又可分为青皮青仁大豆和绿皮黄仁大豆两种，原产于中国，现已普遍种植。青豆是最常见的大豆种类之一，其富含蛋白质和多种氨基酸，营养丰富，深受人们喜爱，适合更年期妇女和心血管疾病患者食用。

食用功效：
健脾宽中，抗氧化，防衰老，解毒。

成熟周期：
青豆成熟期为8月至10月。

每100g青豆含有：

热量	398kcal
碳水化合物	22.8g
膳食纤维	12.6g
蛋白质	34.5g
胡萝卜素	790ug
铁	8.4mg
镁	128mg
钙	200mg
钾	718mg
磷	395mg
钠	1.8mg
烟酸	3mg

青豆荚
性平、味甘，无毒，煮水可治血痢。

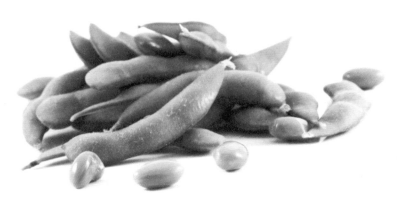

药膳食谱

专家提醒

　　青豆是各种癌症患者的食疗佳品，对脑力工作者和减肥者也非常适合，但是青豆中含有嘌呤，并不适宜肝病、痛风、糖尿病、肾病以及消化性溃疡等患者食用，否则会加重病情。

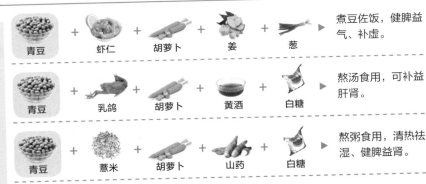

青豆 + 虾仁 + 胡萝卜 + 姜 + 葱 → 煮豆佐饭，健脾益气、补虚。

青豆 + 乳鸽 + 胡萝卜 + 黄酒 + 白糖 → 熬汤食用，可补益肝肾。

青豆 + 薏米 + 胡萝卜 + 山药 + 白糖 → 熬粥食用，清热祛湿、健脾益肾。

青豆 + 玉米 + 豆腐 + 胡萝卜 + 菠菜 → 熬粥食用，可健脾、益智、抗衰老。

养生功效大搜索

青豆中含有丰富的不饱和脂肪酸和大豆磷脂，经常食用有助于提高智力，还可以预防阿尔茨海默病，特别适合青少年和老年人食用。此外，它还有助于保持血管弹性，预防脂肪肝。

青豆中含有大量的维生素和微量元素，有多重抗病作用。一项调查表明：每天吃适量青豆，会降低人体血液中的胆固醇水平。

青豆中含有可以抑制癌症的物质——皂角苷、蛋白酶抑制剂、异黄酮和硒等，在防治皮肤癌、食管癌等癌症方面都有一定的作用。

特别介绍

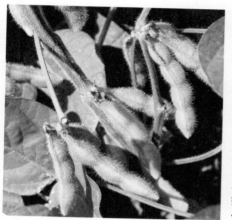

青豆为豆科大豆属一年生草本植物，在我国各地区普遍种植，东北、华北、陕、川及长江下游地区的产量较高，以东北地区的质量最优，黑龙江省是青豆的主产地。青豆的营养价值丰富，主要营养成分包括蛋白质、B族维生素、膳食纤维、多糖类、钾、镁等。青豆的主要功效是健脾宽中，有助于长筋骨、悦颜面、益智明目、延年益寿等，每天食用青豆可降低血液中的胆固醇。青豆中富含抗癌成分，对前列腺癌、皮肤癌、大肠癌、食管癌等几乎所有的癌症都有一定的抑制作用。

食用方法

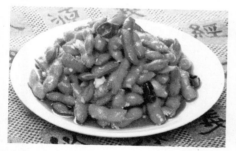

青豆可以做成豆泥，与其他食材搭配做成浓汤，也可搭配其他食材炒食，又可凉拌，营养价值相当高。

青豆是一种煮汤的好食材，可以和一些时令蔬菜或者肉类煮汤食用，有很好的滋补效果。

随着现代加工技术的改进，青豆已被加工成各种休闲零食，开袋即食，独具风味。

选购方法

在选购青豆时，不宜选择个大且颜色特别鲜艳的，要挑选饱满，看着鲜嫩，比较干燥且硬一点的。优质的青豆在经过清水浸泡后不会掉色，人们在购买了青豆后，可以用清水浸泡3个小时。

保存方法

青豆不适宜高温，要在低温下保存，可以将青豆放入冰箱的保鲜室保存。如果想长期保存也有很多小窍门，例如，先把青豆在开水中烫一下，然后再用凉水冲凉，放进冰箱里冷藏就不容易变坏。还可以把青豆放在一个较大的容器内，然后注入水，放入冰箱中进行冷冻，吃的时候再解冻。

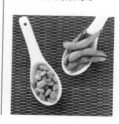

青豆药用知识

治冠心病：

去皮青豆8g，茄子200g，酱油8ml，花椒3粒，盐2g。青豆泡发后在锅中煮10分钟，捞出沥干备用；茄子去皮切丁入油锅，翻炒后倒入青豆、酱油、花椒和盐，小火炒至熟即可。每天食用1次。

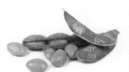

健脾益气：

鲜青豆500g，熟花生油100ml，白糖150g。将青豆去壳煮熟，制成豆泥，并用干布将豆泥的水分挤干。炒锅放于大火上，倒入油，油热后投入豆泥，不断用炒勺边搅边炒（煸炒时边炒边加油），待炒至豆泥水分全干时，放入白糖再炒，炒至豆泥不粘勺，出锅即成。

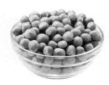

清炒三色

材料:

青豆100g，胡萝卜300g，红辣椒50g，油10ml，盐3g，鸡精2g。

制作方法:

1. 将胡萝卜洗净切丁；红辣椒切段；青豆放入开水中焯烫一下，捞出放冷水中备用。
2. 油锅置于火上，放入红辣椒爆香，然后放入胡萝卜丁爆炒2分钟。
3. 锅中加入水，青豆倒入锅中，加入盐翻炒均匀，关火之后放入鸡精调味。

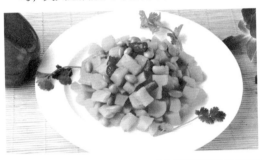

胡萝卜青豆汤

材料:

青豆100g，土豆块、胡萝卜块、冬瓜各100g，红椒50g，葱、姜各10g，盐3g，料酒5ml，白糖5g，油10ml。

制作方法:

1. 冬瓜去皮切丁；红椒切段；葱、姜切丝。
2. 锅中放油加热，葱、姜、红椒入锅爆香，倒入胡萝卜块和土豆块翻炒1分钟。
3. 锅中加入清水煮开，将冬瓜和青豆倒入锅内，盖上锅盖煮10分钟，然后放调料即可。

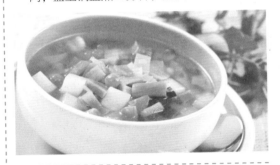

青豆蛋炒饭

材料:

米饭200g，青豆100g，香肠50g，鸡蛋2个，葱、姜、蒜各5g，盐3g，油10ml。

制作方法:

1. 熟米饭打散；香肠切丁；葱、姜、蒜切末；青豆洗净；鸡蛋在碗中打散，放入少许盐。
2. 油锅烧热，将鸡蛋倒入油锅中炒至嫩黄后盛出。
3. 油锅烧热，放入葱花、姜、蒜爆香，放入香肠翻炒，倒入青豆翻炒至熟，最后倒入米饭、鸡蛋略微炒一下，放入剩余盐即可。

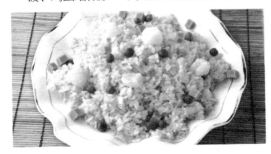

鸡蛋虾仁炒青豆

材料:

青豆100g，虾仁200g，鸡蛋4个，油10ml，盐5g，淀粉20g。

制作方法:

1. 锅中加水烧开，青豆放入开水中焯烫一下，捞出放入冷水中。
2. 鸡蛋留出一个蛋清，其余在碗中打散，加入盐；蛋清加盐、淀粉做成糊糊，搅匀倒虾仁上。
3. 油锅置于火上，放入虾仁翻炒变色后加入青豆和蛋液，略炒出锅即可。

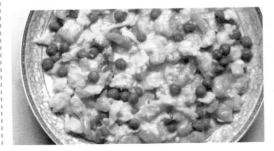

英文名：**Broad Bean**	别名：胡豆	养生榜：豆类 / 第 4 名

食用功效：

健脾养胃，健脑益智。

成熟周期：

蚕豆成熟期为7月至9月。

每100g蚕豆含有：

热量	338kcal
脂肪	1g
蛋白质	21.6g
碳水化合物	61.5g
膳食纤维	1.7g
维生素C	2mg
钙	31mg
镁	57mg
钠	86mg
磷	418mg
钾	1117mg
铁	8.2mg

蚕豆花

性凉、味甘，有凉血、止血的功效。

蚕豆荚

可以解毒，主治蛇咬伤。

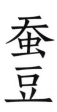

状如老蚕，调养脏腑

　　蚕豆又叫作胡豆，起源于北非和亚洲西南部地区，西汉时期张骞出使西域把蚕豆引入中国。现在在我国西南、长江中下游地区和青海地区广泛种植，以四川产量最高。蚕豆名字的来由一说是《本草纲目》称蚕豆"豆荚状如老蚕"，一说豆荚成熟时正当春蚕上蔟之时，故名蚕豆。

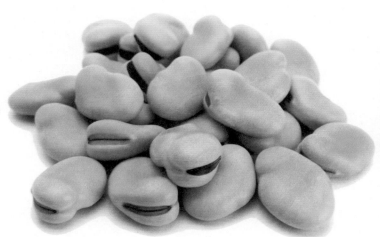

第二章 豆及豆制品养生馆

药膳食谱

专家提醒

　　蚕豆一定要煮熟食用。食用蚕豆容易诱发过敏，因此过敏体质者要慎食。另外，有蚕豆病家族史的人群不能吃蚕豆。

　　遗传性血红细胞缺陷、慢性结肠炎、尿毒症等患者也不宜食用。

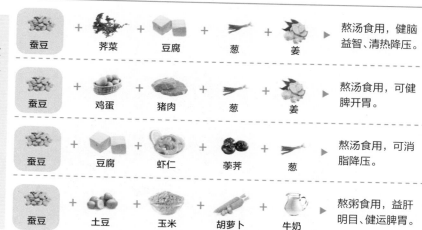

蚕豆 ＋ 荠菜 ＋ 豆腐 ＋ 葱 ＋ 姜 ▶ 熬汤食用，健脑益智、清热降压。

蚕豆 ＋ 鸡蛋 ＋ 猪肉 ＋ 葱 ＋ 姜 ▶ 熬汤食用，可健脾开胃。

蚕豆 ＋ 豆腐 ＋ 虾仁 ＋ 荸荠 ＋ 葱 ▶ 熬汤食用，可消脂降压。

蚕豆 ＋ 土豆 ＋ 玉米 ＋ 胡萝卜 ＋ 牛奶 ▶ 熬粥食用，益肝明目、健运脾胃。

蚕豆皮中含有的膳食纤维，有降低胆固醇、促进肠蠕动、防治便秘的作用。中医认为，食用蚕豆还有益气健脾，利湿消肿的作用。

蚕豆营养素种类齐全，其中蛋白质的含量在豆类中仅次于黄豆。它所含氨基酸种类较为齐全，特别是赖氨酸含量丰富，有助于强身健体，增强体质。

蚕豆中含有磷脂、丰富的胆碱。磷脂是大脑和神经组织的重要组成成分，胆碱有增强记忆力的作用。对于正在应付考试的人和脑力工作者，适当进食蚕豆会有一定的补脑效果。

蚕豆中的钙质可促进人体骨骼强健，有助于骨骼的生长发育。

美食

口蘑炒蚕豆

材料：

蚕豆80g，口蘑200g，胡萝卜100g，葱、姜各5g，醋5ml，盐3g，油10ml。

制作方法：

❶ 口蘑切块；胡萝卜洗净切菱形块；姜切丝、葱切丁。

❷ 油锅烧热，放入姜和葱爆香，然后放入蚕豆、口蘑和胡萝卜翻炒至熟，加入调料即可。

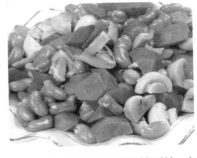

清炒蚕豆

材料：

蚕豆200g，胡萝卜、香菇各100g，干红椒8g，料酒10ml，盐、鸡精、白糖各5g，油5ml。

制作方法：

❶ 胡萝卜洗净切菱形；香菇洗净切块；油热后放蚕豆、胡萝卜和香菇翻炒。

❷ 加水，放入料酒、干红椒，盖锅盖焖5分钟，等蚕豆酥烂后加少量白糖，调入其他调料即可。

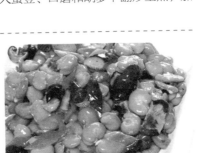

鲜蚕豆炒腊肉

材料：

蚕豆200g，腊肉100g，香油8ml，葱、豆瓣酱各8g，油5ml。

制作方法：

❶ 腊肉切片备用；蚕豆放入沸水中煮去豆腥味。

❷ 锅中放油烧热，倒入葱爆香，放入腊肉和适量豆瓣酱，翻炒至腊肉片成黄色。放入蚕豆翻炒片刻，加入香油即可。

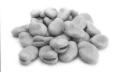

选购方法

首先观察一下蚕豆的形状，要挑选颗粒饱满的，一般呈扁平且稍微向内凹陷的为好；然后看蚕豆的颜色，自然成熟的蚕豆呈黄色，若颜色过浅则表明成熟度不够；还可以闻一闻，若蚕豆带有异味，说明有防腐剂或者已经变质。

保存方法

新鲜的蚕豆，可以将外面的硬壳剥掉，然后放入冰箱的冷藏室中，这种存放方法优点是可以随吃随取，不宜冷冻过长时间。也可以将晒得没有水分的蚕豆，放到塑料袋或者容器中，封口常温保存。

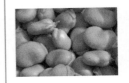

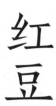

食用功效

利尿消肿，补血养颜，健脾益气。

成熟周期

红豆成熟期为8月至9月。

每100g红豆含有：

热量	324kcal
脂肪	0.6g
蛋白质	20.2g
碳水化合物	63.4g
胡萝卜素	80ug
烟酸	2mg
钙	74mg
镁	138mg
钠	2.2mg
磷	305mg
钾	860mg
铁	7.4mg

红豆叶

性平、味甘，清热解毒。

红豆荚

性平、味甘，利水消肿。

营养饭豆，谷中良品

红豆又叫作赤豆，原产于亚热带地区，现已在我国各地普遍种植，属于豆类小豆品种，因颜色是赤褐色或者紫褐色，故叫赤豆。红豆是一种营养丰富的杂粮，其中富含淀粉，所以又被叫作饭豆。红豆中的蛋白质含量很高，但是脂肪含量却很低，有大量的碳水化合物及钙、磷等矿物质。

第二章 豆及豆制品养生馆

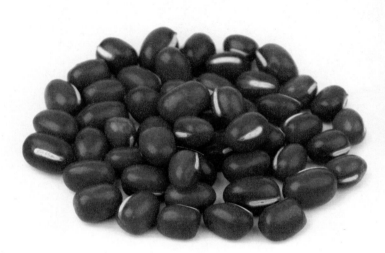

药膳食谱

专家提醒

红豆具有利尿的功效，所以尿多的人不要多吃或者干脆不吃。食用红豆时不能喝茶，否则会影响对铁的吸收。

红豆不能作为主食长期食用，否则会令人黑瘦燥结，营养不良。

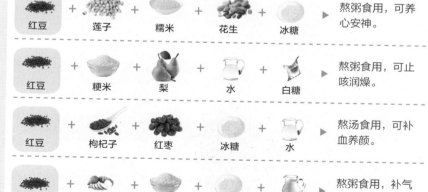

红豆 + 莲子 + 糯米 + 花生 + 冰糖 ▶ 熬粥食用，可养心安神。

红豆 + 粳米 + 梨 + 水 + 白糖 ▶ 熬粥食用，可止咳润燥。

红豆 + 枸杞子 + 红枣 + 冰糖 + 水 ▶ 熬汤食用，可补血养颜。

红豆 + 芋头 + 粳米 + 冰糖 + 牛奶 ▶ 熬粥食用，补气健脾、润肤养颜。

红豆不仅是美味可口的食品，还是医家治病的妙药。红豆含有丰富的钾，有良好的利尿作用，能解酒、解毒，对心脏病和肾病、水肿患者很有益处。它还有助于降低血压和降低血液中的胆固醇。

红豆中含有丰富的膳食纤维和多种易被人体吸收的营养物质，可促进肠胃的消化和吸收功能，具有良好的润肠通便、调节血糖、解毒抗癌、预防结石、健美减肥的作用。

红豆中的维生素 B_1 含量也相当丰富，它有助于促进糖类的代谢，给大脑供给充分的能量，缓解因用脑过度引起的身体疲乏、记忆力减退等症。

特别介绍

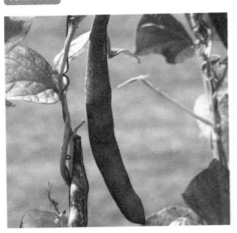

红豆呈矩圆形，种皮为褐色，有光泽，和白豆、绿豆同属于小豆，秋季为红豆的收获季节。红豆不仅是杂粮中的精品，而且还是中医上的药材。中医学认为，红豆性平，味甘、酸，无毒，有补脾化湿之功效，对脾胃虚弱的人比较适合，在食疗中常被用于高血压、动脉粥样硬化、各种原因引起的水肿及中暑、胃部等多种疾病。适宜各类型水肿之人，配合鲫鱼或鲤鱼同食，效果会更明显。同时产后缺乳和产后浮肿的产妇，可单用红豆煎汤喝或煮粥食用，有催乳消肿之功效。

食用方法

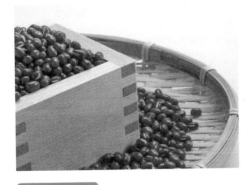

红豆可以直接煮食，也可以用来做成其他食品。红豆适合与其他谷类混合食用，如与小麦粉混合做成红豆饼，与大米混合做成红豆饭等，也可以做成豆沙、面条、糕点馅等。在夏季，以红豆为原料做成的冰棍、雪糕等，既甜美又解渴。

红豆可以用来煮饭、煮粥或者做汤，用红豆煮成的粥和汤味道香甜可口，如红豆排骨汤，深受大家的喜爱。

红豆药用知识

治水肿、烦渴：

红豆 60g，冬瓜 35g，冰糖 5g。将红豆洗净后，放入水中浸泡 1 小时；冬瓜洗净，去皮和籽，切成丁；汤锅置于火上，加水和红豆，大火煮沸，然后放入冬瓜丁和冰糖，煮至红豆熟即可。

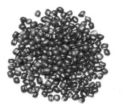

治麻疹：

红豆 30g，绿豆 30g，黑豆 30g，甘草 10g。分别将红豆、绿豆、黑豆洗净，沥干水分；然后放入汤锅中加水煮熟，捞出晒干，与甘草一起研成粉末，用热水冲服即可。

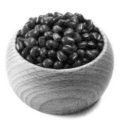

一看外形，豆粒饱满完整、有光泽、大小均匀者为佳；二观察颜色，整体呈暗红色，颗粒紧实且皮薄者是比较好的红豆。一般红豆的颜色越深，含铁量就越高，药用价值就越大。

一种方法是先将红豆在热水中浸泡 20 分钟，然后捞出晒干水分，放在罐中密封，这样能储存很长时间。另一种方法是将红豆晒干后，去除杂质，放入塑料袋中，在塑料袋中放入几颗干辣椒，将袋口扎紧，然后将其放置于干燥通风的地方保存即可。

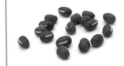

红豆糯米粥

材料：

红豆、糯米、大米各100g，冰糖10g。

制作方法：

1. 提前将红豆在清水中浸泡10个小时；大米和糯米淘洗干净。
2. 锅中加入清水，倒入红豆、糯米和大米，大火煮开后关火，盖上盖子焖10分钟，然后再用小火煮成黏糊状，根据个人口味放入冰糖即可。

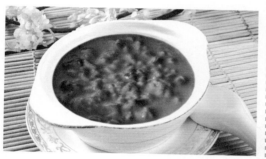

红豆雪蛤

材料：

红豆、雪蛤各20g，椰汁50ml，冰糖100g。

制作方法：

1. 将雪蛤放到清水中泡发，再放沸水中余水。
2. 将红豆洗净，放适量水、冰糖，入高压锅煮50分钟左右，然后盛出来，可以根据自己的口味再适量放入冰糖。
3. 将余好水的雪蛤倒在上面，入蒸锅蒸40分钟左右，吃的时候再放入椰汁调匀。

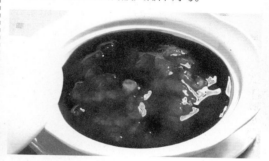

红豆红薯菠萝蜜

材料：

红豆、糯米各100g，红薯300g，菠萝200g，冰糖或白糖20g。

制作方法：

1. 红豆提前在清水中浸泡；红薯去皮洗净切成小块；菠萝切丁放在淡盐水中浸泡备用。
2. 锅中加水，放糯米、红豆和红薯煮开，冰糖或白糖放入锅中溶化，小火煮至红薯熟烂。
3. 将煮好的红豆和红薯盛在玻璃盘中，然后将切好的菠萝丁摊放在上面即可。

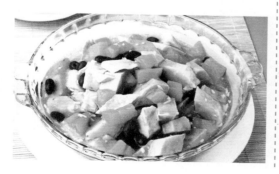

红豆酥

材料：

低筋面粉200g，猪油70g，白糖50g，红豆沙300g，蛋黄5个，白芝麻5g。

制作方法：

1. 油皮材料（低筋面粉150g、猪油50g、水30ml、白糖50g混合）、油酥材料（低筋面粉50g、猪油20g混合），分别揉成面团。
2. 油皮、油酥分成若干份，油皮包油酥，做成面团。
3. 将面团擀扁，包入红豆沙馅，刷上蛋黄和白芝麻，放入烤箱中烤半小时即可。

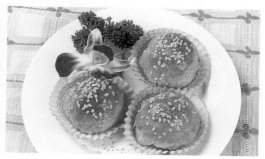

黑豆

肾的粮食，乌发娘子

　　黑豆又叫作乌豆，原产于中国安徽，颜色为黑色或灰黑色，是药食两用俱佳的大豆品种之一。黑豆具有高蛋白、低热量的特性，是制作豆豉的主要原料。黑豆中含有大量的粗纤维，可以促进人体肠道蠕动，帮助消化，防止便秘。古人认为黑豆是肾之谷，因为它的形状很像肾，还具有补肾强身、利水、解毒等功效。

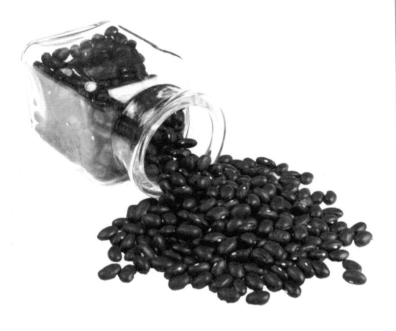

食用功效：
滋阴养肾，消肿解毒。

成熟周期：
黑豆成熟期为8月至10月。

每100g黑豆含有：

热量	401kcal
碳水化合物	33.6g
脂肪	15.9g
蛋白质	36g
胡萝卜素	30ug
铁	7mg
镁	243mg
钙	224mg
锌	4.18mg
磷	500mg
钠	3mg
烟酸	2mg

黑豆叶
可药用，能治蛇咬伤。

黑豆花
可入药，主治目盲、翳膜。

药膳食谱

专家提醒

　　黑豆不可以生吃，因为黑豆中所含的胰蛋白酶抑制剂会降低人体对蛋白质的吸收和利用，容易引发腹胀和腹泻，甚至引起肠梗阻。所以黑豆最好充分煮熟后食用。

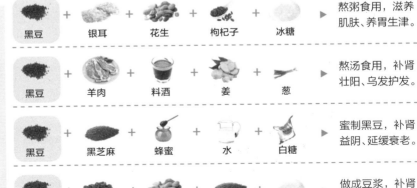

黑豆 + 银耳 + 花生 + 枸杞子 + 冰糖 ▶ 熬粥食用，滋养肌肤、养胃生津。

黑豆 + 羊肉 + 料酒 + 姜 + 葱 ▶ 熬汤食用，补肾壮阳、乌发护发。

黑豆 + 黑芝麻 + 蜂蜜 + 水 + 白糖 ▶ 蜜制黑豆，补肾益阴、延缓衰老。

黑豆 + 红枣 + 花生 + 黑芝麻 + 冰糖 ▶ 做成豆浆，补肾乌发、美容养颜。

养生功效大搜索

黑豆有补肾作用，所以肾虚的人食用黑豆可以滋阴补肾、调中下气、利尿解毒。黑豆制成的豆浆、豆腐等是肾虚导致的须发早白、脱发患者的食疗佳品，故黑豆也有"乌发娘子"的美称。

黑豆中含有锌、铜等多种微量元素，可以增强血管的功能，降低血液的黏稠度，保护血管。黑豆皮中的花青素有助于清除体内的自由基，延缓衰老。黑豆中含有丰富的维生素 E 和 B 族维生素，有很好的养颜功效。

黑豆可解百毒，善解五金、八石、百草诸毒及虫毒。

特别介绍

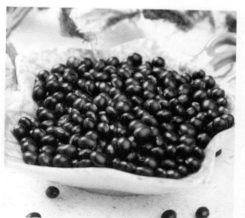

黑豆不仅含有丰富的蛋白质、维生素、脂肪和矿物质等营养素，而且还含有多种生物活性物质，如黑豆色素、黑豆多糖和异黄酮等。黑豆的蛋白质含量相当于牛奶的 12 倍，是鸡蛋的 3 倍，猪肉的 2 倍，因此又被誉为"植物蛋白肉"。《本草纲目》说："豆有五色，各治五脏，惟黑豆属水性寒，可以入肾。治水、消胀、下气、治风热而活血解毒，常食用黑豆，可百病不生。"黑豆中含有植物固醇，可以抑制人体对胆固醇的吸收，对高血压、心脏病以及肝病患者大有益处。

食用方法

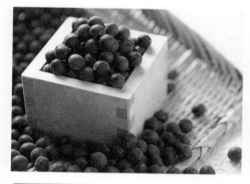

黑豆可以直接煮熟或炒食，可以制作豆浆或者熬粥，也可搭配其他食材烹制，适用于多种烹饪手法，同时也是榨油、制作各种酱料的上好材料。

还可以加工成豆粉单独食用，也可以和其他面粉类搭配，日常生活中，混搭食用的比较多，可制成各种糕点食用。黑豆与肉类搭配熬汤有很好的滋补健身功效。

选购方法

要选择颗粒大而饱满、均匀，色泽乌黑发亮的黑豆。黑豆皮虽然是黑的，但是会有一个白点露出来，并且里面的颜色是淡青色的。黑豆泡水的时候会掉色，这是正常的。但若只洗了一下就掉色，或者严重掉色，那么有可能是假的、被染过色的。

保存方法

储存应考虑两个因素：一是温度，在 16℃ 以下保存不易生虫，能储存较长时间；二是水分，将黑豆晒干后，置于阴凉干燥处可保存比较长的时间。

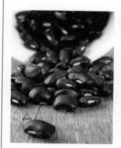

黑豆药用知识

治阴虚盗汗：

黑豆 20g，小麦 20g。将黑豆放入水中浸泡 1 小时；小麦用清水冲洗干净，沥干；汤锅加水置于火上，大火煮沸，然后将黑豆和小麦倒入，沸后转小火煎煮，取汁。

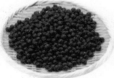

治非遗传性白发：

黑豆 150g，米醋 500ml。黑豆放入水中浸泡 1 小时，捞出沥水；汤锅中加米醋置于火上，将黑豆倒入，煮至黑豆呈糊状，滤除渣滓。用牙刷蘸醋刷在头发上。

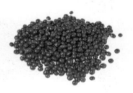

黑豆芝麻糊

材料:

黑芝麻、黑豆、大米各50g，冰糖5g。

制作方法:

① 黑芝麻洗净晒干后再炒香。

② 黑豆、大米洗净，黑豆用水泡6小时以上。

③ 把以上材料一起放入食物料理机里加水搅拌至粉碎。把芝麻黑豆糊放在锅里，中火煮开，煮的时候要注意一边煮一边搅拌，否则会粘锅。如果喜欢吃甜的，可加点冰糖，煮至糖溶即可。

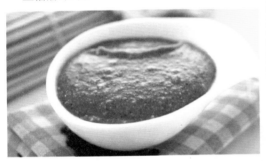

糯米黑豆豆浆

材料:

黑豆50g，黄豆30g，糯米50g，花生8g，白糖8g。

制作方法:

① 将糯米洗净备用；黑豆、黄豆提前泡发。

② 将黑豆、黄豆、糯米和花生放入豆浆机中，加入适量的清水。

③ 加盖按下干豆功能健，打好后将豆渣过滤出去，根据个人口味调入适量白糖即可食用。

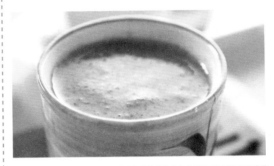

黑豆糯米粥

材料:

黑豆30g，糯米60g，白糖或蜂蜜10g。

制作方法:

① 提前将黑豆浸泡3个小时；糯米淘洗干净。

② 锅中加入适量的清水，放入黑豆、糯米，用大火煮沸后，改用小火煮至豆子熟烂。

③ 加白糖或蜂蜜即可食用。

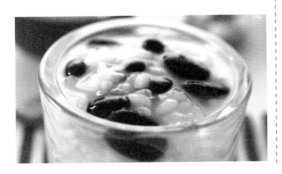

黑豆炒菜心

材料:

青菜心1把，黑豆、黄豆各50g，香油5ml，葱、姜、蒜各5g，盐3g，鸡精2g。

制作方法:

① 黑豆和黄豆提前在水中泡发；将青菜心掰开；葱、姜、蒜切末。

② 将黑豆和黄豆放入锅中加水煮熟，捞出；锅中加油热后爆香葱、姜、蒜，加青菜心、盐、鸡精，翻炒几下。

③ 将黄豆和黑豆洒在青菜心上即可食用。

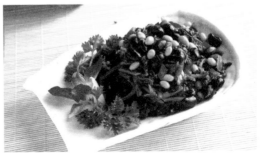

食用功效:

健脾益气, 利尿消肿, 止泻。

成熟周期:

豇豆成熟期为8月至10月。

每100g豇豆含有:

热量	336kcal
脂肪	1.2g
蛋白质	19.3g
碳水化合物	65.6g
胡萝卜素	60ug
烟酸	1.9mg
钙	40mg
镁	36mg
钠	6.8mg
磷	344mg
钾	737mg
铁	7.1mg

豇豆叶

性平、味甘, 无毒, 可防治水肿等症。

豇豆荚

性平、味甘, 无毒, 可以利水消肿。

谷中蔬菜, 开胃健脾

豇豆别名饭豆, 是一种原产非洲的豆科植物, 现广泛分布于热带、亚热带和温带地区。豇豆分为长豇豆和番豆两种, 在南方, 春夏秋三季均可栽种。豇豆是豆科草本植物豇豆的种子, 有长长的豆荚, 豆荚长而像管状, 质脆而身软, 属于裙带豆。嫩豆荚肉质肥厚, 炒食脆嫩, 也可烫后凉拌或腌泡。

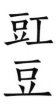

豇豆

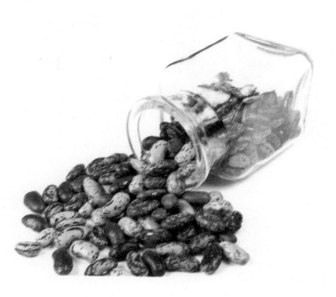

药膳食谱

专家提醒

一次不要吃太多, 以免产气腹胀, 故气滞便结者应慎食豇豆。

豇豆尤其适合糖尿病、肾虚、尿频、遗精及一些妇科功能性疾病患者食用。

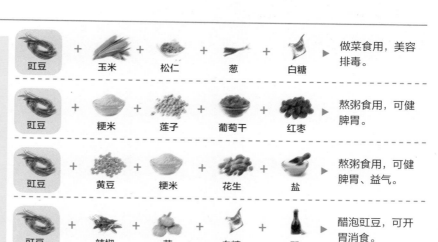

豇豆	+ 玉米	+ 松仁	+ 葱	+ 白糖	▶ 做菜食用, 美容排毒。
豇豆	+ 粳米	+ 莲子	+ 葡萄干	+ 红枣	▶ 熬粥食用, 可健脾胃。
豇豆	+ 黄豆	+ 粳米	+ 花生	+ 盐	▶ 熬粥食用, 可健脾胃、益气。
豇豆	+ 辣椒	+ 蒜	+ 白糖	+ 醋	▶ 醋泡豇豆, 可开胃消食。

中医认为，豇豆有健脾的功效，主治消化不良，特别适合脾胃虚弱所致的食积、腹胀等症。另外豇豆对尿频、遗精及一些妇科功能性疾病有辅助功效，可防治肾虚遗精、白带增多。

豇豆所含维生素 C 能促进抗体的合成，增强机体抗病毒的作用，从而提高人体的免疫力。豇豆热量和含糖量都不高，饱腹感强，特别适合冠心病和糖尿病患者食用。

豇豆富含膳食纤维和维生素 B_1，能维持正常的消化腺分泌和胃肠道蠕动的功能，抑制胆碱酯酶活性，加速肠蠕动，帮助消化，增进食欲。

特别介绍

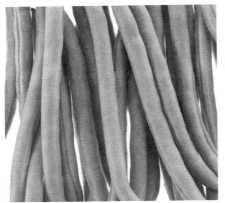

豇豆性味甘平，具有健脾益气、和五脏、止消渴的功效，为脾胃虚弱者常食之品；主治脾胃虚弱、泄泻、痢疾、妇女白带过多，还可用于暑湿伤中、吐泻转筋。生豇豆中含有溶血素和毒蛋白，这两种物质容易引起人体中毒，因此生豇豆或未炒熟的豇豆不能吃。食用生豇豆后，其毒素对胃肠道有强烈的刺激作用，容易出现呕吐、腹泻等中毒症状，尤其是儿童。因此，在烹饪豇豆时一定要充分加热，或急火加热 10 分钟以上，以保证豇豆熟透，把有毒物质分解。

食用方法

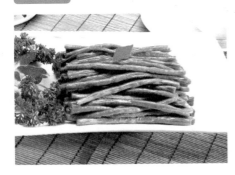

豇豆的食用方法很多，素炒荤炒都好吃。豇豆通常炒食，或制成豇豆干，与猪肉共煨，味甚鲜美。豇豆还可凉拌，将豇豆洗净焯好后摊开晾凉，然后加入醋、蒜、糖、油，爱吃芝麻酱的，可先用凉开水或醋将芝麻酱化开，再和豇豆一起拌。

豇豆还可以与其他谷类熬粥或者做成豆浆，也可做成菜泥加在粥里，营养丰富。

选购方法

一要看外表，品质好的豇豆粗细均匀，色彩鲜艳，富有光泽，籽粒饱满，没有虫蛀和斑点，这样的豆角比较适合。

二要看成熟度，老的豇豆豆角上面长有裂口，表皮比较皱，颜色发白，颗粒突出。

保存方法

新鲜的豇豆不宜保存，通常是现吃现买，吃不完的话就放在冰箱里短暂保存。另一种方法，将鲜豇豆经水煮后晒干保存，食用时凉水泡软即可烹饪。如果直接放在塑胶袋或保鲜袋中冷藏能保存 5 ~ 7 天，但是放久了会逐渐出现咖啡色的斑点。

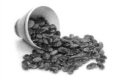

豇豆药用知识

治小便不利：

豇豆 150g，空心菜 80g。将豇豆和空心菜洗净，沥干水分；空心菜切成段；汤锅加水置于火上，将豇豆和空心菜倒入其中，煎汤饮用。

治妇女白带、白浊：

豇豆 120g，藤藤菜 120g，鸡肉 100g，料酒、葱、姜、盐、味精各适量。将豇豆和藤藤菜洗净后，沥干水分；鸡肉处理干净，在沸水中氽烫片刻，捞出沥水；汤锅加水置于火上，将所有材料倒入，先用大火煮沸，然后再用小火煮片刻，炖煮至熟烂，调入少许调味品即可食用。

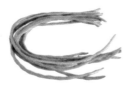

豇豆炒粉条

材料:

豇豆500g, 粉条100g, 鸡蛋1个, 盐3g, 鸡精2g, 葱、姜各10g, 油10ml。

制作方法:

1. 豇豆洗净切成丁; 鸡蛋打散, 放少许盐搅匀; 葱、姜切丝; 粉条在热水中浸泡。
2. 油锅置于火上, 放入葱丝、姜丝爆香, 然后倒入豇豆丁翻炒。
3. 锅中加水, 放入粉条, 小火炒至粉条变软, 放鸡蛋, 加调料翻炒均匀, 出锅即可食用。

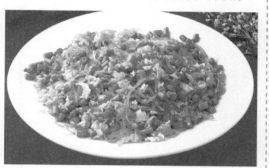

豇豆南瓜汤

材料:

豇豆90g, 豇豆子50g, 南瓜300g, 红椒2个, 葱、姜、香菜各10g, 油10ml。

制作方法:

1. 豇豆洗净, 切成小段; 南瓜去皮去籽切块备用; 红椒切块备用; 葱、姜切丝。
2. 油锅烧热, 放入葱、姜爆香, 倒入豇豆翻炒, 加入半锅水, 倒入南瓜和豇豆子煮开。
3. 煮开之后转小火煮10分钟, 放入调料, 出锅后洒上香菜提鲜。

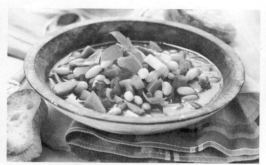

豇豆炒茄子

材料:

豇豆400g, 茄子300g, 红辣椒1个, 葱、姜、蒜各5g, 盐3g, 油10ml。

制作方法:

1. 豇豆洗净切段; 茄子洗净切条; 葱、姜、蒜切末; 红辣椒切丝; 将豇豆和茄子分别过油, 捞出沥干油备用。
2. 锅中留底油, 将葱、姜、蒜和辣椒爆香, 把茄子和豇豆入锅翻炒至熟, 放入调料即可。

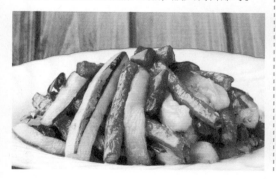

豇豆水饺

材料:

猪肉馅300g, 豇豆200g, 面粉500g, 姜、葱各20g, 香油10ml, 酱油5ml, 鸡精3g, 五香粉5g。

制作方法:

1. 将肉馅中加入调料, 搅打均匀至上劲。
2. 豇豆焯水捞出切碎, 与肉馅搅拌到一起。
3. 将面粉加水做成饺子皮, 包成饺子。锅中加入水烧开放入饺子, 煮至熟捞出即可。

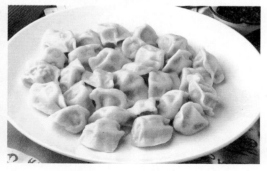

芸豆

蔬菜粮食，滋补佳品

芸豆原产于美洲的墨西哥和阿根廷，中国在 16 世纪才开始引种栽培。芸豆的种类主要有大白芸豆、大黑花芸豆、黄芸豆、红芸豆等，其中大白芸豆和大黑花芸豆最为著名。芸豆颗粒饱满肥大，色泽鲜明，营养丰富，既可作为蔬菜又可作为粮食，可煮可炖，是制作糕点、豆馅、甜汤、豆沙的优质原料。

食用功效：

通肠胃，止呃逆，养肾补元，温中下气。

成熟周期：

芸豆成熟期为8月至10月。

每100g芸豆含有：

热量	315kcal
碳水化合物	57.2g
膳食纤维	9.8g
蛋白质	23.4g
脂肪	1.4g
维生素B$_1$	0.18mg
维生素B$_2$	0.26mg
维生素E	6.16mg
烟酸	2.4mg
灰分	3.6g

芸豆叶
性平、味甘，无毒。

芸豆荚
性平、味甘，无毒。

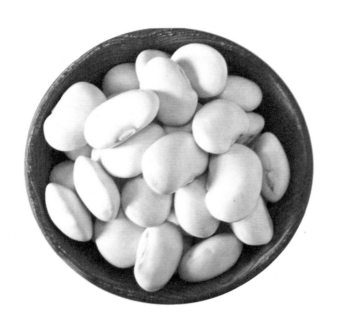

药膳食谱

专家提醒

芸豆在消化吸收过程中会产生过多的气体，造成腹胀，故消化功能不良、慢性消化道病患者应尽量少食。

芸豆籽粒中含有一种有毒蛋白，一定要煮熟才能食用，生芸豆不能食用，会导致中毒。

 芸豆 + 羊肉 + 当归 + 党参 + 女贞子 ▶ 熬汤食用，益气补虚、补血活血。

 芸豆 + 猪蹄 + 枸杞子 + 姜 + 红枣 ▶ 熬汤食用，营养滋补、美容养颜。

 芸豆 + 莲藕 + 桃 + 酸梅 + 冰糖 ▶ 熬粥食用，益肾补元。

 芸豆 + 粳米 + 胡萝卜 + 西芹 + 洋葱 ▶ 熬粥食用，有降压、镇静功效。

养生功效大搜索

芸豆含有皂苷、尿毒酶和多种球蛋白等独特成分，具有提高人体免疫能力、增强抗病能力、激活淋巴 T 细胞，促进脱氧核糖核酸的合成等多种功能。

吃芸豆对皮肤、头发大有好处，可以促进肌肤的新陈代谢，促使机体排毒，令肌肤常葆青春。芸豆中含有的尿素酶，在防治肝昏迷方面有很好的疗效。

芸豆是一种难得的高钾、高镁、低钠食品，尤其适合心脏病、动脉硬化、高脂血症、低钾血症者食用。

芸豆中的皂苷类物质能促进脂肪代谢，所含的膳食纤维还可缩短食物通过肠道的时间，使减肥者达到轻身的目的。

特别介绍

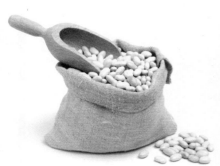

芸豆是一种难得的高钾、高镁、低钠食品，尤其适合心脏病、动脉硬化、高脂血症、低钾血症和忌盐患者食用。芸豆中的皂苷类物质能促进脂肪代谢，所含的膳食纤维还可缩短食物通过肠道的时间，可以起到减肥通便作用。生芸豆中含有一种有毒蛋白，不宜食用，芸豆必须煮透，高温下其有毒物质才能被分解，消除其毒性，更好地发挥其营养效益。没煮透的芸豆，其中含有皂素、植物红细凝集素和抗胰蛋白酶因子，如生吃或没炒透吃，可引起中毒，会导致腹泻等现象。

食用方法

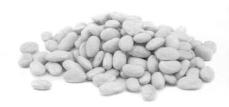

芸豆适合炒着吃，还可以做炖菜食用，尤其是搭配土豆和排骨，味道鲜美，口感非常好，还富含营养价值。

芸豆切成丝，搭配肉丝炒熟食用也是一种不错的食用方式，还可以搭配鸡蛋食用，不仅美味可口，还具有一定的营养。

以芸豆为原料加工成的糕点、豆沙等小吃，味道独特，深受人们喜欢，最常见的如芸豆月饼、芸豆卷等。

选购方法

一要看颜色，优质芸豆色泽鲜艳，若色泽暗淡，无光泽的为劣质豆。二要质地饱满，成熟的芸豆饱满，且比较均匀，表面光滑且划痕较好，没有虫蛀、霉变。三要闻气味，优质的芸豆种子含有豆类的清香味，有酸味或其他异味的芸豆不宜购买。

保存方法

将新鲜的芸豆放置于阴凉、通风、干燥的地方保存即可。贮藏的温度与含水量会影响芸豆的外观品质、加工特性与食用价值。研究表明，在 21℃条件下，籽粒含水量控制在 13% 可以防止霉菌滋生。

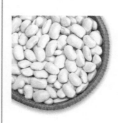

芸豆药用知识

治胃寒呕吐：

新鲜芸豆 100g，白糖 10g。将新鲜的芸豆清洗干净，然后去掉豆子，留豆皮；汤锅置于火上，加入适量的水，倒入芸豆皮，大火煮沸；然后转小火煎煮，加入少许白糖，取汁饮用。

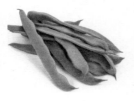

治小儿寒性咳嗽：

芸豆 20g，冰糖 5g。将芸豆洗净后，取种子备用；汤锅置于火上，加入少量的水，倒入芸豆种子，大火煮沸；然后转小火煎煮片刻，取汁，加入适量冰糖，冰糖溶化后即可饮用。

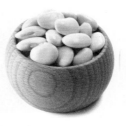

葱香芸豆

材料:

芸豆300g，米酒200ml，葱50g，香醋7ml，盐3g，白糖5g，油5ml。

制作方法:

❶ 芸豆放入电饭锅中煮熟，盛出，加入白糖、香醋、米酒，搅匀。

❷ 锅中放油烧热，葱切碎放入油锅炸一下，关火后倒入芸豆，加入适量盐，拌匀后摆盘即可食用。

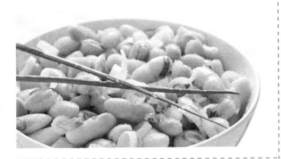

芸豆卷

材料:

芸豆500g，豆沙250g。

制作方法:

❶ 芸豆磨碎煮熟后用漏勺捞出，用布包好，上屉蒸20分钟，取出过箩，将瓣擦成泥，泥通过箩而形成小细丝。

❷ 芸豆丝晾凉后，倒在湿布上，隔着布揉和成泥。然后将芸豆泥搓成条，再用刀面抹成长方形薄片，然后抹上一层豆沙，两边向中间卷起做成圆柱形，切成6~7cm长的段即可。

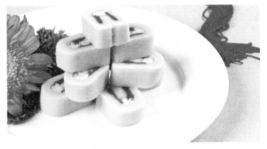

芸豆炒肉丝

材料:

芸豆200g，鲜猪肉150g，干辣椒2个，鸡精3g，香油5ml，盐、花椒各5g。

制作方法:

❶ 芸豆洗净切丝；猪肉洗净切丝；干辣椒切丝。

❷ 锅中加入清水烧开，将芸豆放入锅内焯至8分熟，捞出沥水。

❸ 锅中倒油烧热，放入辣椒炒香，然后倒入肉丝和芸豆丝，加入盐、花椒以及鸡精翻炒至熟即可。

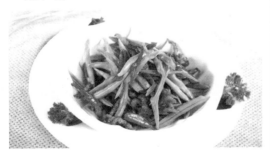

芸豆炒里脊

材料:

芸豆300g，里脊肉200g，油5ml，葱、姜各5g，盐3g，鸡精2g。

制作方法:

❶ 芸豆洗净，掰成小段；里脊肉切成片，加少许盐拌均；葱切段；姜切末。

❷ 锅中加水烧开，芸豆放入水中煮至7分熟，捞出放入冷水中。

❸ 油锅烧热，放入葱和姜爆香，脊肉放进炒一炒，将芸豆放进去翻炒片刻，放调料即可。

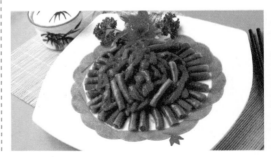

英文名：**Hyacinth Bean**	别名：蛾眉豆	养生榜：豆类 / 第 9 名

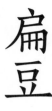
扁豆

食用功效：
健脾和中，消暑祛湿。

成熟周期：
扁豆成熟期为7月至9月。

每100g扁豆含有：

热量	339kcal
碳水化合物	61.9g
膳食纤维	6.5g
蛋白质	25.3g
胡萝卜素	30ug
铁	19.2mg
镁	92mg
钙	137mg
磷	218mg
钾	439mg
钠	2.3mg
烟酸	2.6mg

扁豆叶
性平、味甘，主治霍乱、呕吐等症。

扁豆花
性平、味甘，主治月经不调和白带过多。

健脾和中，祛暑化湿

　　扁豆是一种常见的食物，在我国各地区已普遍栽培，其嫩荚长椭圆形，阔而肥厚，像月牙一样，扁平微弯。扁豆含有丰富的营养，包括蛋白质、脂肪、维生素及膳食纤维等，食用价值很高，吃法也多种多样，炒、煮、焖、做配菜都可以。

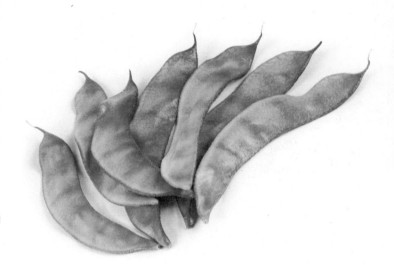

药膳食谱

专家提醒

　　扁豆是一味补脾的良药，可用于脾虚所致的体倦乏力、食少便溏及泄泻，搭配适量的人参、白术，健脾化湿功效更佳。

　　扁豆中含有一种凝血物质和溶血性皂素，生食扁豆容易中毒。

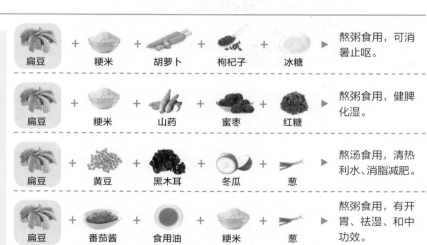

扁豆 + 粳米 + 胡萝卜 + 枸杞子 + 冰糖 ▶ 熬粥食用，可消暑止呕。

扁豆 + 粳米 + 山药 + 蜜枣 + 红糖 ▶ 熬粥食用，健脾化湿。

扁豆 + 黄豆 + 黑木耳 + 冬瓜 + 葱 ▶ 熬汤食用，清热利水、消脂减肥。

扁豆 + 番茄酱 + 食用油 + 粳米 + 葱 ▶ 熬粥食用，有开胃、祛湿、和中功效。

扁豆主要有黑色、白色和红褐色三种，入药的一般为白扁豆。扁豆是甘淡平和的健脾化湿药，能健脾和中、消暑祛湿，适用于脾胃虚弱、便溏腹泻、体倦乏力、浮肿等病症。

荚果紫色表示富含生物类黄酮，具有抗氧化的作用，可防细胞突变，抑癌抗癌。扁豆高钾低钠（钾、钠比为47∶1），经常食用有利于保护心脑血管，调节血压。

扁豆衣为扁豆的种皮，性味功用与扁豆类似，只是在功效方面要略微低于扁豆而已，用于防治脾虚泄泻、浮肿，有除湿止泻等功效。

特别介绍

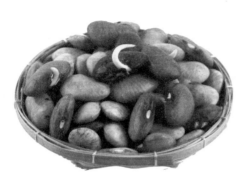

扁豆起源于亚洲西南部和地中海东部地区。生于冷凉气候，多种在温带和亚热带地区，我国主产于山西、陕西、甘肃、河北、河南、云南等省。扁豆既可食用又可入药，《本草纲目》中记载：扁豆具有"止泄泻，消暑，暖脾胃，除湿热，止消渴"的功效，是甘淡平和的健脾化湿药。特别适宜脾虚便溏、饮食减少、慢性久泄者，以及妇女脾虚带下、小儿消化不良者食用。扁豆花也可入药，有化湿解暑之功效，可用于夏季感受暑湿、发热、心烦、胸闷、吐泻等症状。

食用方法

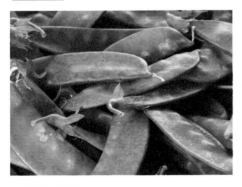

扁豆可以单独烹饪，像蒜蓉扁豆就是一道不错的开胃小菜，也可以搭配其他食材炒，比如扁豆炒肉丝，还可以和土豆、排骨一起炖食。

扁豆搭配面条制成扁豆焖面也是一种比较普遍的食用方法，它也可以搭配鸡蛋制成酱爆鸡蛋扁豆食用。

生扁豆中含有微量的毒素，因此在烹制时，炒的时间要久一点，充分炒熟了才可以食用，有助于去除毒素。

选购方法

常见的扁豆有三种，因荚色不同，分为白、青、紫三种。我们作为蔬菜食用的是嫩扁豆荚，品质比较好的扁豆比较肥大，豆荚比较长，颜色鲜嫩，没有虫害。市场上的以白扁豆为佳，豆荚肥厚肉嫩，清香味美。若荚皮薄、籽粒显、光泽暗则已老熟，只能剥籽食用。

保存方法

扁豆作为蔬菜不宜储存，最好能现吃现买。一般情况下，扁豆在0~5℃的温度下，可以保存1周左右，但时间再长就会影响菜的味道。如果是挑选种子或者入药，要选老熟的扁豆子，晒干密封后放在通风处储存。

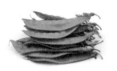

扁豆药用知识

治脾虚湿盛的带下病：

扁豆80g，红糖20g，新鲜山药40g。扁豆清洗干净，在水中浸泡后去皮；山药洗净后去皮切成小块；汤锅中加入适量的清水，倒入扁豆和山药，大火煮沸，然后用小火煮熟，调入适量的红糖即可。

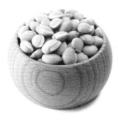

治暑热呕吐：

扁豆40g，粳米60g，新鲜荷叶1片，白糖10g。扁豆洗净泡发，粳米淘洗干净，荷叶洗净；汤锅加水置于火上，放入扁豆和粳米，熬成粥；待粥将熟时，把新鲜荷叶盖在粥上面，停火闷3分钟左右；然后去掉荷叶，加白糖搅匀即可食用。

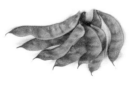

豆蔬汤

材料：

豌豆20g，扁豆、豇豆、小青菜各50g，黄瓜2根，胡萝卜2根，西红柿、辣椒各1个，姜末、葱各5g，油5ml。

制作方法：

① 扁豆放入水中浸泡；其他材料洗净切好。

② 锅中加油烧热，放入葱、姜末和辣椒丝爆香，倒入胡萝卜丁、豇豆、豌豆爆炒，放入黄瓜继续炒。

③ 锅中加水，倒入扁豆煮开，将小青菜、西红柿放入煮开后转小火煮熟，放入调料即可。

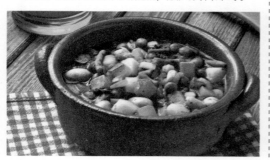

山药扁豆蒸南瓜

材料：

山药250g，南瓜、鲜百合各200g，扁豆100g，冰糖20g。

制作方法：

① 将新鲜百合剥开洗净，放入开水中焯烫一下；将扁豆洗净切条，放入开水中焯烫一下；将山药洗净去皮，切成丁。

② 将南瓜去籽去皮，切片，与百合、扁豆、山药一起码在盘子里；将冰糖放在南瓜上；锅中烧开水，把盘子放入锅内大火蒸熟即可。

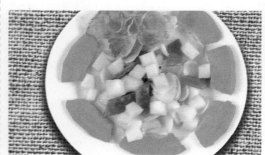

清炒扁豆

材料：

扁豆500g，油20ml，盐、鸡精各3g，生抽5ml。

制作方法：

① 将扁豆用清水洗净，择去两头。

② 锅中加入清水烧开，倒入扁豆焯烫至7分熟，捞出沥水。

③ 锅中加油烧热，倒入扁豆，加盐翻炒，扁豆炒软熟后调入生抽、鸡精，出锅即可食用。

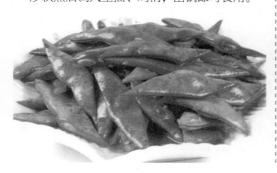

扁豆米糊

材料：

扁豆、大米各100g，冰糖10g。

制作方法：

① 将大米淘净后，用温水浸泡3个小时；扁豆用清水浸泡5个小时。

② 将泡好的大米和扁豆放入豆浆机内，加入3倍剂量的水，打成糊状。

③ 米糊倒入小锅中，加入冰糖，小火慢慢加热，待米糊沸腾后，再煮2分钟即可。

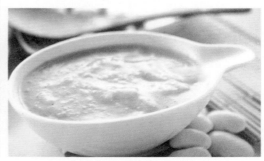

豌豆

美名菜豆，益气补中

　　《本草纲目》称"其苗柔弱宛宛"，故得名，是一种粮食、蔬菜、饲料和绿肥兼用的古老作物。豌豆既可以作为蔬菜炒食，又可以作为面粉食用，也常常作为配菜，增加菜肴的颜色，增进食欲。豌豆中含有人体所需的多种营养物质，尤其是优质蛋白质，能提高人体免疫力，促进新陈代谢。

食用功效：
补中益气，催乳强身。

成熟周期：
豌豆成熟期为8月至9月。

每100g豌豆含有：

热量	334kcal
碳水化合物	65.8g
膳食纤维	10.4g
蛋白质	20.3g
胡萝卜素	250ug
铁	4.9mg
镁	118mg
钙	97mg
钾	823mg
磷	259mg
钠	9.7mg
烟酸	2.4mg

豌豆叶
清凉解暑，可作绿肥和饲料。

豌豆苗
富含维生素C和生物酶，具有防癌抗癌的作用。

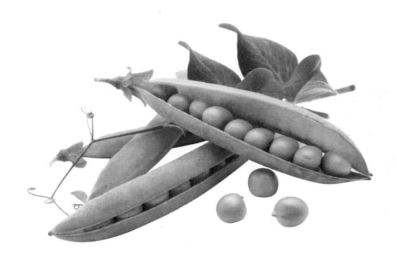

药膳食谱

专家提醒

　　炒干的豌豆，不宜被人体消化，容易给肠胃造成负担，引起消化不良或者腹胀，因此不宜过多食用。

　　一般人均可食用豌豆，有脱肛、慢性腹泻、子宫脱垂等症状的人也适合食用。

 豌豆 + 百合 + 玉米 + 蒜 + 盐 ▶ 熬粥食用，养心安神、润肺止咳。

 豌豆 + 鸭蛋 + 圣女果 + 高汤 + 水 ▶ 熬粥食用，益气养颜。

 豌豆 + 猪肉 + 糯米 + 竹笋 + 西红柿 ▶ 熬粥食用，和中下气、美容养颜。

 豌豆 + 山药 + 胡萝卜 + 枸杞子 + 盐 ▶ 熬粥食用，健脾益气。

养生功效大搜索

豌豆中的蛋白质含量丰富，且质量好，包含人体所必需的各种氨基酸，经常食用对生长发育大有益处。豌豆中的膳食纤维也比较丰富，常食有助于清肠排毒，可以有效地缓解便秘。

豌豆高钾低钠，含有对身体有益的优质蛋白质，可增强免疫力，还可以保护心血管。豌豆所含的止权酸、赤霉素等物质，具有抗菌消炎、增强新陈代谢的功效。

豌豆含有丰富的维生素 A 原，可在体内转化为维生素 A，而后者具有润泽皮肤、保护皮肤黏膜的作用。

特别介绍

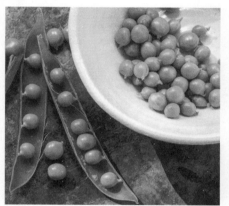

豌豆原产于西亚、地中海和埃塞俄比亚地区，因为其地理适应性较强，现已在世界各国普遍种植，汉朝时引入我国，在我国已有 2000 多年的栽培历史，主要分布在我国中部和东北部等地区。现在栽培的豌豆可分为粮用豌豆和菜用豌豆两大类型。菜用豌豆又分三类：一类是粒用豌豆，荚不宜食用；另一类是荚用豌豆；还有一类是粒荚兼用豌豆。粒用豌豆有白荚和青荚两个品种。青荚豌豆颜色好，鲜味足，粳性；白荚豌豆鲜味淡，糯性，早熟丰产，不仅荚色淡，豆粒颜色也淡。

食用方法

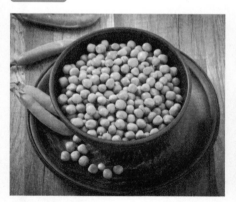

豌豆可被当作主食食用，但不能食用过多，否则会引起腹胀，若是搭配一些富含氨基酸的食物烹饪，营养价值更高。

豌豆还可以磨成粉末，然后加工成各种糕点、豆馅、粉丝、凉粉或者面条，比较著名的豌豆黄，主要原料就是豌豆粉，味道鲜美。青豌豆还可制成罐头食品。经过速冻、脱水或其他加工方式做成的豌豆制品在市场上越来越多见。软荚豌豆的豆荚可以作为蔬菜炒食。

选购方法

成熟度比较好的豌豆，荚果呈扁圆形，若是正圆形，则表示过老；用手紧握豌豆时，发出咔嚓的声响，则表示新鲜度比较好，这样的豌豆比较适合购买。

豌豆上市的早期要买饱满的，后期要买偏嫩的。荚用豌豆市场上有宽荚和狭荚两个类型。

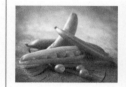

保存方法

豌豆需要低温保存，购买的新鲜豌豆先不要清洗，直接放入冰箱冷藏即可。豌豆要随吃随剥，以免过早剥出使豌豆仁变老。豌豆虽好，但不宜多食，过多食用令人腹胀。

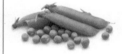

豌豆药用知识

治脾胃不和：

豌豆 120g，陈皮 8g，香菜 50g。把豌豆洗净后，用水浸泡 15 分钟，捞出沥水；香菜洗净切断；陈皮冲洗一下；汤锅加水置于火上，将所有材料倒入，煎煮。温服，3 次饮用完。

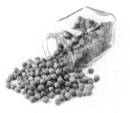

治便秘：

鲜豌豆 150g，核桃仁 150g。锅中加水置于火上，将豌豆和核桃仁放入，煮熟烂，捞出放凉后，将其捣成泥状，然后加水煮沸。温服，每次食用 50ml，一天 2 次。

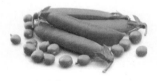

萝卜炒豌豆

材料:

白萝卜、豌豆各200g，小辣椒1个，葱50g，油10ml，盐3g，鸡精2g。

制作方法:

❶ 白萝卜洗净切丁备用；辣椒切丝、葱切成葱花；豌豆洗净沥干水分备用。

❷ 炒锅加油烧热，放入葱花爆香，倒入白萝卜翻炒2分钟，然后加入豌豆继续翻炒。

❸ 锅中加入半碗清水，炒至水干，放入盐和鸡精即可出锅。

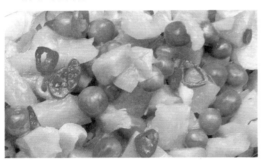

胡萝卜豆腐汤

材料:

胡萝卜、内酯豆腐各200g，西红柿2个，豌豆、土豆各100g，高汤200ml，油5ml，葱花5g，香油、水淀粉各5ml。

制作方法:

❶ 胡萝卜切丁；土豆、西红柿、豆腐切块。

❷ 锅中加油烧热，放入葱花爆香，倒入胡萝卜丁和豌豆翻炒，豆腐倒入锅中翻炒均匀。

❸ 锅中倒入高汤，加调料，放土豆、西红柿，加入水淀粉勾芡，出锅时淋上香油即可。

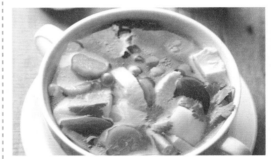

南瓜豌豆汤

材料:

南瓜200g，豌豆100g，葱2棵，鸡蛋1个，盐5g，酱油、香油各5ml，鸡精2g。

制作方法:

❶ 葱洗净切成碎末；南瓜去皮、瓤，切块；豌豆洗净。

❷ 锅中加油烧热，放入葱花爆香，然后倒入南瓜和豌豆翻炒。

❸ 加入清水烧开，煮至南瓜熟烂，然后将鸡蛋淋入锅内，放入调料，出锅即可。

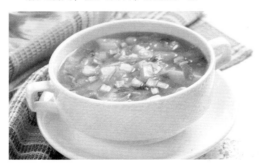

西蓝花炒腊肠

材料:

豌豆100g，腊肠2根，西蓝花200g，红椒1个，玉米粒50g，盐2g，油10ml。

制作方法:

❶ 豌豆洗净，去除两端的筋；西蓝花洗净；将腊肠切小段；红椒切丝。

❷ 锅中加油烧热，将红椒放入爆香，然后放入腊肠、豌豆翻炒，炒至豌豆稍微变色再放入西蓝花和玉米继续翻炒。

❸ 加入水，等水炒干之后放入盐出锅即可。

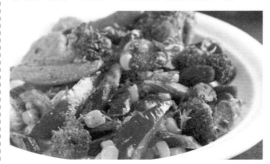

食用功效：
补肾暖胃，健脾祛湿，利水消肿。

成熟周期：
眉豆成熟期为7月至9月。

每100g眉豆含有：

热量	334kcal
碳水化合物	65.6g
膳食纤维	6.6g
蛋白质	18.6g
脂肪	1.1mg
铁	5.5mg
镁	171mg
锌	4.7mg
钾	525mg
磷	310mg
钠	86.5mg
烟酸	2.1mg

眉豆叶
消暑解毒、健脾胃，止泻痢。

眉豆花
清暑化湿，主治下痢脓血。

美味蔬菜，豆中上品

　　眉豆又名米豆，眉豆为南方人的习惯性称谓，是饭豆的种子，外形呈扁圆或者球形，颜色呈淡黄白色或淡黄色，有光泽，比黄豆略微大一些。眉豆是荚果均可食用的蔬菜，一般以炒食嫩豆荚为主，眉豆结荚很多，完全成熟的眉豆需剥子食用。

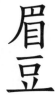

眉豆

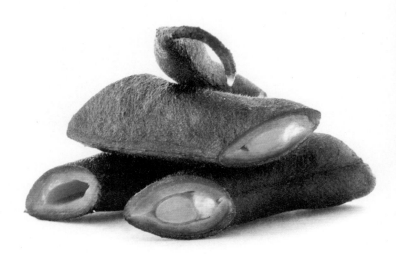

药膳食谱

专家提醒

　　眉豆虽然有益于身体健康，但不宜过多食用，过食容易引起腹胀，所以气滞便结的人尽量不要吃眉豆。

　　眉豆中含有大量的磷脂，而磷脂能促进胰岛素分泌，是糖尿病患者的最佳食疗食物。

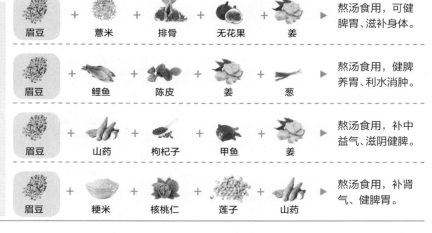

眉豆 + 薏米 + 排骨 + 无花果 + 姜 ▶ 熬汤食用，可健脾胃、滋补身体。

眉豆 + 鲤鱼 + 陈皮 + 姜 + 葱 ▶ 熬汤食用，健脾养胃、利水消肿。

眉豆 + 山药 + 枸杞子 + 甲鱼 + 姜 ▶ 熬汤食用，补中益气、滋阴健脾。

眉豆 + 粳米 + 核桃仁 + 莲子 + 山药 ▶ 熬汤食用，补肾气、健脾胃。

中医认为，眉豆味甘，性微温，可补虚弱，调脏腑，助十二经脉。食用眉豆有助于暖脾胃，将眉豆煮熟食用有助于补肾，肾病患者可以经常食用。

眉豆中含有的维生素 E，有抗氧化的作用，经常食用可美容抗衰，而食用眉豆后吸收到的氨基酸，则是构成头发角蛋白的原料，因此，它还有养发护发的作用。

眉豆中有丰富的磷元素，在人体内可以合成卵磷脂和脑磷脂，这对大脑的发育极为有益。经常食用眉豆有助于减缓脑功能衰退，提高记忆力，老年人和经常用脑的人适合食用。

美食

眉豆皮冻汤

材料：

眉豆20g，西红柿2个，小苏肉20g，皮冻80g，葱3g，盐5g，老抽3ml，水淀粉5ml，花生油20ml。

制作方法：

❶ 眉豆提前洗净泡发；西红柿切成块；皮冻切成片；葱洗净切成葱花。

❷ 锅热油，烹炒西红柿，加水，放入眉豆、皮冻、小苏肉及调料，煮熟，用水淀粉勾芡，撒葱花即可。

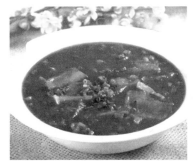

眉豆煲青豆

材料：

眉豆100g，青豆15g，姜3g，盐5g，鸡精3g，老抽3ml，高汤100ml。

制作方法：

❶ 眉豆、青豆分别用水洗净，提前浸泡5个小时左右；姜用水洗净，切成碎末。

❷ 锅中加水及高汤，放入青豆、眉豆、姜、盐及老抽，大火煮开，转为小火炖煮30分钟，加鸡精调味。

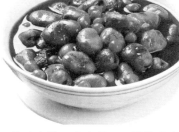

凉拌眉豆

材料：

眉豆500g，红辣椒100g，蒜2瓣，盐3g，酱油2ml，味精2g，香油10ml。

制作方法：

❶ 将眉豆洗净；辣椒切丝；蒜切末。

❷ 锅中加水烧开，眉豆放入焯水，然后捞出沥水。

❸ 眉豆放入盘中，放入红辣椒丝、蒜末、盐、酱油、味精、香油搅拌均匀后即可。

选购方法

购买眉豆时，应选择颗粒饱满且大小匀称、不含杂质的优质眉豆；若眉豆的表皮有轻微的坏死或者发霉状况则是不好的眉豆，不宜购买。眉豆以嫩荚食用为佳，新鲜的眉豆荚颜色青绿，表面光滑，没有斑点和虫痕。鼓粒的眉豆比较老，颜色白，不宜食用。

保存方法

将成熟的眉豆子放入塑料袋或者容器中，密封后常温下保存即可。眉豆结荚很多，可能一时吃不完，这时就可以把眉豆煮熟后晒干，做成干眉豆，放起来，也可以用盐腌在瓷罐里，慢慢吃。

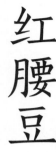

红腰豆

食用功效：
提高免疫力，养血补虚。

成熟周期：
红腰豆成熟期为9月至10月。

每100g红腰豆含有：

热量	337kcal
碳水化合物	61.2g
膳食纤维	15.2g
蛋白质	22.5g
脂肪	106mg
铁	5.5mg
镁	138mg
钙	83mg
钾	1.359mg
磷	406mg
钠	12mg
烟酸	0.8mg

红腰豆叶
性平、味甘，可滋阴养肺。

红腰豆花
性平、味甘，可治皮肤病。

形如鸡腰，熬粥材料

　　红腰豆因为外形跟动物的肾脏比较相似而得名，是干豆中最有营养的一种，它原产于南美洲，现在亚洲的热带地区也有分布。虽然名字为红腰豆，但是它的颜色从深红到栗色各不相同。红腰豆含有多种营养成分，具有很高的食用价值，它含有丰富的维生素和铁、钾等矿物质，有补血养颜、增强免疫力的功效。

第二章　豆及豆制品养生馆

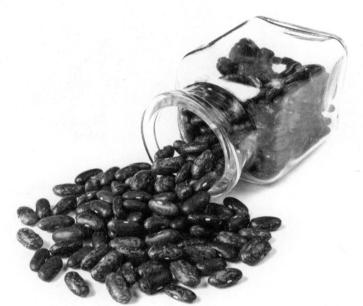

药膳食谱

专家提醒

　　豆类都有植物凝血素，生红腰豆所含的植物凝血素会刺激消化道黏膜，并破坏消化道细胞，降低其吸收营养成分的功能，如果毒素进入血液，还有可能导致头痛、头昏、恶心等中毒反应。

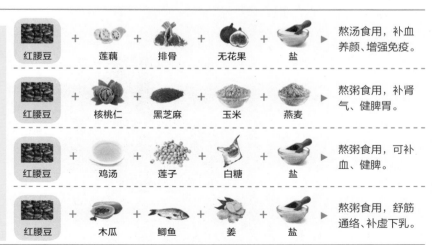

红腰豆 ＋ 莲藕 ＋ 排骨 ＋ 无花果 ＋ 盐 ▶ 熬汤食用，补血养颜、增强免疫。

红腰豆 ＋ 核桃仁 ＋ 黑芝麻 ＋ 玉米 ＋ 燕麦 ▶ 熬粥食用，补肾气、健脾胃。

红腰豆 ＋ 鸡汤 ＋ 莲子 ＋ 白糖 ＋ 盐 ▶ 熬粥食用，可补血、健脾。

红腰豆 ＋ 木瓜 ＋ 鲫鱼 ＋ 姜 ＋ 盐 ▶ 熬粥食用，舒筋通络、补虚下乳。

红腰豆中含有丰富的膳食纤维，不含脂肪，进入人体后，能促进人体的新陈代谢，有助于降低人体血液中的胆固醇含量。患有糖尿病、高血压的人群可以适量食用，有助于缓解病情。

红腰豆中含有丰富的铁质和蛋白质，有助于补充人体营养，有些素食主义者因为不吃肉类，身体缺乏营养，而红腰豆正好可以补充铁质，帮助合成红细胞，从而预防缺铁性贫血。

红腰豆中含有的抗氧化物和维生素比较多，经常食用有助于提高人体的抗病能力，清除自由基，帮助细胞修复，从而延缓衰老。

美食

红腰豆炒芥蓝

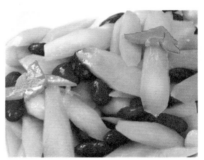

材料：

红腰豆100g，芥蓝200g，胡萝卜50g，水淀粉10ml，香油20ml。

制作方法：

1. 红腰豆在水中泡发；芥蓝切片；胡萝卜切片。红腰豆、芥蓝余熟。
2. 油锅烧热，放入红腰豆、芥蓝、胡萝卜翻炒，用水淀粉勾芡翻炒至熟。

红腰豆山药花汤

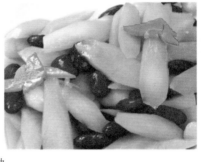

材料：

红腰豆150g，胡萝卜200g，山药、黄豆、西蓝花各100g，红椒50g，油10ml，盐3g。

制作方法：

1. 山药切块；西蓝花掰块；胡萝卜切丁；红椒切丝；红腰豆、西蓝花、山药分别焯水，捞出沥干备用；油锅烧热，加胡萝卜、红椒和黄豆翻炒。
2. 红腰豆、西蓝花和山药放入锅内，加水煮开，放盐调味即可。

百合胡萝卜拌豆

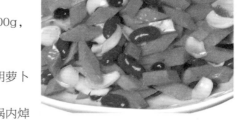

材料：

红腰豆、百合各100g，胡萝卜200g，盐3g，油10ml。

制作方法：

1. 红腰豆泡水；百合掰成片；胡萝卜切菱形。
2. 水烧开，将红腰豆、百合放锅内焯水。油锅烧热，加胡萝卜、百合和红腰豆翻炒，调入盐即可。

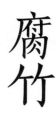

腐竹

食用功效：
提高免疫力，益气补虚。

每100g腐竹含有：

热量	461kcal
碳水化合物	22.3g
膳食纤维	1g
蛋白质	44.6g
脂肪	21.7mg
铁	16.5mg
镁	71mg
钙	77mg
钾	553mg
磷	284mg
钠	26.5mg
烟酸	0.8mg

浸泡技巧
腐竹适宜用冷水泡发，因为用热水泡腐竹易碎。

豆中冠军，荤中之素

　　腐竹又称腐皮或豆腐皮，是煮沸豆浆表面凝固的薄膜干燥的结晶。腐竹是从锅中挑皮、抒直，卷成杆状，经过烘干而制成的。颜色浅麦黄，有光泽，蜂窝均匀，折之易断，是中国人最喜爱的豆制品之一，含有浓郁的豆香味并具有其他豆制品所不具备的独特口感。

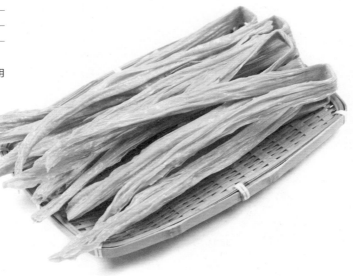

第二章 豆及豆制品养生馆

药膳食谱

专家提醒

　　腐竹虽然富含营养，但所含的热量比其他的豆制品都要高一些，过度食用会导致体重增加，因此正在减肥或者需要控制体重的人不宜常吃。

　　患有肾炎的人和肾功能不全者也不宜食用腐竹。

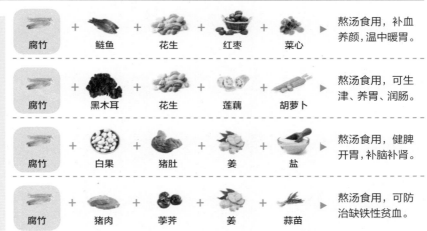

腐竹	+ 鲢鱼	+ 花生	+ 红枣	+ 菜心	▶ 熬汤食用，补血养颜，温中暖胃。
腐竹	+ 黑木耳	+ 花生	+ 莲藕	+ 胡萝卜	▶ 熬汤食用，可生津、养胃、润肠。
腐竹	+ 白果	+ 猪肚	+ 姜	+ 盐	▶ 熬汤食用，健脾开胃，补脑补肾。
腐竹	+ 猪肉	+ 荸荠	+ 姜	+ 蒜苗	▶ 熬汤食用，可防治缺铁性贫血。

腐竹中含有丰富的优质蛋白和卵磷脂，经常食用有助于为人体提供能量，补充大脑的营养，适合用脑过多的人和老年人食用。

腐竹中含有丰富的卵磷脂，它有助于清除依附在血管壁上的胆固醇，降低血液中的胆固醇含量，从而降低血脂，平衡血压，可预防高脂血症和心脑血管疾病。

腐竹中的谷氨酸含量相当丰富，是其他豆类或动物性食物的2~5倍。谷氨酸在大脑活动中起着十分重要的作用，它可以促进大脑兴奋，预防阿尔茨海默病，延缓衰老。

特别介绍

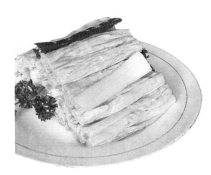

腐竹是深受人们喜爱的高蛋白食品。腐竹加工始于唐代，距今已有1000多年的历史。历史悠久的江西高安腐竹，久负盛名的福建三明清流嵩溪腐竹，有"腐竹之乡"之称的河南许昌县河街乡等，是我国主要的腐竹生产地。腐竹含有多种矿物质，可以为人体补充钙质，防止因缺钙导致的骨质疏松，促进骨骼发育。常吃腐竹可健脑并预防阿尔茨海默病，防止血管硬化，保护心脏，降低血液中的胆固醇含量，有防止高脂血症、动脉硬化的作用，几乎适合一切人群食用。

食用方法

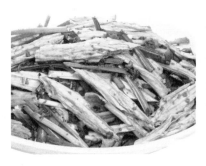

腐竹可以炒食也可以凉拌，还可以搭配其他食材煮汤食用，为了使菜品更加美观，在烹制腐竹的时候最好用凉水或者温水泡发，且不宜泡水太久。

腐竹还可以用来红烧、卤制、油炸等，红烧腐竹时，可以搭配胡萝卜、黑木耳等食材，这样可以保证腐竹的色、香、味俱全。

腐竹最适合中午吃，能健脑醒神，可缓解疲劳。运动之前吃腐竹能为身体迅速补充能量。

一看腐竹的颜色，呈淡黄色，富有光泽的为佳，如果颜色较暗淡，呈灰黄色或者深黄色，无光泽，则为劣质腐竹。二看腐竹的形状，状似枝条或者叶片者比较好；把腐竹折断时，折断面有空心的是好腐竹。三要闻气味，腐竹有其固有的香味，没有其他异味，如果香味比较淡或者有酸味、霉味等不要购买。

腐竹适合久放，可将腐竹充分晒干，然后装入塑料袋中，封口后置于阴凉、通风的干燥地方保存，注意防虫防潮。夏季腐竹容易吸附空气中的水分，应时常拿出来晾晒。

腐竹药用知识

治贫血：

腐竹60g，虾米6g，鸡蛋2个，淀粉3g。腐竹和虾米分别泡发；然后将腐竹切成细丝，鸡蛋打散，淀粉勾芡；锅中加水置于火

上，大火煮开，然后倒入腐竹、虾米煮至腐竹松软；调入盐、淋入鸡蛋，勾芡即可。

治高脂血症：

腐竹120g，猪肝120g，小米60g，粳米120g。腐竹泡发后切碎，猪肝洗净汆烫后切成片，粳米和小米洗净；锅中加水置于火

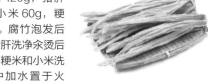

上，然后放入粳米和小米，大火煮沸后放入腐竹和猪肝，转入小火熬成粥即可。

腐竹拌肚丝

材料：

腐竹、猪肚各200g，香菜、姜、葱各5g，香油5ml，油泼辣子10g。

制作方法：

1. 将腐竹泡发，然后切成丝；猪肚洗净切丝备用；香菜切段；葱切丝；姜切末。
2. 锅中加清水烧开，将腐竹、猪肚丝放锅内焯熟。
3. 腐竹捞出沥干水分，放在盆中；将猪肚丝连同葱、姜、香菜一起放在盆中；加入调料，最后再淋上少许香油即可。

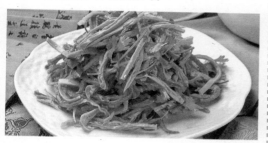

腐竹拌芹菜

材料：

腐竹300g，芹菜200g，香醋、生抽各5ml，花椒油3ml，白糖、盐各3g。

制作方法：

1. 将芹菜斜切成段，放入沸水中焯一下。
2. 将腐竹用沸水焯一下，沥干水分，切段。
3. 取出一个碗，把香醋、生抽、盐、白糖在碗中溶解，然后将调好的汁浇在芹菜和腐竹上，倒一勺花椒油拌匀即可。

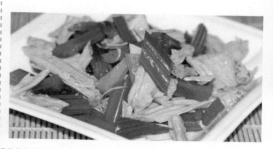

腐竹烧鳝鱼

材料：

腐竹100g，鳝鱼200g，红椒2个，水淀粉、油各15ml，生抽10ml，料酒15ml，葱、姜各5g。

制作方法：

1. 鳝鱼去内脏和头部，切段，用料酒、姜片腌制；腐竹提前泡发，斜切成段；红椒切片。
2. 锅中加水烧开，将鳝鱼放入沸水中余一下；油锅烧热，放入葱、姜爆香，倒入鳝鱼翻炒均匀后加入腐竹、红椒翻炒；放入调料，炖煮至没有汤汁，倒入水淀粉，大火收汁，盛出即可。

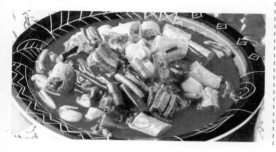

腐竹猪肝汤

材料：

新鲜猪肝100g，腐竹200g，平菇50g，辣椒1个，葱、姜各10g，盐3g，油5ml，花椒5g。

制作方法：

1. 猪肝洗净，挑去白筋，切成薄片，然后放入沸水中余烫捞起；腐竹切小段；平菇撕小朵。
2. 油锅烧热，放花椒、葱、姜，大火爆香。放入辣椒、平菇和腐竹，炒均。
3. 加入半锅水烧开，将猪肝放入锅中，再小火煮一会儿，放入盐即可。

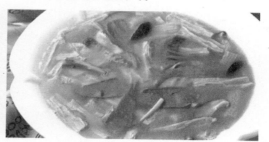

豆腐

养生保健，理想食品

豆腐是汉代淮南王刘安发明的绿色健康食品，诞生于安徽六安市寿县与淮南市之间的八公山上，因此寿县又被称为豆腐的故乡。豆腐的发明是豆类制品的一个革命，改变了黄豆在谷物中的地位，让黄豆中的营养精华更便于人们吸收利用。在《本草纲目》等古籍中，对豆腐都有记载。豆腐不仅味美，还具有养生保健的作用。

食用功效：

生津润燥，益气和中，清洁肠胃，清热解毒。

每100g豆腐含有：

热量	80kcal
碳水化合物	4.2g
膳食纤维	0.4g
蛋白质	8.1g
脂肪	3.7g
铁	1.9mg
镁	27mg
钙	164mg
钾	125mg
磷	119mg
钠	7.2mg
烟酸	0.2mg

彩色豆腐
在制作中加入天然蔬菜果汁辅料，营养更为丰富。

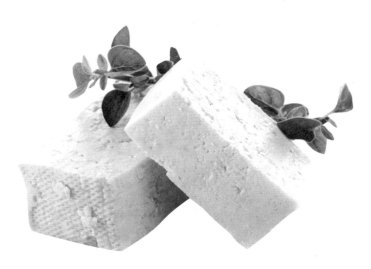

药膳食谱

专家提醒

豆腐含有比较多的嘌呤，嘌呤代谢失常的痛风患者和血尿酸浓度增高者不能食用豆腐，以免加重病情。

豆腐每天的食用量以 400g 以内为宜，食用过多会加重肾脏负担，导致肾功能下降。

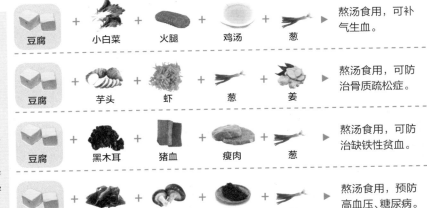

豆腐 + 小白菜 + 火腿 + 鸡汤 + 葱 ▶ 熬汤食用，可补气生血。

豆腐 + 芋头 + 虾 + 葱 + 姜 ▶ 熬汤食用，可防治骨质疏松症。

豆腐 + 黑木耳 + 猪血 + 瘦肉 + 葱 ▶ 熬汤食用，可防治缺铁性贫血。

豆腐 + 海带 + 香菇 + 紫菜 + 葱 ▶ 熬汤食用，预防高血压、糖尿病。

豆腐的中大豆卵磷脂，有益于神经、血管、大脑的生长发育，有健脑益智的作用。豆腐中的植物雌激素还能有效地预防骨质疏松症、乳腺癌和前列腺癌的发生，是更年期人群的"保护神"。

豆腐中含有的植物雌激素能保护血管内皮细胞，使其不被氧化破坏。如果经常食用豆腐，可以有效地减少血管系统被氧化破坏。

豆腐中的大豆蛋白较为特殊，可以显著降低血浆胆固醇、甘油三酯和低密度脂蛋白。所以大豆蛋白恰到好处地起到了降低血脂的作用，保护了血管细胞，有助于预防心血管疾病。

特别介绍

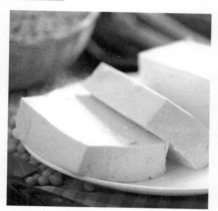

中国人首开食用豆腐之先河，在人类饮食史上，做出了不朽的功绩。豆腐在唐朝时传入日本，宋朝时传入朝鲜，19世纪传入北美、欧洲和非洲，在其他国家市场中成为重要的健康产品。豆腐是以黄豆、青豆、黑豆等为原料，经浸泡、磨浆、过滤、煮浆、加细、凝固和成形等工序加工而成的最广泛、最大众化的烹饪原料之一。

中医理论认为，豆腐味甘性凉，入脾、胃、大肠经，具有益气和中、生津润燥、清热解毒的功效，可用以防治赤眼、消渴、解硫黄、烧酒毒等。

食用方法

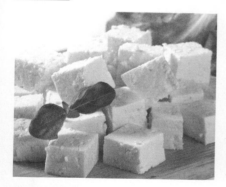

豆腐的食用方法有很多，凉拌、炒食、煮汤，也可以油炸，还可以搭配肉末蒸豆腐羹食用，口味独特，营养丰富。

豆腐可以加工成豆腐乳食用，这属于二次加工的豆制品，也是常见的佐菜食物，也可以用于烹调。

豆腐配鱼可提高人体对钙质的吸收，适合中老年人、青年人和孕妇食用。豆腐配海带，加碘又补钙，并且还有助于脂肪的分解。豆腐配肉蛋类可以提高人体对蛋白质的吸收。

豆腐药用知识

治下肢溃疡：

淡盐水20ml，豆腐100g。用淡盐水将伤患处清洗干净；豆腐切成丁后，捣成碎渣，涂抹在患处，一天涂1次即可。

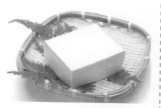

治肺结核：

豆腐100g，冰糖10g，鲜泽泻50g。将豆腐切成块，泽泻洗净后，沥干水分；锅中加水置于火上，将豆腐和鲜泽泻倒入锅中，大火煮沸，

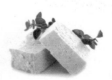

然后中火煎煮即可。去渣取汁，加入适量的冰糖饮用，每天1次，连服1~2个月。

优质的豆腐颜色均匀，呈乳白色或者淡黄色，富有光泽。劣质豆腐颜色呈深灰色或者深黄色，色泽较暗或者无色泽。将豆腐切开时，用手轻压切口处，有一定的弹性，质地细腻，没有其他杂质，切开处比较完整的豆腐是质量比较好的。

豆腐很容易变质，特别是夏天，豆腐买回家后，应立刻浸泡于水中，并放入冰箱冷藏，烹调前再取出。

用清水冲洗后，放在干净的盆里。将盐化在沸水里，待冷却后倒入放豆腐的盆里（以全部浸没豆腐为好），这样处理过的豆腐放半个月也不会坏掉。

白菜豆腐汤

材料：

豆腐300g，小白菜100g，葱、姜各10g，香油5ml，盐、鸡精各3g。

制作方法：

❶ 小白菜洗净切成小段备用；豆腐切小块备用；姜切片；葱切段。

❷ 锅中加半锅水烧开，把切好的豆腐块放进锅中，放入姜片和葱段煮3分钟。

❸ 放入小白菜再煮3分钟后，加入盐、鸡精和香油，出锅即可食用。

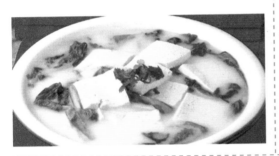

剁椒煎豆腐

材料：

豆腐300g，剁椒100g，葱10g，盐3g，醋、生抽各5ml，鸡精2g，香油5ml。

制作方法：

❶ 豆腐切成厚片备用；剁椒切碎；葱切成葱花。

❷ 锅中加入油烧热，放入豆腐小火煎至两面呈金黄色。

❸ 小碗里放入葱花、盐、醋、生抽、鸡精做调料；锅里放少许油烧热后煸炒剁椒，然后泼到调料里，再浇到豆腐上即可。

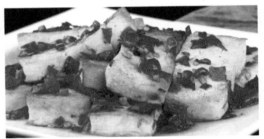

家常豆腐

材料：

豆腐300g，姜片5g，蒜两瓣，红椒1个，香菜碎、葱花各10g，老抽10ml，盐3g，香油、水淀粉各5ml。

制作方法：

❶ 豆腐切方块。锅中放油，烧热后放入豆腐。煎至两面焦黄盛出。油锅中放入葱、姜、蒜，加入水和盐、老抽大火烧开。

❷ 加煎好的豆腐，使豆腐吸足汤汁，盛出，加入红椒、香菜碎后转小火略烧。加入水淀粉烧开后关火。做好的汤浇在豆腐上即可。

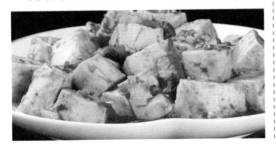

鱼头豆腐汤

材料：

鱼头1个，豆腐300g，牛奶500ml，姜5g，蒜2瓣，油10ml。

制作方法：

❶ 将豆腐切成方块；鱼头洗净；姜切丝。

❷ 锅中加油烧热，放入姜丝和蒜瓣爆香，放入鱼头煎至两面金黄。

❸ 把豆腐倒入锅中加入牛奶，盖上盖子小火煮20分钟，出锅装盘即可。

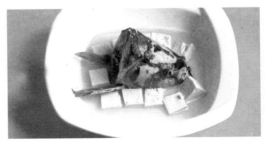

食用功效:

补气健脾，防癌抗癌，降低血脂，提高免疫力。

每100g纳豆含有:

热量	205kcal
碳水化合物	14.3g
膳食纤维	5.4g
蛋白质	17.72g
脂肪	11.0mg
铁	8.6mg
镁	100mg
钙	217mg
钾	660mg
磷	190mg
钠	7mg
烟酸	1.1mg

纳豆菌

制作纳豆的一种有益菌，能抑制病原菌。

豆制佳品，保健养生

纳豆最早起源于中国，也就是老百姓经常说的"酱豆"，和发酵豆、怪味豆相似。在古籍中曾记载"纳豆自中国秦汉以来开始制作"，可见纳豆的历史悠久。纳豆主要是由黄豆经过纳豆菌发酵而制成的，在日本十分流行。

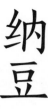

纳豆

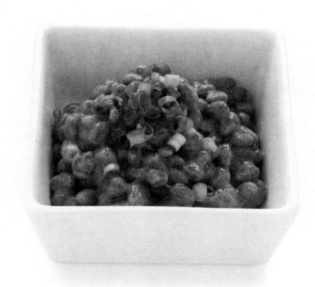

第二章 豆及豆制品养生馆

药膳食谱

专家提醒

食用纳豆的时候，最营养的方法是直接生吃。纳豆中有一种活性酶，在高温加热后会消失，若是高温烹制后，会降低纳豆的营养价值。

另外，纳豆一次食用不宜过多，以 50~80g 为宜。

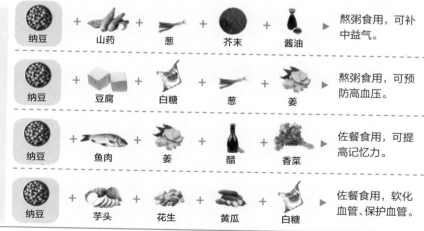

纳豆 + 山药 + 葱 + 芥末 + 酱油 ▶ 熬粥食用，可补中益气。

纳豆 + 豆腐 + 白糖 + 葱 + 姜 ▶ 熬粥食用，可预防高血压。

纳豆 + 鱼肉 + 姜 + 醋 + 香菜 ▶ 佐餐食用，可提高记忆力。

纳豆 + 芋头 + 花生 + 黄瓜 + 白糖 ▶ 佐餐食用，软化血管、保护血管。

制作纳豆时，纳豆菌与氨基酸作用所产生的拉丝，有助于促进人体蛋白质和脂肪的消化。食用纳豆有助于清除肠道的废物，保护胃黏膜正常分泌胃液，促进消化，改善便秘。

纳豆中含有的纳豆激酶有助于溶解血管内部的血栓，促进血液循环，降低血管内壁上的胆固醇含量，有助于预防心血管疾病。

纳豆中含有丰富的维生素 C，有助于润泽肌肤，补充皮肤的水分，令肌肤水润光滑。纳豆还含少许维生素 B$_2$，在身体细胞再生时，它有着重要作用，常食有美容养颜的作用。

特别介绍

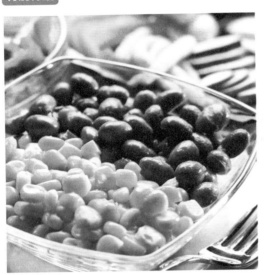

纳豆在唐朝时随着佛教文化的传播由僧人传入日本，最初在寺庙得到发展，所以日本人称其为"唐纳豆"或"咸纳豆"，并在一定时期成为日本皇宫贵族的营养美容品。纳豆传入日本后，根据日本的风土习惯发展了纳豆，如今纳豆已成为日本有名的地方特色食品，日本将其作为营养食品和调味品。经过研究，纳豆是一种高蛋白的滋养保健食品，纳豆中含有的醇素，食用后可消除体内部分胆固醇、分解体内酸化型脂质，调节血脂，具有清除体内致癌物质、提高记忆力、护肝美容等功效。

食用方法

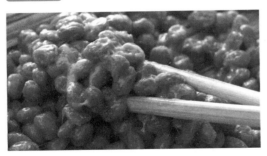

纳豆可以直接食用，也可以作为一种配料佐菜用。纳豆带有淡淡的臭味，可以用一些带有香味的食物来中和味道，比如大葱、虾皮等。

纳豆黏性比较强，带有长长的拉丝，不喜欢拉丝的人，可以将纳豆加水稀释，拌上酱料食用。

选购方法

国内生产纳豆的厂家很少，因为纳豆的气味较大，使得纳豆的消费者甚少，而纳豆偏偏又不宜保鲜，所以容易出现过期现象。在购买纳豆时，一定要注意保质期。纳豆拆口 1 周后会有点臭味，并不是因为它坏了，是纳豆菌分解蛋白质造成的。

保存方法

没有开封的纳豆放置于阴凉干燥的地方保存即可，已经打开的纳豆必须放在冰箱中低温保存。纳豆最好在 1 周内食用完，这样才能更好地发挥其营养和食疗价值。纳豆最好生吃，这是因为纳豆中的酶加热到 70℃之后活性就会消失，就大大降低了食疗功效。

纳豆药用知识

治脑血管疾病：

纳豆 120g。患有脑血管疾病的中老年人一天食用 1~2 次为最佳。

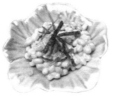

治脾气不足：

纳豆 120g，山药 100g，大米 100g。大米淘洗干净，山药洗净后去皮切成块；汤锅加水置于火上，倒入大米，煮沸后加入山药，熬成粥，搭配纳豆即可。

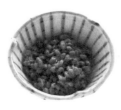

食用功效：

促进发育，健脾养胃，防癌抗癌，保护心脏。

每100g香干含有：

热量	142kcal
碳水化合物	11.5g
膳食纤维	0.8g
蛋白质	16.2g
胡萝卜素	30ug
铁	4.9mg
镁	64mg
钙	308mg
钾	140mg
磷	273mg
钠	76.5mg
烟酸	0.3mg

辨别香干

香干以皮油黑，肉棕黄，清香可口者为佳。

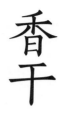

香干

风味独特，口感鲜香

香干是经过黄豆加工而来的，最重要的原料是黄豆和水，食用起来口感鲜香爽口，嚼起来比较有韧劲，以其独特的风味延传了几千年的历史。现在市场上的香干制品采用传统工艺及现代加工设备精制而成，丰富多样，是现代生活中的一种大众消闲食品。作为豆制食品，香干中含有大量的黄豆蛋白和氨基酸成分，具有一定的食用价值。

第二章···豆及豆制品养生馆

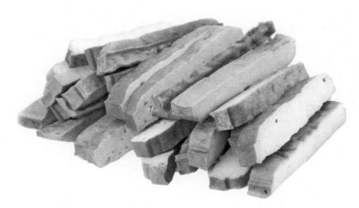

药膳食谱

专家提醒

香干含有的钠比较多，因此，糖尿病、肥胖症和肾脏疾病、高脂血症等慢性疾病患者尽量不要食用，缺铁性贫血患者尤其要慎食。

香干一次不能食用过多，否则会引起血压上升。

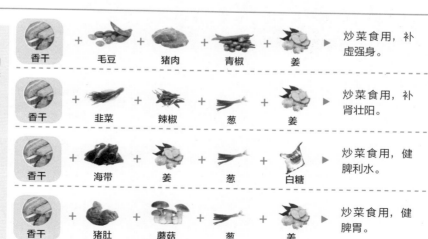

香干 + 毛豆 + 猪肉 + 青椒 + 姜 ▶ 炒菜食用，补虚强身。

香干 + 韭菜 + 辣椒 + 葱 + 姜 ▶ 炒菜食用，补肾壮阳。

香干 + 海带 + 姜 + 葱 + 白糖 ▶ 炒菜食用，健脾利水。

香干 + 猪肚 + 蘑菇 + 葱 + 姜 ▶ 炒菜食用，健脾胃。

香干富含钙质，食用后可以补充人体每天所需的钙质，有助于身体的强健。对于正在发育中的青少年来说，食用香干可促进骨骼的发育。

香干中的蛋白质含量比较丰富，还含有盐分和丰富的矿物质，这有助于为人体补充能量，增加营养，滋养身体。

香干中的维生素含量也相当可观，食用后有助于清除血管壁上的废物，促进血液循环，保护血管，对于预防心血管疾病有一定的作用。

香干除了补充人体营养外，其味道还可以增加人们的食欲，食欲不振的人可以适量食用。

特别介绍

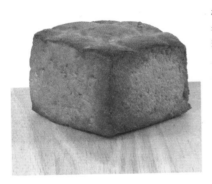

香干制品以黄豆为主要原料，辅以天然植物香料，色香味美，鲜甜可口，营养丰富，老少皆宜。首先选取新鲜黄豆为原料，经备料、除杂、浸泡、磨浆、甩浆、煮浆、凝固、压榨、成形、油炸、卤煮、冷却而成。在加工过程中，黄豆浸泡的时间，冷浆分离的技巧，豆浆蒸煮的技巧等都有很大的讲究。经过点花、涨缸、翻缸、抽水、上榨、压榨等工序制成白坯之后，再切片放进油锅中炸，炸成金黄色的定形坯之后再蒸煮，然后加入各种辅料与天然香料，经低压蒸煮、收胶后，即涨锅、出锅、冷却而成。

食用方法

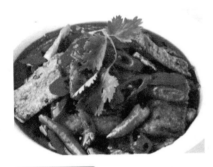

香干切成小片后，搭配腊肉、蒜苗或者芹菜、韭菜一起炒食，不仅味美，而且富含营养。香干还可以切碎后，作为包子的馅料食用。

香干也可以作为凉菜的配菜食用，可搭配黄瓜、丝瓜等，也可以卤制后做成卤香干，作为小零食食用，口味也很好。

香干本身含钠较多，所以糖尿病、高血压患者应该少食，老年人、缺铁性贫血患者不宜食用。

选购方法

在超市购买香干时，要选择有防污染包装的香干，真空包装的香干要注意观察其标签是否齐全，距过期日子比较近的不要购买，还要注意有漏气或者包装表面发黏的香干，不要购买。良质香干气味清香，滋味纯正，咸淡适中。次质香干粗糙，弹性差，香气平淡，滋味平淡，或咸或淡。

保存方法

应遵循少量购买、及时食用的原则，不宜大量囤货。当天剩下的香干，应用保鲜袋扎紧放置冰箱内并尽快吃完，发现袋内有异味或表面发黏，请不要再食用。

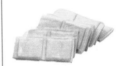

香干药用知识

治便秘：

香干 60g，淀粉 30g，白菜 400g，油 30ml，调味料 10g，姜 2 块。白菜洗净后，切成丝，香干切成条状姜去皮切末，淀粉勾芡炒锅倒油置于火上，爆香姜末，放入白菜和香干煸炒至熟，调入调味料搅匀，淋入芡汁。

治湿热泄泻：

香 干 120g，蒜 6g，紫苋菜 350g，白糖 2g，味精 3g，香油 5ml，盐 5g。紫苋菜洗净后，入沸水中焯一下，捞出后切成段；用味精和白糖将紫苋菜腌渍一下，香干切条；炒锅倒油置于火上，爆香蒜末，翻炒香干，然后倒入苋菜，炒熟即可。

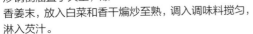
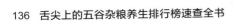

香干炒芹菜

材料：

香干200g，芹菜300g，猪肉100g，香油5ml，盐5g，小葱1棵。

制作方法：

❶ 将猪肉切成肉末；将芹菜择去根、叶、筋，洗净，切成小段；香干洗净，切成干丝；小葱洗净切成葱末。

❷ 水烧沸，芹菜放入焯片刻；锅中油热，放入猪肉末翻炒；将芹菜放入炒，再把香干倒入翻炒，加调料拌匀，撒上葱花出锅装盘。

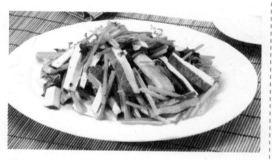

卤五香香干

材料：

香干500g，香油、酱油各10ml，绍酒50ml，盐3g，味精2g，八角6g，桂皮、花椒、五香粉各5g。

制作方法：

❶ 锅中加入适量的水，放入盐、味精、绍酒、酱油、花椒、桂皮、八角、五香粉烧沸后改用小火再煮10分钟。

❷ 将香干切块放入卤汁内，放入香油，煮30分钟，使香干颜色变成深红色，卤汁味完全深入香干中即可。

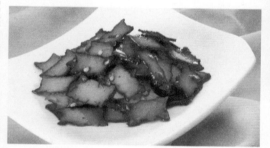

韭菜炒香干

材料：

香干300g，韭菜100g，红辣椒1个，盐、鸡精各3g，花椒油、生抽各5ml。

制作方法：

❶ 将香干切成条状；红辣椒切丝；韭菜切段。

❷ 锅中加水烧开，放入香干焯水，捞出过凉水。

❸ 锅中加油烧热，倒香干煸炒，韭菜、红辣椒放锅中炒至断生，放入生抽，再翻炒几下，调入盐、鸡精即可出锅食用。

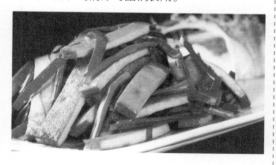

香干炒肉片

材料：

香干300g，猪肉200g，青椒1个，蒜2瓣，淀粉10g，油、生抽各5ml，盐5g。

制作方法：

❶ 猪肉切成片，用盐腌渍；青椒切丝；香干切条。

❷ 锅中加油烧热，爆香蒜瓣，放入猪肉煸炒，放入青椒、香干继续翻炒。

❸ 加生抽调味，加淀粉勾芡出锅即可。

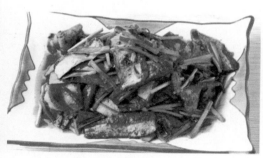

花豆

民间神豆，煲汤滋补

花豆又名红花菜豆，其豆子形状像动物的肾脏，颜色为白色与红褐色相间，属于豆科菜豆的一种。花豆因为表皮布满红色经络花纹而得名，花豆主产于湖南桂东地区，在当地，人们把它当作"神豆"。花豆是高淀粉、高蛋白质的保健食品，还含有丰富的维生素和矿物质等营养素，具有较高的食用价值。

食用功效：
健脾养胃，润肠通便，补肾壮阳。

成熟周期：
花豆成熟期为8月至10月。

每100g花豆含有：

热量	327kcal
碳水化合物	62.7g
膳食纤维	5.5g
蛋白质	19.1g
胡萝卜素	430ug
铁	0.3mg
镁	17mg
钙	38mg
钾	358mg
磷	48mg
钠	12.5mg
烟酸	3mg

小知识
花豆为桂东特产，播种于其他地区只开花不结果。

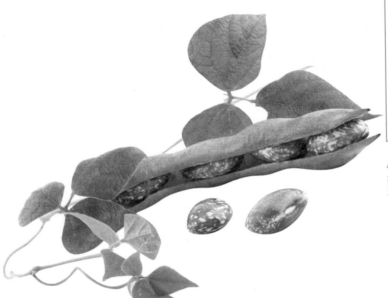

药膳食谱

专家提醒

花豆含有丰富的蛋白质和17种氨基酸，被当成豆中珍品，身体虚弱的人可以适当食用来补养身体。花豆中也含有一定的钙质，对于孕妇来讲，也可以适量食用，有助于改善腿部痉挛的状况。

 花豆 + 豆腐 + 虾 + 西红柿 + 姜 ▶ 熬汤食用，可美容养颜。

 花豆 + 鸡肉 + 灵芝 + 枸杞子 + 香菇 ▶ 熬汤食用，可补肾壮阳。

 花豆 + 排骨 + 莲子 + 红枣 + 香菇 ▶ 熬汤食用，可补气安神。

 花豆 + 粳米 + 花生 + 玉米 + 胡萝卜 ▶ 熬粥食用，可健胃、助消化。

　　花豆中含有丰富的维生素和矿物质、淀粉，经常食用有助于健脾养肾，肾虚乏力的人可以经常食用，有助于缓解症状，补养身体。

　　花豆中的膳食纤维也相当多，它有助于促进大肠蠕动，提高肠胃的消化功能，经常食用花豆有助于预防便秘，降低患大肠癌的概率。脾胃虚弱、消化不良的人比较适合食用。

　　花豆中含有的花青素，有抗氧化的作用。食用花豆后，被人体吸收的花青素有助于清除体内自由基，提高机体的活力，延缓衰老，还可以润肤养颜、补血美容。

　　食用花豆可以排除体内多余的水分，不仅利尿，还有助于排毒和防治水肿。

美食

花豆鱼汤

材料：

草鱼1条，花豆100g，酸菜、胡萝卜各150g，蒜、葱、辣椒、胡椒粉、盐各3g，油5ml。

制作方法：

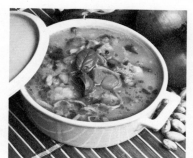

❶ 花豆浸泡；胡萝卜切块；酸菜切条。鱼处理干净，切片，用盐腌渍入味。

❷ 锅中加入油，放入胡萝卜翻炒，冲入热水，煮开。放入花豆、酸菜，慢慢放入鱼片煮熟，撒入蒜、葱、辣椒稍煮片刻，放入胡椒粉调味即可。

红枣花豆米羹

材料：

花豆100g，大米、小米、花生各50g，红枣8颗。

制作方法：

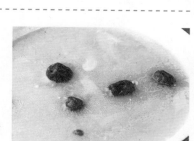

❶ 将花豆、大米、小米、红枣提前在清水中浸泡。

❷ 花豆、大米、小米放豆浆机中，加水，启动米糊键，开始制作米糊。

❸ 将米糊放入锅中，加红枣小火煮10分钟即可。

银耳花豆雪梨汤

材料：

花豆50g，雪梨1个，银耳2朵，冰糖5g。

制作方法：

❶ 花豆用水浸泡；银耳在清水中泡发；将雪梨去皮、去核，切成块。

❷ 锅中加入水，放入花豆和雪梨煮沸，放入银耳煮沸后，转小火煮10分钟，放入冰糖即可。

选购方法

　　一般新鲜的花豆颜色比较淡，随着存放时间的增加，颜色会变得越来越深，因此在购买花豆时，挑选颜色淡的比较好。此外，优质花豆表皮比较光滑，豆粒饱满。

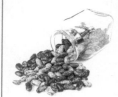

保存方法

　　将花豆晒干后，放进塑料袋中，扎紧口袋，放在冰箱冷藏室内保存。也可以装在一个罐子中，在花豆上撒些白酒，这样可以防止生虫，然后密封放在通风干燥处。放的时间久了花豆容易潮湿发霉，特别是经过夏天之后，因此要时常拿出来晾晒。

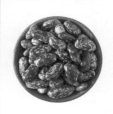

刀豆

温中下气，菜中佳品

　　刀豆原产于东半球热带地区，因豆荚状似刀子，故而得名"刀豆"。刀豆是豆科植物刀豆的种子，一般在秋冬季节采收，刀豆种子和豆荚都可以食用。刀豆嫩荚具有质地脆嫩、肉厚鲜美可口、清香淡雅的特点，是菜中佳品，可单作鲜菜炒食，也可和猪肉、鸡肉煮食，还可用于腌制酱菜或泡菜。

食用功效：

温中，止呕，补肾。

成熟周期：

刀豆成熟期为7月至10月。

每100g刀豆含有：

热量	40kcal
碳水化合物	7g
膳食纤维	1.8g
蛋白质	3.1g
胡萝卜素	220ug
铁	4.6mg
镁	29mg
钙	49mg
钾	209mg
磷	57mg
钠	8.5mg
烟酸	1mg

刀豆壳
治胃寒呕吐。

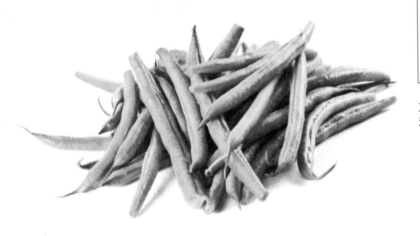

药膳食谱

专家提醒

　　在烹制刀豆的时候，要注意火候，既不要把它煮成黄色，影响口感，又不能煮得过生。半生的刀豆食用时会有浓浓的豆腥味和生硬感，并且容易引起恶心、腹胀、呕吐等，所以刀豆一定要煮熟吃。

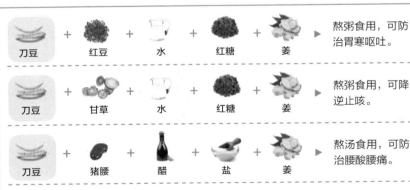

刀豆 + 红豆 + 水 + 红糖 + 姜 ▶ 熬粥食用，可防治胃寒呕吐。

刀豆 + 甘草 + 水 + 红糖 + 姜 ▶ 熬粥食用，可降逆止咳。

刀豆 + 猪腰 + 醋 + 盐 + 姜 ▶ 熬汤食用，可防治腰酸腰痛。

刀豆 + 莲子 + 花生 + 红枣 + 冰糖 ▶ 熬粥食用，可温胃养胃。

刀豆中含有丰富的维生素 C 和蛋白质，在补充人体所需能量时，还可以调节消化系统，提高肠道的功能，促进胃液的分泌，以帮助消化，消除胸膈胀满。

刀豆中含有胡萝卜素、维生素 A 和多种矿物质等对人体有益的营养物质，还含有有助于调节大脑和神经组织的重要成分。

刀豆中有碳水化合物、微量元素、维生素、膳食纤维等多种成分，有助于维持人体正常的新陈代谢，增强人体内部多种酶的活性，从而提高机体的抗病能力，提升免疫力。

美食

糖醋刀豆

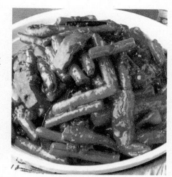

材料：

刀豆200g，葱1棵，姜1块，油10ml，盐5g，白糖10g，醋10ml，香油5ml。

制作方法：

❶ 刀豆洗净，切小段；葱、姜洗净切末。

❷ 油烧热，刀豆放入锅中炸熟，捞出控油。

❸ 碗内放入调料兑成芡汁；锅内留底油，烹入芡汁，倒入刀豆，炒匀，淋香油即可。

刀豆西红柿汤

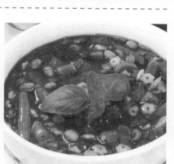

材料：

刀豆120g，西红柿150g，胡萝卜100g，黄豆100g，鸡蛋1个，盐、味精各3g，香油3ml。

制作方法：

❶ 刀豆切段；西红柿切好；鸡蛋打散；胡萝卜切块。

❷ 油锅烧热，放入西红柿，放入刀豆翻炒片刻。

❸ 加水，放胡萝卜和黄豆炖；将熟时淋入鸡蛋，放葱花，加调料即可。

刀豆肉包

材料：

刀豆300g，猪肉馅100g，面粉200g，酵母10g，盐、鸡精各3g。

制作方法：

❶ 面粉加入酵母、水和成软面团，静置发酵片刻。

❷ 刀豆切丁；猪肉馅加调料搅匀静置5分钟。

❸ 将刀豆丁放入馅料中，搅拌均匀；把面团擀成包子皮包入馅料，然后放入锅里蒸熟即可。

选购方法

购买刀豆嫩荚时，要选择嫩荚为绿色，表皮光滑没有毛且又大又宽厚的。掰开时横断面可见荚果壁充实，豆粒与荚壁间没有空隙，撕扯两边筋丝很少。选择干豆时应以无虫蛀、表面光滑、粉红色或淡紫色、脐黑褐色的为佳。如果刀豆在贮存过程中表皮出现褐斑，表示已老化，纤维化程度高，豆荚脱水，品质变劣。

保存方法

鲜刀豆豆荚吃不完可以放进冰箱冷藏室内储存，但不宜过久。刀豆子可以放在密封的罐子或者袋子中，置于阴凉、干燥、通风的地方保存。

千张

豆制名品，美味佳肴

　　千张是豆制品的一种，又被称为豆皮。它是以黄豆为原料加工而成的，是一种薄薄的豆腐干片，颜色多呈白色，食用方法多种多样，既可清炒、凉拌，又可煮汤食用。在我国北方，千张被称为豆腐皮，而南方人多把它叫作百叶，千张的叫法出自于苏南、赣及皖地区。

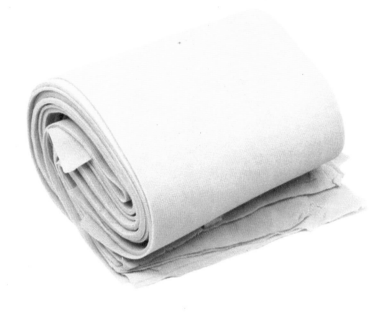

食用功效：
提高免疫力，降低胆固醇，促进发育。

每100g千张含有：

热量	410kcal
碳水化合物	18.8g
膳食纤维	0.2g
蛋白质	44.6g
脂肪	17.4g
铁	13.9mg
镁	111mg
钙	116mg
钾	536mg
磷	318mg
钠	9.4mg
烟酸	1.5mg

干千张
风干的千张风味大减，香味大打折扣，千张要吃新鲜的。

臭千张
宜宾特产，闻着臭，吃着香。

药膳食谱

专家提醒

　　千张富含营养，比较适合糖尿病患者食用。千张中含有丰富的钙质，对于产后乳汁不足的产妇来讲，千张也是一种补养佳品，有催乳的作用。

 千张 + 胡萝卜 + 白糖 + 香菜 + 醋 ▶ 调菜食用，补充钙质。

 千张 + 黑木耳 + 红椒 + 醋 + 姜 ▶ 调菜食用，可软化血管。

 千张 + 瘦肉 + 醋 + 红椒 + 白糖 ▶ 炒菜食用，可开胃消食。

 千张 + 海带 + 白醋 + 葱 + 蒜 ▶ 调菜食用，可防治水肿。

干张中的蛋白质比较丰富，且属于完全蛋白，含有 8 种人体所需的氨基酸，且含量也接近于人体所需，营养价值很高。经常食用干张有助于增强体质，提高免疫力。

干张一般人群皆可食用，尤其适宜身体虚弱、营养不良、气血双亏、身体消瘦的老年人食用。干张中含有丰富的卵磷脂，它可以清除依附在人体血管内壁上的胆固醇，帮助扫除血管废物，促进血液循环，从而有利于养护心脏。

干张中的钙含量也不低，其他矿物质含量也比较丰富，经常食用干张可以补充人体所需的钙质，促进骨骼发育。

特别介绍

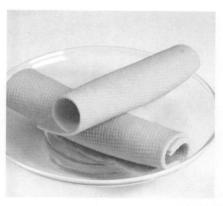

干张的制作方法其选料、磨浆、上锅与腐竹相同，不同的工艺如下：

1. 点卤：将豆浆入锅大火蒸煮后，当浆温在 80℃时，每 100kg 黄豆用量 4 ~ 5kg，点卤后成豆腐花。

2. 浇制：将特制的百叶箱套在底板上，用白布套上，四角摊平，不折不皱，然后把豆腐花勺舀起缸，搅碎均匀浇在盖箱的布上，把布四角折起，盖在豆腐花上。

3. 压榨：把浇制好的薄干张，移到榨位上压榨。先轻轻逐步加压，约 10 分钟后，再把百叶箱套全部脱出。

4. 剥叶：将盖皮四角揭开，使薄干张与布松开，再翻布，一手揿住四角，一手将百叶布拉起即可。每 100kg 黄豆，可加工干张成品 200 ~ 220 张。

食用方法

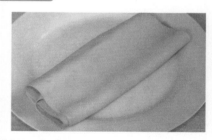

干张作为半干性豆制品，是素食中的最佳配料，可以将其切成细丝，在沸水中略煮后，然后搭配韭菜、白菜等蔬菜直接凉拌食用，或者搭配肉丝炒食。

干张还可以用来炖汤、做烩菜，营养丰富，也可以加工制成卤豆皮，味道鲜美。

品质比较好的干张，皮薄呈透明状态，颜色是黄色的，富有光泽，没有破损，经过水浸泡后，变得柔软但不会觉得黏，表面光滑。

干张有薄有厚，并且都有一定的韧性，一折一碰就碎的属于劣质干张。买回来干张在热水中浸泡，水的颜色为白色，如果发黄，很可能添加了色素。

将干张放在清水中，让水没过干张，然后用保鲜膜盖住，置于冰箱中保存。

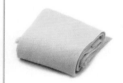

干张药用知识

预防心血管疾病：

干张 20g，盐 2g，香菇 5g，排骨 20g。干张洗净切丝，香菇洗净泡发，排骨清洗干净备用；锅中加水，水开后放入排骨、香菇炖制 30 分钟后，加入干张再炖制 1 个小时左右，加入少许的盐搅拌均匀即可。

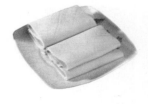

强健骨骼：

干张 20g，鲫鱼 1 条，葱段、姜片各 2g，料酒 1ml，盐 3g。干张洗净切丝，鲫鱼宰杀清洗干净，用料酒腌渍 10 分钟左右；锅中加水放入鲫鱼、葱花、姜片大火炖制 30 分钟左右，再加入干张小火炖制至汤白即可。

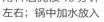
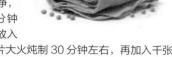

千张茼蒿卷

材料：

千张80g，茼蒿500g，蒜2瓣，盐3g，黄豆酱8g。

制作方法：

① 将千张洗净备用；茼蒿洗净，切段备用；蒜洗净，切末。

② 锅里烧开水，放千张焯水，捞出；茼蒿焯水，捞出冲凉水。千张铺在案板上，茼蒿用手挤出水分后铺在千张上，卷起来，切段。

③ 盘中以黄豆酱铺底，把千张卷摆在盘中，蒜洒在上面即可。

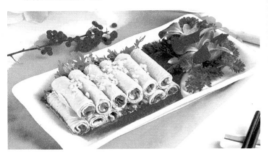

千张肉卷

材料：

千张200g，熟肉糜80g，葱5g，红椒8g，盐、香油、鸡精、生抽各适量。

制作方法：

① 千张用水洗净；红椒洗净，去蒂，切丝；葱洗净，切段。

② 将千张、红椒放入沸水中焯熟，捞出放凉；熟肉糜用生抽、鸡精调味，卷入千张中。

③ 将千张装盘，葱、红椒码在上面，撒上盐、鸡精，淋上香油、生抽，搅匀即可食用。

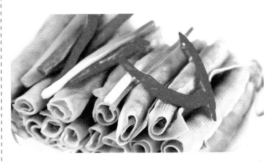

小炒千张

材料：

千张200g，红椒2个，蒜2瓣，高汤100ml，盐、葱花各3g，香油、生抽各5ml。

制作方法：

① 将千张切片，放入水中浸泡，捞出备用；红椒切圈；蒜切末备用。

② 锅中油烧热，放入红椒圈、蒜末煸香。

③ 将千张片下锅，与红椒圈、蒜末、葱花一同翻炒，加入生抽，调入盐翻炒均匀，添加2~3勺高汤，焖煮1~2分钟使千张入味。

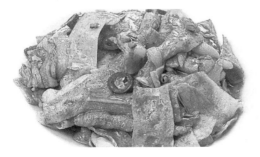

千张炒肉

材料：

千张200g，猪肉100g，红椒1个，蒜苗2根，蒜2瓣，葱、姜各5g，油10ml。

制作方法：

① 猪肉切片；葱、姜切末；红椒切片备用；蒜苗切段备用；千张切片备用。

② 炒锅上火倒油，油热爆香姜葱末，随之倒入红椒和蒜苗翻炒。将猪肉放入锅中煸炒，等肉变色后放千张，加盐一同翻炒均匀。

③ 将蒜苗叶撒入锅中即可出锅。

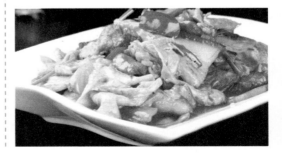

食用功效：
补血养颜，健脾益气。

每100g豆沙含有：

热量	247kcal
碳水化合物	52.7g
膳食纤维	1.7g
蛋白质	5.5g
脂肪	1.9g
铁	8mg
镁	2mg
钙	42mg
钾	139mg
磷	68mg
钠	23.5mg
烟酸	0.3mg

补脾益气，美食佳品

一般而言，豆沙指的是红豆沙，它是红豆磨成粉末后，经过煮熟，然后将事先煮成的液体状的糖浆倒入，煮成糊状而来的。现在豆沙已经不单单指红豆沙了，它还包括白豆沙和绿豆沙，制作方法和红豆沙大同小异。

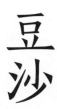

豆沙

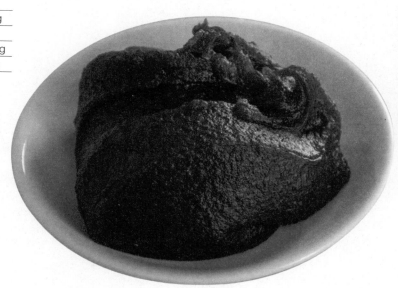

第二章······豆及豆制品养生馆

豆沙分类

红豆沙

红豆沙主要取材于优质的红豆，将红豆洗净，放清水中浸泡后，加水煮，调入适量的白糖和油，煮至糊状即可。食用红豆沙有利尿、消肿排脓、补血、美容的作用，糖尿病患者忌食。

绿豆沙

绿豆沙主要取材于颜色鲜艳、品质优良的绿豆。将绿豆洗净后，浸泡 3 个小时，然后放入锅中煮，加入适量的香草、陈皮，调入白糖和黄糖，至绿豆起沙时，将绿豆衣滤除即可。食用绿豆沙具有排毒、清热、利尿的作用。

白豆沙

白豆沙主要取材于优质的大芸豆，将大芸豆洗净后，放水中充分浸泡，然后放入汤锅中煮成糊状，再调入适量的白糖和油翻炒而成。白豆沙有养肾、益气、降压的作用，适合气虚体质的人食用，气滞便结者不宜食用。

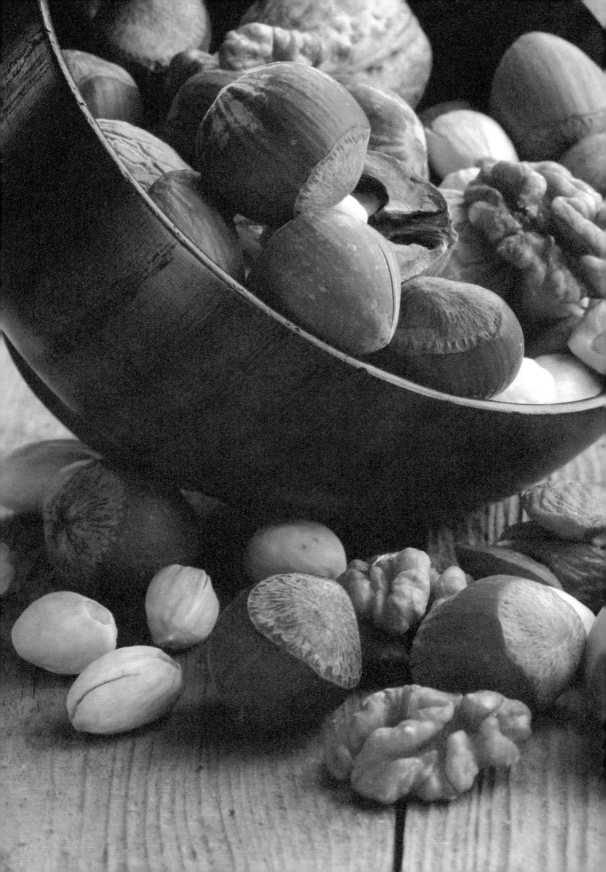

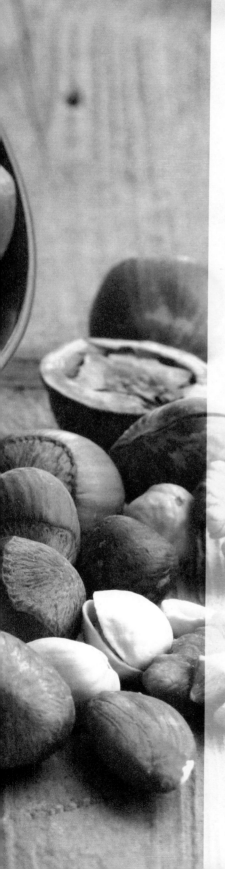

第三章

干果养生馆

　　干果大多都是植物的果实或者种子，可以说它们集中了植物的精华部分，营养价值相当高。干果一般含有较多的蛋白质、油脂、矿物质、维生素等，对于人体的大脑发育、身体增长、疾病预防等方面均有益处。美国《时代》杂志评选的现代人十大营养品中，干果也排在其中。常见的干果有哪些呢？食用干果是不是多多益善呢？想知道答案，就在本章节中找找吧！

20种常见干果养生排行榜

　　干果中含有丰富的维生素和矿物质，有助于补脑益智，不管是什么年龄段的人，都可以适量食用，下面介绍一些常见干果的养生价值及其可防治的病症。

谷物名称	养生价值
白果	白果具有敛肺气、定喘咳的功效，还有助于扩张微血管，促进血液循环，加快新陈代谢
板栗	板栗对人体有滋补功能，可与人参、当归相媲美，可辅助治疗肾虚，有"肾之果"之称
葵花子	葵花子的亚油酸含量可达70%，有助于降低人体的血液胆固醇水平，有益于保护心血管健康
鲍鱼果	鲍鱼果的油脂含量丰富，可以促进脂溶性维生素在人体内的吸收，给人体补充养分
酸枣	经常吃酸枣，能够生津止渴，促进消化，消食化滞
茯苓	茯苓味甘性平，有渗湿利尿的作用，作为常用的一味中药，还可缓解消化不良、强健体质
桂圆	桂圆中含有多种营养物质，有助于提高人体的抗病能力，正在发育期的儿童食用桂圆，有助于促进大脑的发育
夏威夷果	夏威夷果油中含有不饱和脂肪酸，它有助于调节血压，平衡血糖水平
西瓜子	西瓜子的脂肪酸多为不饱和脂肪酸，可清除依附在血管内壁上的胆固醇，促进血液循环

谷物名称	养生价值
开心果	开心果中含有丰富的精氨酸，有助于降低血脂，预防动脉硬化，中老年人可食用
杏仁	苦杏仁有止咳平喘的作用，有助于防治肺病；甜杏仁滋补价值比较高，可润肺养肺
松子	松子中含有丰富的不饱和脂肪酸，经常食用有滋养肺脏、补肾、保护血管的作用
榛子	榛子富含油脂，它所含的脂溶性维生素更易为人体所吸收，对体弱、病后虚弱的人都有补养作用
红枣	红枣中所含的芦丁，是一种能软化血管、降低血压的物质，对高血压有防治功效
莲子	莲子中含有丰富的钙、磷和钾元素，有助于促进凝血，活化体内的一些酶，镇静神经，维持肌肉的伸缩性，养护心脏
百合	百合中含有丰富的钾元素、黏液质及维生素，有助于改善贫血，促进人体排毒，特别适宜生活或工作压力大的人群
核桃	核桃有补肾固精、温肺定喘之功效，还可防止细胞老化，提高记忆力，滋补大脑
花生	花生中含有很多对人体有益的元素，有扶正补虚、健脾养胃、止血生乳的作用
腰果	经常食用腰果可以强身健体，提高机体抗病能力，增进性欲，使体重增加，可补养肾脏
南瓜子	南瓜子有很好的杀灭人体内寄生虫的作用，是血吸虫患者的首选食疗之品

白果

苦中美味，食疗佳品

　　白果是银杏的果实，去皮后呈圆形或椭圆形，其大小如杏核，颜色如白玉，每年的秋末冬初是其采摘季节，是一种药食兼用的干果。在我国宋代时期，白果就被列为皇家贡品，可见其珍贵。

食用功效：
敛肺定喘，润肺止咳。

成熟周期：
白果成熟期为 7 月至 8 月。

每100g白果含有：

热量	355kcal
碳水化合物	72.6g
脂肪	1.3g
蛋白质	13.2g
维生素E	24.7mg
钙	54mg
钾	17mg
磷	23mg
钠	17.5mg
锌	0.69mg

白果叶
可止咳平喘，补脑，健胃止泻。

白果壳
解白果毒，适量泡水饮用可美容养颜。

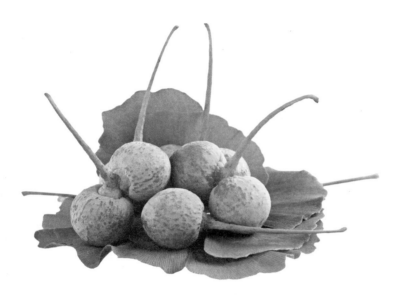

药膳食谱

专家提醒

　　白果中含有一定的氢氰酸，具有轻微的毒性，最好不要生食，也不能一次食用过多，否则对健康不利。

　　一般情况下，幼儿食用白果一次不能超过 8 颗。

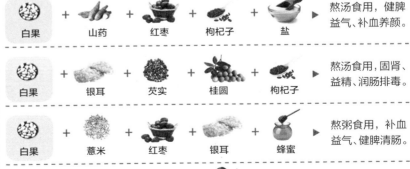

白果 ＋ 山药 ＋ 红枣 ＋ 枸杞子 ＋ 盐 ▶ 熬汤食用，健脾益气、补血养颜。

白果 ＋ 银耳 ＋ 芡实 ＋ 桂圆 ＋ 枸杞子 ▶ 熬汤食用，固肾益精、润肠排毒。

白果 ＋ 薏米 ＋ 红枣 ＋ 银耳 ＋ 蜂蜜 ▶ 熬粥食用，补血益气、健脾清肠。

白果 ＋ 黄豆浆 ＋ 藕粉 ＋ 梨 ＋ 冰糖 ▶ 熬汤食用，润肺、美容、强体质。

白果具有敛肺气、定喘咳的功效，对防治呼吸道疾病有一定的作用。白果的果皮中含有丰富的果酸及银杏酚，可以抗结核杆菌，有助于改善肺结核引起的发热、咳嗽等症。

白果中富含蛋白质、维生素C、胡萝卜素等营养成分，有助于扩张微血管，促进血液循环，提高新陈代谢。它还有润泽肌肤、滋阴养颜的作用，是延缓衰老的最佳食品。

白果中的白果酸有抑菌、杀菌作用，可防治痤疮。此外，白果还有收缩膀胱括约肌的作用，对小儿遗尿、尿频、遗精不固等症有辅助疗效。

特别介绍

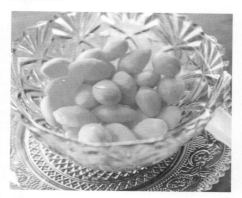

白果富含营养，药食两用，但其既不可生食，又不能一次食用过多。

白果有微毒，含有一种有毒的生物碱，其绿色胚芽部位的毒性尤为强烈。若一次进食过多，轻则昏厥，重则死亡。在中国古代医典中曾有记载"稍食则可，再食令人气壅，多食令人颅胀昏闷，昔有服此过多而胀闷欲死者。""小儿多食，昏霍发惊。昔有饥者，以白果代饭食饱，次日皆死。"将白果炒熟之后，其中的毒性会大大降低，但仍要注意控制进食量。

食用方法

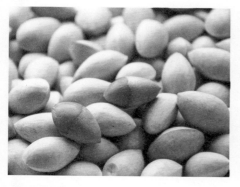

白果既可以用来煮食、烤食和炒食，也能用作配菜。白果和肉一起烹调，被人们称为"长生肉"，和枣一起煮的时候，被称为"长生饭"。白果仁还能使糕点更有糯性，提升口感与清香味道，增加其食用价值。

在食用白果之前，要先去掉果壳、红软膜和胚芽。可将白果放在锅里干炒几分钟，剥掉外壳以后，用干净的布包裹着白果仁，轻轻揉搓就可以将内种皮去掉。

选购方法

优质白果外表光滑、颜色洁白、大小均匀且表面没有霉斑，果仁饱满坚实。购买时，先用手触摸一下白果表皮，感觉干爽的是新鲜白果，手感潮湿的可能掺入了水分。还可以将白果放在耳旁轻轻晃动，没有声音的说明果仁比较饱满。

保存方法

如果先将白果外壳剥掉后再放进冰箱，能保存更长时间，且保鲜效果更好。

在晾干白果的时候，千万不要让其暴露在阳光下，否则就会造成白果外干内热，且内部含有大量水分，十分潮湿，容易发霉变质。

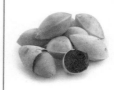

白果药用知识

治慢性淋浊：

白果、山药各20g。将白果放入炒锅中炒熟，去掉果壳，用干净的布片包住果仁轻搓，去掉红软膜；将山药用清水冲洗干净后，放入平底锅中炒干；分别将白果和山药研成粉末，然后混在一起搅拌均匀即可。食用时用温水调服。

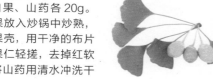

治小儿腹泻：

白果2个，鸡蛋1个。将白果放入锅中炒熟后，去皮并研成粉末；在生鸡蛋上扎破一个小洞，然后将白果的粉末倒入其中，入锅水煮或隔水蒸熟即可。

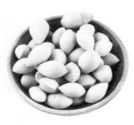

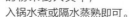

五彩白果

材料：

白果100g，莲子、荸荠、山药、莲藕各50g，青椒、红椒各1个，黑木耳20g，盐5g，油5ml。

制作方法：

❶ 莲子洗净；荸荠洗净去皮；莲藕、山药去皮，洗净切片；青椒、红椒洗净切段；木耳、白果放清水中浸泡。

❷ 锅中油烧热，放入黑木耳、青椒、红椒，爆炒出香味，放入白果、莲子、荸荠、山药，一起翻炒。

❸ 加水、盐，翻炒均匀，炒熟盛入盘中即可。

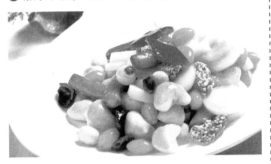

白果炒百合

材料：

白果150g，百合200g，青椒、红椒各1个，白糖10g，盐、油各适量。

制作方法：

❶ 青椒、红椒洗净切块；百合洗净；白果、百合放沸水中焯一下。

❷ 锅中放油，油热后放入青椒、红椒，爆炒出香味。然后放入白果、百合，加入白糖、盐一起翻炒。炒熟盛入盘中，即可。

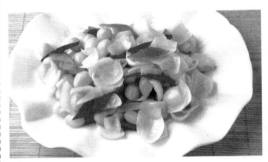

白果墨鱼片

材料：

白果、墨鱼各50g，黑木耳20g，青椒、红椒各1个，鸡精、盐、油各适量。

制作方法：

❶ 白果放在温水中浸泡；黑木耳洗净；青椒、红椒洗净切成段；墨鱼片放入热水中余一遍。

❷ 倒掉水，放入油，置于火上，油热后放入木耳、青椒、红椒，爆炒出香味。然后放入白果、墨鱼片，加入盐、鸡精，炒熟即可食用。

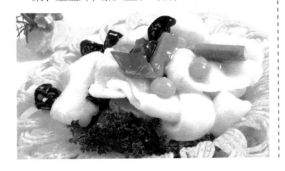

白果扣山药

材料：

白果、山药各200g，木瓜1个，白糖50g。

制作方法：

❶ 山药洗净去皮，切段；木瓜洗净切成瓣；白果用温水浸泡。

❷ 将山药放在盘底，然后把木瓜扣在山药上，放上白果，撒上白糖。

❸ 将摆放好的盘子放在蒸笼上，大火焖蒸。将蒸好的拼盘取出即可。

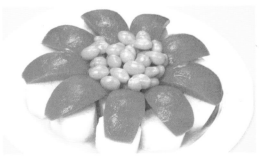

食用功效：
补肾强筋，健脾养胃。

成熟周期：
板栗成熟期为9月至10月。

每100g板栗含有：

热量	348kcal
碳水化合物	78.4g
脂肪	1.7g
蛋白质	5.3g
膳食纤维	1.2g
胡萝卜素	30mg
镁	56mg
铁	1.2mg
锌	1.32mg
铜	1.34mg
钠	8.5mg
烟酸	0.8mg

板栗叶
外敷可以消肿，煎汤饮用可以补肾平喘。

板栗壳
可以祛痰、止血、止泻，祛除丹毒。

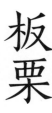

板栗

干果之王，补肾佳品

　　板栗历史悠久，原产于中国，山地种植居多，现在已广泛种植，被称为"铁杆庄稼""木本粮食"。其中，湖北罗田的板栗最为著名，有"罗田板栗甲天下"之说。板栗与桃子、杏、李子和枣并称为"五果"，是一种补肾的滋补食品。

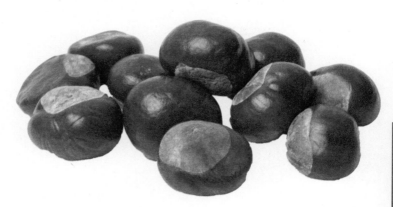

第三章 干果养生馆

药膳食谱

专家提醒

　　板栗虽然具有较高的营养价值，但食用时也不是多多益善。最好把板栗搭配在菜肴或者主食里食用，避免在饭后吃，否则易导致肥胖。

　　不管是生板栗还是熟板栗，糖尿病患者避免多食。

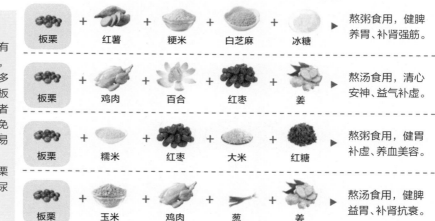

板栗 + 红薯 + 粳米 + 白芝麻 + 冰糖 ▶ 熬粥食用，健脾养胃、补肾强筋。

板栗 + 鸡肉 + 百合 + 红枣 + 姜 ▶ 熬汤食用，清心安神、益气补虚。

板栗 + 糯米 + 红枣 + 大米 + 红糖 ▶ 熬粥食用，健胃补虚、养血美容。

板栗 + 玉米 + 鸡肉 + 葱 + 姜 ▶ 熬汤食用，健脾益胃、补肾抗衰。

板栗对人体有很好的滋补功能，可与人参、黄芪、当归相媲美，能辅助治疗老年肾虚、大便溏泻，有"肾之果"之称。

板栗中含有丰富的维生素C和不饱和脂肪酸，有强筋壮骨、维持骨骼和血管肌肉健康的作用，还有助于增强皮肤弹性，延缓皮肤老化。

板栗中含有丰富的蛋白质、脂肪和少量的糖类，在给人们提供营养物质的同时，还能提供足够的热量，促进人体的脂肪代谢，起到养护脾胃的作用。

板栗中含有丰富的不饱和脂肪酸和维生素、矿物质，可以有效地防治高血压、动脉硬化、骨质疏松症等疾病，是延年益寿的滋补佳品。

特别介绍

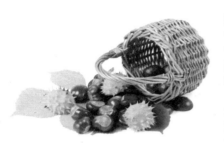

中国是板栗的故乡。在我国北方要数河北迁西县的板栗最为有名。这里生长的板栗皮很薄，果仁吃起来软糯可口，香中带甜，深受人们喜爱。成品鲜栗大部分都销往日本，日本居民把迁西板栗称为"中国甘栗的最佳食品"。

板栗在中国南方最著名的产地是湖北罗田县。板栗是罗田人引以为荣的特产之一，其人工种植板栗的历史可以追溯到春秋战国以前。曾有美国学者专门来罗田考察，最后一致认定这里就是"世界板栗的基因库"。

食用方法

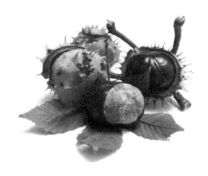

板栗可以生吃，也可以炒熟或煮熟食用，也可以在煮饭的时候，把板栗作为配料。由于中国南北方生长的板栗特点有所不同，其吃法也有不同之处。北方人喜欢把板栗炒熟之后食用，在炒制的时候还要掺入一些粗糖，称之为"糖炒板栗"；南方人则习惯用板栗做菜或煮汤食用。

板栗能与肉类一起煮汤或者炒菜食用，还可以将板栗加工成栗干、栗粉、栗酱、罐头、糕点等。

在选购板栗的时候，要先观察其颜色，表皮呈红褐色且富有光泽的比较好；然后用手触摸，感觉板栗果肉坚实，而且没有潮湿感的比较好；还可以将板栗放到水里，如果往下沉，则表示是新鲜的优质板栗。

储存新鲜的板栗时，可以将其埋在略微潮湿的沙子中保存或放进冰箱冷藏。

也可以将板栗放进冷水浸泡1周后捞出，然后装进竹篮并挂在通风的地方自然风干，再将板栗置于阴凉通风处保存。在存放板栗时，最好将其摊开，不要堆放在一起，以保证通风。

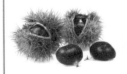

板栗药用知识

治小儿瘦弱、行走乏力：

板栗10颗，枸杞子3g，猪排骨100g。将猪排骨用清水冲洗干净后，剁成小块，然后用沸水汆烫一下捞出备用；将板栗和枸杞子冲洗干净，并去掉板栗壳；在汤锅中加入适量的水，置于火上，放入所有食材，炖烂之后即可食用。

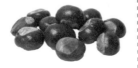

治小儿脾虚泄泻：

山药10g，鸡内金5g，麦芽8g，板栗10g，白糖10g。将所有材料分别用清水冲洗干净，沥干水分，然后研成粉末，并将粉末放进锅中隔水蒸熟即可食用。食用的时候可加入适量的白糖调味，一次20g左右。

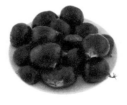

板栗红烧肉

材料:

板栗200g，牛肉500g，老抽半勺，香菜5g，盐4g，油10ml。

制作方法:

❶ 牛肉洗净切块，余水；板栗去壳去皮；香菜切段。

❷ 锅加入油置于火上，然后放入牛肉煸炒，加入老抽上色。牛肉变色时，加入水，小火炖30分钟。然后放入板栗，小火焖煮10分钟。大火收汁。

❸ 加入盐，盛入盘中，放上一点香菜即可。

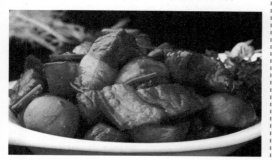

板栗白菜

材料:

板栗100g，白菜300g，胡萝卜1根，姜1块，盐、鸡精各5g，油10ml。

制作方法:

❶ 白菜去帮切成条；胡萝卜洗净切块；姜洗净切成丝；板栗去壳去皮。

❷ 锅中放油，放入葱、姜爆炒出香味。

❸ 将板栗、白菜、胡萝卜放入锅中翻炒，加水煮沸，然后转为小火焖10分钟。加入盐、鸡精调味，即可食用。

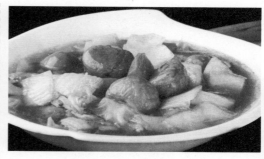

板栗枸杞子粥

材料:

板栗100g，大米100g，白糖、枸杞子各20g。

制作方法:

❶ 板栗放入热水中浸泡，去壳去皮；大米淘净；枸杞子洗净。

❷ 锅中加水，置于火上，放入大米、板栗、枸杞子，大火煮沸，转至小火熬煮。

❸ 粥熟，加白糖调味即可。

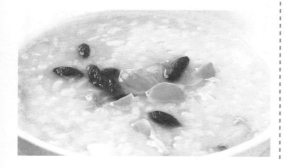

板栗黑米豆浆

材料:

板栗50g，黑米50g，黄豆50g，红枣20g，白糖10g。

制作方法:

❶ 黄豆提前泡发；黑米用水淘净。

❷ 板栗放在热水中浸泡，去壳去皮。

❸ 将板栗、泡好的黄豆、黑米、红枣一起放入豆浆机中，加入适量清水，搅打成豆浆，过滤豆渣，放入白糖即可。

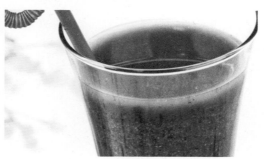

葵花子

休闲零食，养生防病

　　葵花子是向日葵的果实，既可以食用又可作为榨油的原料来使用。一般秋季时节，人们将向日葵的花托摘掉，取出成熟的果实，晒干后即是葵花子。因为它含有丰富的油脂，所以也是高质油脂的来源。

食用功效：
降低血脂，安神补脑。

成熟周期：
葵花子成熟期为7月至8月。

每100g葵花子含有：

热量	609kcal
碳水化合物	19.1g
脂肪	49.9g
蛋白质	23.9g
膳食纤维	6.1g
维生素E	34.53mg
镁	264mg
钙	72mg
钾	562mg
磷	238mg
钠	5.5mg
烟酸	4.8mg

葵花盘
性寒、味甘，可清热平肝，止血止痛。

药膳食谱

专家提醒

　　葵花子富含营养，老少皆宜。但食用葵花子时要尽量用手剥壳，不要用牙齿嗑，以免损伤牙釉质。

　　葵花子不宜一次食用过多，否则易耗伤津液，影响人的口腔健康和消化功能。

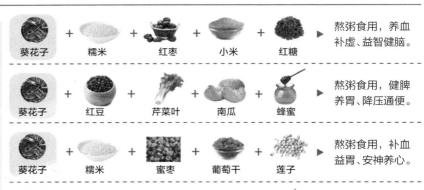

葵花子 + 糯米 + 红枣 + 小米 + 红糖 ▶ 熬粥食用，养血补虚、益智健脑。

葵花子 + 红豆 + 芹菜叶 + 南瓜 + 蜂蜜 ▶ 熬粥食用，健脾养胃、降压通便。

葵花子 + 糯米 + 蜜枣 + 葡萄干 + 莲子 ▶ 熬粥食用，补血益胃、安神养心。

葵花子 + 白芝麻 + 糯米 + 橘子 + 白糖 ▶ 熬粥食用，润肠通便、补肾抗衰。

葵花子中的亚油酸含量可达70%，不仅有助于降低人体血液中的胆固醇水平，有益于保护心血管的健康，还可以有效地调节人体新陈代谢、保持血压稳定，并有预防"三高"的作用。

有关研究发现，如果一个人每天食用一把葵花子，就可以满足此人一天中所需要的维生素E，能有效地稳定情绪、缓解压力，还有助于增强记忆力、延缓衰老，同时对预防冠心病、失眠也有一定的作用。

葵花子中含有丰富的脂肪、糖类、蛋白质、胡萝卜素及铁、钾、锌、镁等矿物质，有助于为人体提供能量，从而达到增强体质、养生防病的作用，其中所含的铁、钾、锌等元素，还有助于预防贫血、神经衰弱。

美食

糯香葵花子

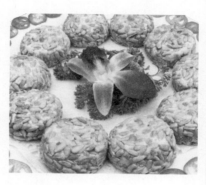

材料：

糯米粉、葵花子各150g，白糖30g，淀粉50g。

制作方法：

❶ 糯米粉、淀粉掺在一起，加入温水、白糖，揉成面团。

❷ 面团分成掌心大小的小面团，蘸上葵花子。

❸ 将面团放入蒸笼中，蒸熟，取出，放入盘中。

葵花子饼干

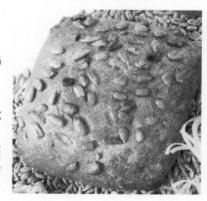

材料：

葵花子100g，黄油20g，白糖20g，鸡蛋1个，低筋面粉15g。

制作方法：

❶ 打碎的鸡蛋、黄油、白糖放一起搅拌，完全融合。

❷ 加入低筋面粉，揉成面团，将面团按压成面饼，蘸上葵花子，放入烤箱中，烤熟即可。

葵花玉米饼

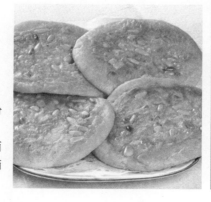

材料：

葵花子100g，黄油20g，玉米粉15g，鸡蛋2个，白糖20g。

制作方法：

❶ 打碎的鸡蛋、黄油、白糖、玉米粉一起搅匀。

❷ 揉成面团，将面团按压成厚的面饼，上面蘸上葵花子，放入烤箱中，烤熟即可。

选购方法

优质的葵花子外形比较完整，颗粒饱满且大小均匀，用手捏起来也不会扁，闻起来有一股淡淡的清香味。在购买散装葵花子的时候，要用手感觉一下，若有潮湿迹象，说明存放时间过长，口感和营养价值都会大大降低，不宜购买。

保存方法

如果是保存生的葵花子，可以将其装进塑料袋子里密封起来，放置于干燥、通风的地方或冰箱冷藏室；如果保存的是炒熟之后的葵花子，就将其放入袋子并扎紧袋口，或装进糕点盒等密封容器内，同时要保证周围环境的干燥、通风。

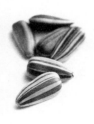

鲍鱼果

营养丰富，补脑益智

鲍鱼果原产于南美洲，是干果的一种，因为其外形跟鲍鱼非常相似，所以被称为鲍鱼果。鲍鱼果的营养十分丰富，果仁中不仅含有蛋白质、脂肪、胡萝卜素，还含有 B 族维生素和维生素 E，钙、磷、铁等含量也远远高于其他的坚果。鲍鱼果的果仁肥白香润，味道香美，具有很高的食用价值。

食用功效：
补脑益智，解酒养肝。

成熟周期：
鲍鱼果成熟期为9月至10月。

每100g鲍鱼果含有：

热量	685kcal
碳水化合物	9g
蛋白质	14.1g
膳食纤维	4.3g
维生素E	37mg
饱和脂肪	17mg
不饱和脂肪	49mg
胡萝卜素	145mg
维生素B$_1$	0.35mg
维生素B$_2$	0.87mg
钠	3mg

鲍鱼果壳
补脑养肝，提高记忆力，延缓衰老。

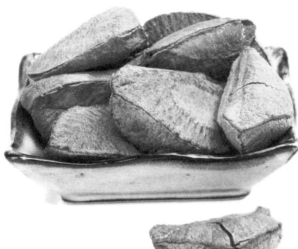

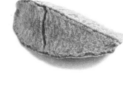

养生功效大搜索

鲍鱼果中含有丰富的不饱和脂肪酸和蛋白质，不仅可以为人体补充能量，还可健脑益智，长期食用鲍鱼果可以预防大脑功能衰退。

鲍鱼果中的矿物质比较丰富，尤其是钙、磷、铁等物质。它所含的有机硒素有助于促进谷胱甘肽的合成，有助于解除宿醉症状，还可以保护肝脏不受损害，经常饮酒的人可适量食用。

鲍鱼果的油脂含量也相当丰富，它可以提高脂溶性维生素在人体内的吸收率，从而给人体补充更多的养分，对于体弱、病后虚弱、经常感到饥饿的人有很好的补养作用。

鲍鱼果中含的胡萝卜素和 B 族维生素比较丰富，能够增强大脑神经系统的功能，补充大脑营养，还有助于提高记忆力。鲍鱼果中含有维生素 E，经常食用还有美容的作用。

食用功效：
健脾养胃，补血安神。

成熟周期：
酸枣成熟期为8月至9月。

每100g酸枣含有：

热量	300kcal
碳水化合物	73.3g
脂肪	1.5g
蛋白质	3.5g
膳食纤维	10.6g
维生素C	900mg
镁	96mg
钙	435mg
钾	84mg
磷	95mg
钠	3.8mg
烟酸	0.9mg

酸枣仁
煎汤服用，可养心安神、柔肝敛汗。

酸枣汁：
可治失眠多梦、健忘。

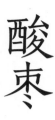

酸枣

健脾开胃，安神滋补

　　酸枣又名野枣，自古就有记载，原产于我国，主产于太行山一带。酸枣不仅有一定的营养价值，而且药用价值也很高。酸枣的果实为圆形或者扁圆形，果皮呈红色或紫红色，含有很多对人体有益的微量元素。新鲜酸枣中的维生素C含量是红枣的2~3倍，人体利用率高达86%。

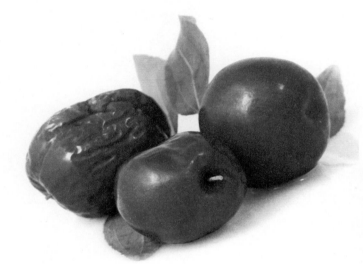

第三章 干果养生馆

药膳食谱

专家提醒

　　女性在月经期间不宜食用酸枣；怀孕期间慎食；有实邪郁火或患有滑泄症者慎服。

　　酸枣可以在煮粥的时候加入或煎汤服用，但是要注意，酸枣不适宜一次进食过多。

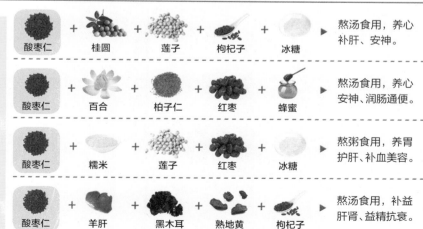

酸枣仁 ＋ 桂圆 ＋ 莲子 ＋ 枸杞子 ＋ 冰糖 ▶ 熬汤食用，养心补肝、安神。

酸枣仁 ＋ 百合 ＋ 柏子仁 ＋ 红枣 ＋ 蜂蜜 ▶ 熬汤食用，养心安神、润肠通便。

酸枣仁 ＋ 糯米 ＋ 莲子 ＋ 红枣 ＋ 冰糖 ▶ 熬粥食用，养胃护肝、补血美容。

酸枣仁 ＋ 羊肝 ＋ 黑木耳 ＋ 熟地黄 ＋ 枸杞子 ▶ 熬汤食用，补益肝肾、益精抗衰。

酸枣性平，具有开胃健脾的功效，常吃能生津止渴、消食化滞。

酸枣富含碳水化合物和蛋白质，可为人体提供所需的能量，促进人体新陈代谢，从而提高机体的抗病能力。常食酸枣还有助于促进人体白细胞的生成，保护肝脏。

酸枣仁中含有丰富的脂肪和蛋白质、植物甾醇及皂苷，有镇静作用。不论炒食还是生吃，酸枣仁都有催眠作用，经常失眠的人可以食用。

酸枣还具有防病抗衰老的作用，它所含的维生素 C 是天然的美容剂，对于皮肤有很好的滋养作用，常喝酸枣汁可以改善皮肤干枯的状况。

特别介绍

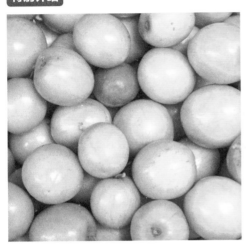

酸枣具有养颜、抗衰老的作用，是深受人们青睐的美容、养生佳品。有关专家学者研究发现，体虚的人群如果能坚持适量地食用酸枣，可以有效地增强体质，提高抗病能力，其身体的康复速度远比那些只是单纯补充维生素的患者要快得多。所以，酸枣历来被人们当作滋补身体、延缓衰老的良药。另外，酸枣汁更容易被人体消化，经常饮用能补血益气、健脾安神，其中富含的维生素 E 有润肤之功效，是消除面部皱纹、使肌肤红润而富有弹性的法宝。

食用方法

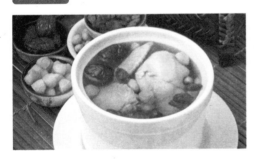

酸枣果肉营养丰富，但最好不要生吃，可以与其他食材搭配在一起煮粥或熬汤食用，不仅能使粥汤的味道更加鲜美，还能增强人的食欲，有很好的滋补作用。

酸枣可以单独用清水煎汤服用，也可以与其他一些药材一起煎服，但不宜多食，一天的用量在 9~15g 即可。

购买酸枣的时候，要选择表皮光滑，颜色呈红色或紫红色，大小均匀的。

另外，应该选择没有霉点、没有虫蛀痕迹的。若发现干酸枣比较潮湿，用手触摸有黏黏的感觉，或表皮有很多斑点，甚至有腐烂现象，说明是存放时间过长的劣质酸枣。

保存新鲜酸枣时，要将其装进塑料袋中密封起来，然后置于阴凉通风处保存，一定要避免阳光直射，以免酸枣受热后产生水分，造成潮湿，甚至引起变质。如果存放的是干酸枣，要将其放入瓶子或者塑料袋中，密封后置于阴凉干燥处。

酸枣药用知识

治虚劳、虚烦：

茯苓 15g，酸枣仁 50g，甘草 15g，知母 15g，川芎 15g。先将酸枣仁放到锅中，加入适量的清水，先用大火煮沸，再用小火慢煮；等到锅中水消耗小半的时候，再将其余四味药材倒进锅中，继续熬煮，直到汤汁剩下一半时即可。取出汤汁分 3 次温服。

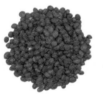

治虚烦失眠：

大米 500g，熟地黄 200g，酸枣仁 350g。将酸枣仁焙干研成粉末，并加入适量的清水搅拌均匀，和大米一起加水煮粥，在粥将熟的时候，加入熟地黄同煮熟即可。

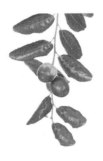

花生酸枣豆浆

材料：

花生60g，黄豆50g，酸枣5颗，白糖5g。

制作方法：

❶ 将花生、黄豆、酸枣洗净，放在水中浸泡8小时左右；将泡好的酸枣去核，切成丁。

❷ 把花生、黄豆、酸枣放入豆浆机，加入水，按下启动键。

❸ 刚磨好的豆浆有豆渣，可滤去，倒入杯中，加点白糖，味道更甜美。

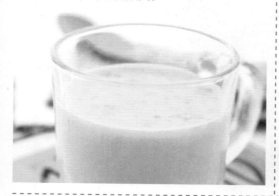

酸枣银耳粥

材料：

银耳25g，酸枣15g，粳米100g，白糖10g。

制作方法：

❶ 干银耳用水浸泡；酸枣泡软去核；粳米淘洗干净，在水中浸泡半小时。

❷ 锅中加入水置于火上，放入粳米、酸枣，大火煮沸。

❸ 等煮至八成熟时，放入银耳、白糖，熬成粥即可。

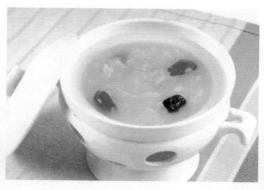

酸枣山药排骨汤

材料：

山药200g，排骨300g，酸枣50g，香菜1根，料酒10ml，葱花10g，盐5g。

制作方法：

❶ 山药洗净去皮，切成块；香菜洗净，备用。

❷ 排骨洗净剁碎，放入锅中，氽一遍，捞出。

❸ 锅中加水，放入排骨、葱、料酒、酸枣、山药、盐等，炖半小时即可。

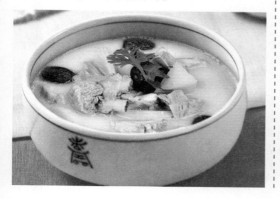

高粱酸枣豆浆

材料：

黄豆45g，高粱、酸枣各15g，蜂蜜10g。

制作方法：

❶ 把黄豆、高粱放入清水浸泡，泡发后捞出，冲洗干净；酸枣洗净去核。

❷ 所有材料一起放入豆浆机中开始制作豆浆。

❸ 豆浆机提示豆浆做好后，过滤出豆渣，调入蜂蜜搅拌均匀即可。

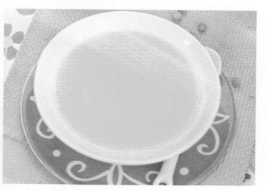

茯苓

四时神药，健脾渗湿

茯苓是多孔菌科植物茯苓菌的干燥菌核，多作为药材来使用，是我国使用最为广泛的药材之一。茯苓的药用价值很高，不仅能健脾和胃、降糖防癌、养心安神、渗湿消肿，经常食用还能达到增强人体免疫功能以及护肝脏、抗肿瘤的良好功效。

食用功效：
宁心安神，健脾和胃，渗湿利水，增强免疫力。

成熟周期：
茯苓成熟期为8月至9月。

每100g茯苓含有：

热量	16kcal
碳水化合物	82.6g
脂肪	0.5g
蛋白质	1.2g
膳食纤维	8.9g
镁	8mg
钙	4.55ug
钾	58mg
磷	32mg
钠	1mg
烟酸	0.4mg

茯苓茶
有益脾和胃，渗湿利水之功效。

茯苓皮
性平、味甘，利水消肿，保护肝脏。

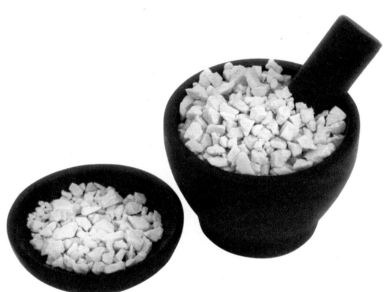

药膳食谱

专家提醒

茯苓虽有很好的滋补作用，但不适合小便过多者以及多汗、虚寒滑精者食用。

 茯苓 + 玉米 + 绿豆 + 鸭肉 + 冬瓜 ▶ 熬汤食用，滋阴生津、消肿排毒。

 茯苓 + 蜜枣 + 猪肉 + 鲫鱼 + 熟地黄 ▶ 熬汤食用，利水消肿、补血养脾。

 茯苓 + 排骨 + 胡萝卜 + 姜 + 陈皮 ▶ 熬汤食用，降压降糖、利尿。

 茯苓 + 鸽肉 +  绿豆 + 姜 + 盐 ▶ 熬汤食用，补益肝肾、防治过敏。

茯苓可以降低平滑肌收缩性，若与人参、酸枣搭配食用，还有防治心悸失眠的作用。它还能促进人体新陈代谢，平衡电解质并降低血糖，降低毛细血管的通透性。

茯苓和党参、山药同服，可以缓解脾虚泄泻，有健脾止泻之功效。茯苓和陈皮、姜汁煎服，有健脾益胃的作用，能有效地防治妊娠呕吐。

茯苓还能提高人体的免疫功能，有防癌、抗癌之功效。在临床医学上，经常用茯苓来防治胃癌、肝癌、乳腺癌等癌症。

特别介绍

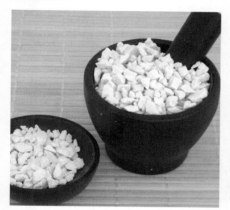

茯苓多生于松树的根部，在我国的吉林、湖北、河南、浙江、福建、台湾、贵州、四川、云南等地均有种植。茯苓菌核一般呈椭圆形或不规则形，长度为10~30cm，甚至更长，重量500~5000g不等，外壳为深褐色，有很多皱褶，内部呈白色或较浅的粉红色。茯苓被人们称作中药"八珍"之一，有助消化、强体质的作用，并能有效地预防胃癌、肝癌、食管癌等癌症，经常食用能达到增强人体免疫力和宁心安神的效果，是健康长寿的养生必备药物，自古以来就深受人们青睐。

食用方法

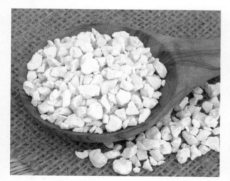

茯苓可以单独或与其他食材、药材合理搭配煎汤服用，能起到防病抗病的效果，也可以研成粉末后用温水冲服或制成药丸后服用。茯苓内服一定要注意不要过量，一次5~15g为宜，多食会造成身体不适。

用茯苓搭配一些食材熬粥食用，营养丰富，且比较容易被人体吸收。茯苓还可以用来制作茯苓酥、茯苓饼、茯苓酒等，经常适量饮用茯苓酒，对身体大有裨益。

选购方法

优质的茯苓一般比较坚实，其外表多呈棕褐色，表皮的纹路比较细腻、清晰，很少会出现裂缝。如果把茯苓切开，会发现其断面的颜色呈白色，肉质非常细腻，品尝时会感觉有较强的粘牙力。

保存方法

茯苓放置于阴凉通风的地方保存即可。具体方法是先将茯苓按大小分开，用清水分别浸泡之后，冲洗干净，再将其放到锅中隔水蒸一会儿，趁热将外皮切下，然后将茯苓切成厚片或块状，充分晾干之后放入干燥密封的容器中保存即可。

茯苓药用知识

治脾虚湿盛：

白茯苓15克，清洗干净，用清水浸泡半个小时，备用；干山药15克，洗净后用清水浸泡半个小时。将白茯苓、干山药烘干后，研成细粉末状。每天1次，用稀米汤调服即可。

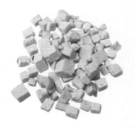

治四肢水肿：

防己15克，黄芪15克，桂枝15克，茯苓30克，甘草10克。将这五味药材洗净后放入锅中，加600毫升水，煮至剩200毫升，分3次，温服。

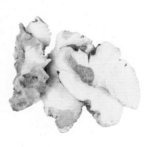

茯苓菊花饮

材料：

茯苓30g，菊花50g，白糖10g。

制作方法：

❶ 菊花除去杂质，洗净沥干水；茯苓洗净，切片。

❷ 锅中加入水置于火上，放入茯苓，大火煮沸，转至小火煮15分钟。

❸ 然后放入菊花、白糖，继续煮5分钟，滤去杂质，即可饮用。

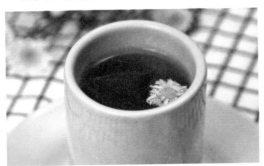

桂圆茯苓豆浆

材料：

桂圆30g，黄豆50g，茯苓10g，白糖5g。

制作方法：

❶ 黄豆洗净，用水浸泡6个小时；桂圆洗净取肉；茯苓洗净备用。

❷ 将上述食材全部倒入豆浆机中，加水至上、下水位线之间，按"豆浆"键。

❸ 倒出豆浆，滤渣，加入白糖调味即可。

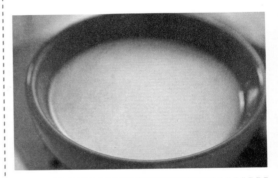

茯苓豆干汤

材料：

茯苓、豆干各50g，山药100g，盐5g，葱1棵，淀粉适量。

制作方法：

❶ 山药洗净去皮切成块；葱洗净切成葱圈。

❷ 锅中加水，放入茯苓，大火煮沸，取汁备用；将茯苓汁倒入锅中，放入豆干、山药、葱、盐，煮沸，转至小火炖半小时。

❸ 然后用淀粉勾芡，倒入锅中，煮沸即可。

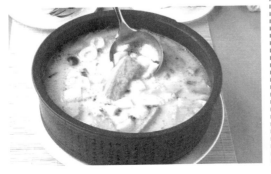

茯苓炖虾

材料：

山药、茯苓各80g，鲜虾200g，葱1棵，油、盐各适量。

制作方法：

❶ 葱洗净切成圈；虾去头去壳；山药去皮切块。

❷ 锅中放入油，放入葱爆炒出香味。

❸ 将虾放入锅中，加入盐翻炒，至虾肉变色，然后往锅中加入水，放入茯苓、山药，大火煮沸，转至小火炖熟即可。

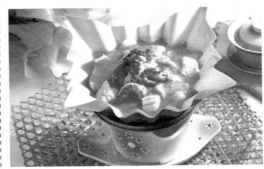

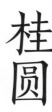

桂圆

食用功效：
补益心脾，健脑益智，补益气血。

成熟周期：
桂圆成熟期为7月至8月。

每100g桂圆含有：

热量	277kcal
碳水化合物	64.8g
脂肪	0.2g
蛋白质	5g
膳食纤维	2g
维生素C	12mg
镁	81mg
钙	38mg
钾	1348mg
磷	206mg
钠	3.3mg
烟酸	1.3mg

桂圆叶
性平、味苦，可清热、解毒、利湿。

桂圆子
性平、味涩，可止血、镇痛、理气。

滋养珍品，养心健脾

桂圆经常被人们称为龙眼，它的种子呈圆形、黑色，且富有光泽，种脐处微微突起呈白色，特别像传说中龙的眼睛，故称"龙眼"。桂圆具有很高的营养价值，经常食用新鲜的桂圆对身体颇有裨益，是名副其实的滋养佳品，也可以加工成罐头，是一种不错的保健食品。

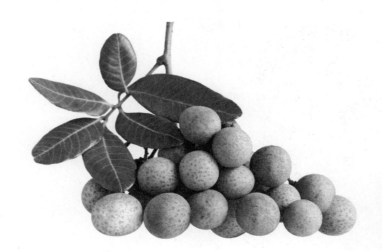

药膳食谱

专家提醒

桂圆在中医理论上有安胎的作用，但是女性怀孕后大多阴血偏虚，内热旺盛，而中医认为胎前益凉，桂圆性质温热，因此孕妇不宜食用。

肺热有黏痰、阴虚火旺者忌食。

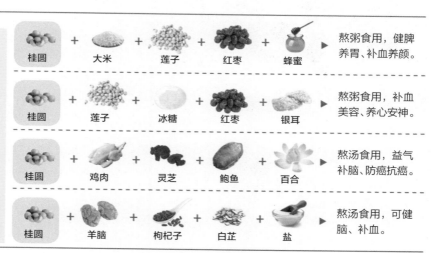

桂圆 + 大米 + 莲子 + 红枣 + 蜂蜜 ▶ 熬粥食用，健脾养胃、补血养颜。

桂圆 + 莲子 + 冰糖 + 红枣 + 银耳 ▶ 熬粥食用，补血美容、养心安神。

桂圆 + 鸡肉 + 灵芝 + 鲍鱼 + 百合 ▶ 熬汤食用，益气补脑、防癌抗癌。

桂圆 + 羊脑 + 枸杞子 + 白芷 + 盐 ▶ 熬汤食用，可健脑、补血。

桂圆中含有丰富的维生素 A 和 B 族维生素，具有养血安神的作用，非常适合年老体弱、气血不足者食用。

桂圆中含有多种营养物质，是健脾养心的传统食物，对预防失眠、心悸、神经衰弱、记忆力减退和贫血有一定的作用。

桂圆中含有很多有益于人体的营养成分，能有效地提高人体的抗病能力，正值发育期的儿童食用桂圆，有助于促进大脑的发育。

食用适量的桂圆，对体质虚弱的人有滋补作用。

特别介绍

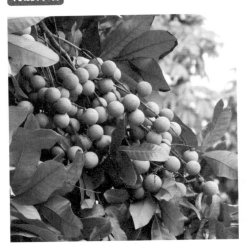

李时珍在《本草纲目》中认为"食品以荔枝为贵，而强身健脑则以桂圆为良"。因为荔枝性热，虽然是难得的美味，但不宜多食；而桂圆性平，能补脑、安神，对思虑过度而伤及心脾者有很大的益处。

桂圆富含营养，自古以来就深受人们的喜爱，是滋补身体、益寿延年的珍品，所以有"南桂圆北人参"的说法。经常食用桂圆，除了能健脾养胃、增强体质、益寿延年以外，还有安神补脑、提高记忆力之功效，能有效地防治心悸、失眠、健忘等病症。所以，桂圆又有"补脑灵丹"的美誉。

食用方法

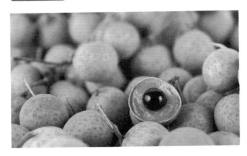

桂圆可以搭配红枣、蜂蜜等煮汤饮用，也可以搭配其他食材煮粥食用，不仅能使粥汤的味道更加鲜美，还有助于人体对食材中营养成分的吸收，并且利于药效的发挥。

每天临睡时吃上几颗桂圆，有助于快速进入梦乡，提高睡眠质量。桂圆营养丰富，但不宜过量食用，以免造成身体不适。

选购方法

选购桂圆的时候，要先看桂圆的外表。新鲜的桂圆颗粒较大、表层呈黄褐色，且表面光洁而薄脆，干桂圆表皮为黄棕色，壳硬脆；再用手轻轻晃动，没有发出响声的是优质桂圆。

保存方法

在保存新鲜桂圆时，要将其装到箱子里盖好，再放到阴凉、通风处保存。也可以将新鲜的桂圆直接装进保鲜袋密封，再放到冰箱冷藏室保存。如果保存的是干桂圆，可以将其装进塑料袋中，再放进冰箱保存，并每隔一段时间就取出来晒一下太阳。

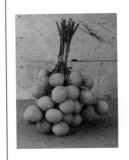

桂圆药用知识

治脾虚：

桂圆 12 颗，白糖 10g，鸡蛋 3 个。将桂圆去壳，冲洗干净后，把桂圆肉和适量的水倒入锅中，水开后打入荷包蛋，煮熟之后，根据个人口味调入适量的白糖即可。每天早晨空腹食用。

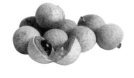

治过度疲劳：

桂圆 150g，高粱白酒 400ml。将桂圆冲洗干净后，取出桂圆肉；再拿一个干净的广口瓶，将桂圆肉和高粱白酒倒进瓶中，密封起来并浸泡 1 个月。每天晚上睡前饮用 15ml 左右即可。

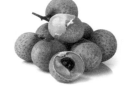

桂圆黑豆粥

材料：

大米100g，糯米、桂圆、黑豆各50g，白糖10g。

制作方法：

1. 大米、糯米、黑豆放在水中浸泡；桂圆去皮取肉备用。
2. 锅中加入水，将浸泡过的大米、糯米、黑豆、桂圆放入锅中，开大火煮沸。然后转至小火熬煮半小时，至粥呈黏稠状即可。
3. 盛入碗中，加入点白糖，口感更佳。

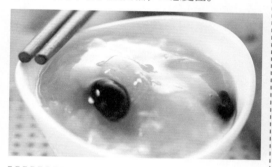

桂圆苹果奶

材料：

桂圆50g，苹果1个，牛奶100ml，白糖20g。

制作方法：

1. 桂圆去皮去核，洗净放入清水中浸泡10分钟；苹果洗净，去皮去籽，切成小碎块，放在水中浸泡10分钟。
2. 取出榨汁机，将浸泡过的桂圆、苹果放进去，加入白糖、牛奶和适量的水。
3. 按启动键，等待3分钟，榨好后倒杯中即可。

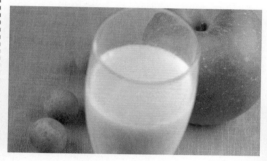

糯米桂圆豆浆

材料：

糯米80g，桂圆30g，黄豆50g，白糖20g。

制作方法：

1. 黄豆、糯米、桂圆去皮去核洗净，放在水中浸泡。
2. 取出豆浆机，将黄豆、糯米、桂圆、白糖放入进去，按标准加入清水。
3. 按下启动键，等待15分钟左右，豆浆便可打磨好。滤去豆渣，倒入碗中即可。

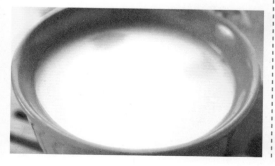

枸杞子桂圆炖羊肉

材料：

羊肉300g，桂圆90g，枸杞子10g，香油5ml，盐5g，香菜1棵。

制作方法：

1. 羊肉洗净切成块，浸泡在水中；桂圆去壳；枸杞子洗净。
2. 锅中放入油，油热后放入羊肉，煸炒，炒至羊肉断生，往锅中加入水，再放入桂圆、枸杞子，大火煮沸，然后转至小火炖煮1小时。
3. 加入盐，撒上点香菜，盛入盘中，即可。

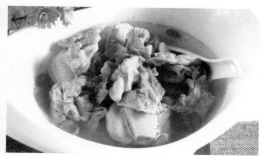

夏威夷果

干果皇后，健脑强身

　　夏威夷果是一种树生坚果，原产于澳洲，因此又叫作澳洲坚果。它不仅味道可口，而且含有丰富的营养成分，尤其是不饱和脂肪酸的含量相当高，被誉为"干果皇后""世界坚果之王"。夏威夷果中含有丰富的钙、铁、磷、维生素和氨基酸等，营养价值相对较高，有助于调节血脂、增强记忆力，很适合老年人和血脂异常的人进食。

食用功效：
健脑益智，调节血脂，补虚强身。

成熟周期：
夏威夷果成熟期为7月至11月。

每100g夏威夷果含有：

热量	727kcal
碳水化合物	10g
脂肪	0.78g
蛋白质	9.2g
维生素B$_1$	16g
维生素B$_2$	7.5g
铁	0.18mg
钙	0.45ug
钾	0.08mg
磷	0.21mg
烟酸	0.09mg

夏威夷果壳
降低胆固醇，软化血管，控制血压。

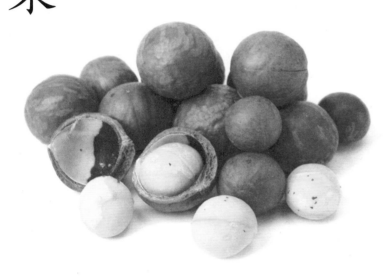

药膳食谱

专家提醒

　　中老年人或者血脂偏高的人可以适量食用夏威夷果，帮助调节血脂平衡。一般来说，坚果的果粒都比较硬，食用之后不容易被人体消化吸收，肠胃比较弱的人不宜多食。

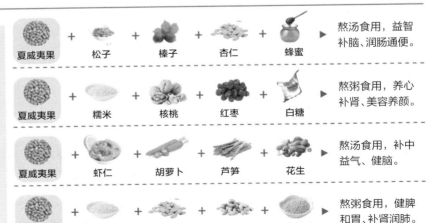

夏威夷果 ＋ 松子 ＋ 榛子 ＋ 杏仁 ＋ 蜂蜜 ▶ 熬汤食用，益智补脑、润肠通便。

夏威夷果 ＋ 糯米 ＋ 核桃 ＋ 红枣 ＋ 白糖 ▶ 熬粥食用，养心补肾、美容养颜。

夏威夷果 ＋ 虾仁 ＋ 胡萝卜 ＋ 芦笋 ＋ 花生 ▶ 熬汤食用，补中益气、健脑。

夏威夷果 ＋ 糯米 ＋ 杏仁 ＋ 腰果 ＋ 白芝麻 ▶ 熬粥食用，健脾和胃、补肾润肺。

食用功效：
清肺化痰，健胃，通便。

成熟周期：
西瓜子成熟期为5月至10月。

每100g西瓜子含有：

热量	582kcal
碳水化合物	14.2g
膳食纤维	4.5g
蛋白质	32.7g
脂肪	44.8g
铁	8.2mg
镁	448mg
钙	28mg
钾	612mg
磷	765mg
钠	187.7mg
烟酸	3.4mg

润肠通便，美味零食

　　西瓜子是西瓜的种子，一种常见的休闲零食，市面上常见的一些西瓜里的子比较小，所以西瓜子来源于一些特殊的西瓜品种。兰州的打瓜就是其中的一种，它的瓜子黑边白心，在国际上有"兰州黑瓜子"之称。西瓜子经过加工可制成五香瓜子、奶油瓜子、多味瓜子等。

西瓜子

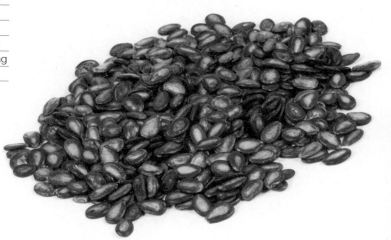

第三章 干果养生馆

药膳食谱

专家提醒

　　西瓜子有不同的口味，不过食用西瓜子以原味为好，其他口味的西瓜子都添加了不同的调味料，不能多吃，以免影响健康。咸的西瓜子容易伤津，不能多吃。

　　过量嗑瓜子会损伤牙齿。

 西瓜子 + 姜 + 梨 + 枸杞子 + 红糖 ▶ 熬汤食用，可润肠，生津。

 西瓜子 + 杏仁 + 梨 + 香蕉 + 白糖 ▶ 熬汤食用，可止咳润燥。

 西瓜子 + 葱 + 姜 + 醋 + 盐 ▶ 熬汤食用，可防治风寒感冒。

 西瓜子 + 猪肚 + 花生 + 蒜 + 盐 ▶ 熬汤食用，可防治胃溃疡。

开心果

心脏保镖，养生仙果

开心果是现在生活中常见的一种休闲类干果，主要产于叙利亚、伊拉克、伊朗等地，与白果形似，成熟的开心果有开裂。开心果中含有丰富的维生素、矿物质和抗氧化成分，有高纤维、低脂肪、低热量的特点，食用价值很高。

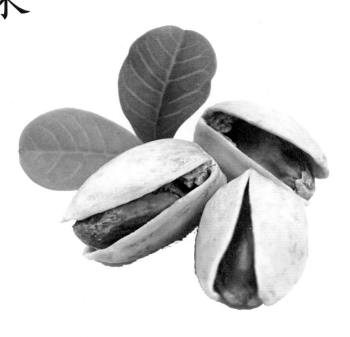

食用功效：
润肠通便，补脑抗衰。

成熟周期：
开心果成熟期为7月至8月。

每100g开心果含有：

热量	614kcal
碳水化合物	21.9g
脂肪	53g
蛋白质	20.6g
膳食纤维	8.2g
维生素A	20mg
钠	270mg
铁	3mg
钙	120mg
钾	970mg
磷	440mg
叶酸	59mg

开心果叶
清热祛燥，排毒润肤。

开心果皮
可润肺止咳，润肠通便，调中顺气。

药膳食谱

专家提醒

开心果可以有效缓解精神压力，对于心脏病患者来说，它是一种不可多得的食疗佳品。但因其中有丰富的油脂，所以高脂血症患者、减肥人士不宜多食，否则会导致体重上升。

 开心果 + 圣女果 + 黄瓜 + 紫薯 + 香蕉 ▶ 熬粥食用，缓解压力、补脑益智。

 开心果 + 胡萝卜 + 土豆 + 黄瓜 + 鸡肉 ▶ 熬汤食用，健脾益气、润肠排毒。

 开心果 + 糯米 + 虾仁 + 南瓜 + 黄瓜 ▶ 熬粥食用，润肠、养胃、健脾。

 开心果 + 虾仁 + 西蓝花 + 芹菜 + 红椒 ▶ 熬汤食用，益智补脑、延缓衰老。

　　开心果中含有丰富的精氨酸，如果经常适量食用，可以有效地降低血脂、预防动脉硬化，非常适合中老年人食用。它还能够减少人体内的胆固醇含量，降低患心脏病的风险，对心脏有很好的保护作用。

　　开心果含有丰富的油脂，因此有润肠通便的作用，有助于排出人体肠道内积存的毒素。

　　开心果的果仁中含有丰富的维生素 E，经常食用有助于增强体质，还可以延缓衰老、美容养颜。

美食

开心黑糯米糕

材料：

黑糯米50g，开心果20g，白糖10g。

制作方法：

❶ 黑糯米淘洗干净，用水浸泡1个小时；开心果炒熟去壳。

❷ 把黑糯米放入盆中，加入白糖，搅拌均匀。

❸ 黑糯米放到蒸笼中蒸熟，分成小份，搭配炒好的开心果，摆入盘中即可。

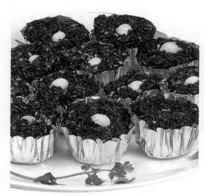

开心果豆浆

材料：

开心果30g，枸杞子20g，黄豆50g，白糖10g。

制作方法：

❶ 黄豆、枸杞子洗净，提前浸泡；开心果炒熟去壳。

❷ 把黄豆、枸杞子、开心果放进豆浆机，加入适量的水，打磨成豆浆。

❸ 滤去豆渣，倒入杯中，加入白糖，即可饮用。

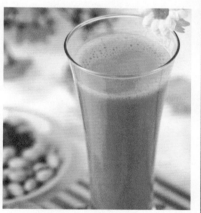

开心高粱酥

材料：

开心果50g，高粱粉80g，鸡蛋1个，低筋面粉100g，盐适量。

制作方法：

❶ 将开心果炒熟去壳；低筋面粉、高粱粉、盐、鸡蛋倒入盆中混合均匀。

❷ 面团沾上开心果，压成面饼，入烤箱烤熟。

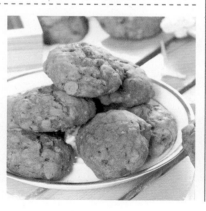

选购方法

　　优质的开心果一般表现为开口处比较均匀整齐，果实非常饱满，果肉丰富，而且是自然开口。有些开心果虽然看起来个头儿比较大，但在它的开口处有明显的裂口，这种裂口一般是人工开口时造成的，果肉比较少，最好不要购买。

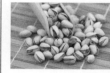

保存方法

　　开心果酸化之后会产生黄曲霉毒素，如果将开心果暴露在空气中进行保存，会加快其酸化的速度，所以要将开心果放到塑料薄膜或者玻璃容器中密封起来，并抽出里面的空气，以避免开心果与空气中的水分和氧气接触，造成变质。

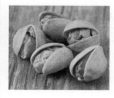

杏仁

抗癌之果，润肺止咳

　　杏仁是杏的种仁，主要分为甜杏仁和苦杏仁两种。杏仁中含有丰富的蛋白质、脂肪、糖类、多种维生素以及铁、磷、钙等营养成分，具有很高的食用价值，对人体有很好的滋补作用。杏仁中胡萝卜素的含量极为丰富，在各种果品中排名仅在芒果之后，有"抗癌之果"的美称。

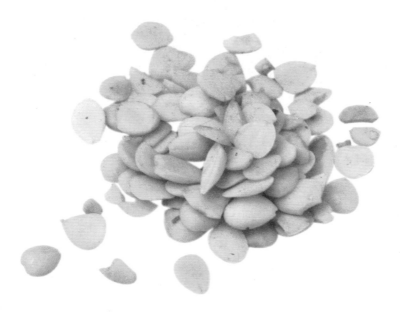

食用功效：
润肺，止咳，化痰平喘。

成熟周期：
杏仁成熟期为7月至9月。

每100g杏仁含有：

热量	596kcal
碳水化合物	19.7g
脂肪	50.6g
蛋白质	21.3g
膳食纤维	11.8g
维生素B$_2$	0.81mg
维生素B$_1$	0.24mg
镁	275mg
钙	248mg
钾	728mg
磷	474mg
钠	1mg
烟酸	3.9mg

杏叶
利水消肿，防治眼疾。

杏皮
清热解渴，延缓衰老。

药膳食谱

专家提醒

　　杏仁含有有毒物质氢氰酸，若过量食用容易导致中毒，每天的食用量不要超过 20g。

　　体质湿热的人最好不要食用杏仁或含有杏仁的糕点、粥汤，阴虚咳嗽以及泻痢便溏的人不宜食用杏仁。

 杏仁 ＋ 梨 ＋ 苹果 ＋ 银耳 ＋ 冰糖 ▶ 熬汤食用，清热生津、润肺养胃。

 杏仁 ＋ 南瓜 ＋ 红薯 ＋ 绿豆 ＋ 白糖 ▶ 熬粥食用，健胃消食、排毒养颜。

杏仁 ＋ 红枣 ＋ 胡萝卜 ＋ 核桃 ＋ 芦笋 ▶ 熬汤食用，润肺止咳、补血益气。

杏仁 ＋ 莲子 ＋ 银耳 ＋ 枸杞子 ＋ 冰糖 ▶ 熬汤食用，清热生津、美容养颜。

苦杏仁具有止咳平喘的作用，配合其他中药一起煎煮服用，有助于防治肺病、咳嗽。而甜杏仁的滋补价值比较高，有利于滋养肺部，患有肺病的人可以适量地食用一些。

苦杏仁中含有丰富的脂肪，这种物质进入人体之后，可以促使皮肤角质层软化，减慢皮肤衰老的速度，达到润泽肌肤的效果。

杏仁含有丰富的黄酮类物质和多酚类成分，这些抗氧化成分都能够降低人体的胆固醇含量，并降低心脏病的发病率。

杏仁中含有的单不饱和脂肪酸有助于降低人体的血脂水平。

特别介绍

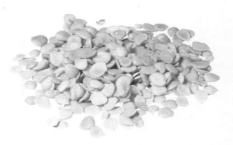

杏仁有甜杏仁和苦杏仁之分。甜杏仁多产于中国南方，有一股淡淡的甜味，口感细腻，可以作为休闲小吃，也可做成凉菜，能润肺止咳，滋补身体，食用价值很高；苦杏仁有轻微的苦味，可以用来入药，能润肠通便，缓解咳嗽、气喘等症状，但含有轻微的毒素，所以不宜多吃。苦杏仁多产于北方，不能像甜杏仁那样生食，因为苦杏仁中含有苦杏仁苷，在人体内的消化酶和酸的作用下会分解出有剧毒的氢氰酸，能令红细胞失去活性，重者还能致使呼吸中枢麻痹，甚至导致死亡。

食用方法

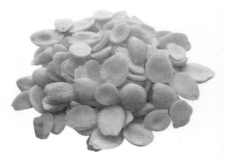

杏仁可以直接剥开壳生吃，也可将其炒干之后，磨成粉末，然后用温水冲服。如果能坚持每天服用杏仁，还能达到一定的排毒、养颜之功效。

杏仁可以在煮粥的时候加入，也可以当作饼类和面包的配料，与其他食材合理搭配做成菜肴后食用，营养丰富、味道鲜美，是难得的滋补养生佳品。

甜杏仁中的营养易被人体吸收，可以直接食用，但苦杏仁不宜生吃，一般被加工成各种饮料或糕点食用。

在购买杏仁的时候，要选择外壳没有开裂、无发霉迹象、无染色痕迹的。杏仁的颜色要统一，不要挑选那些明显变软甚至已经干枯的，这种杏仁存放时间过长，已经失去了食用和营养价值。

如果是罐装的杏仁，且未开封，可以放置于干燥、通风的地方进行保存，一般可以保证在 2 年之内不会变质。已经开封的杏仁要装进密封效果比较好的储物罐中储存。

还可以将杏仁存放到冰箱里保存起来，可以大大延长保质期。

第三章 干果养生馆

杏仁药用知识

治风热感冒：

杏仁 8g，连翘 8g，竹叶 10g，薄荷 2g。取出汤锅，加入适量的清水后置于火上，将杏仁、连翘和竹叶一起放入锅中，先用大火煮沸，然后转小火煎煮。半个小时后，倒入薄荷，再煮 15 分钟。取汁饮用，每日 1 次。

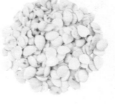

治风寒咳嗽：

杏仁 10g，姜 3 片，白萝卜 80g。将白萝卜用清水冲洗干净后切成块，取汤锅置于火上，倒入适量的清水；然后将姜片、杏仁、白萝卜放入锅中，煎煮至水剩下原来的 1/4 时即可。每天早晚各服 1 次。

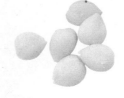

百合拌杏仁

材料：

杏仁100g，干百合30g，青椒1个，红椒1个，盐5g，油适量。

制作方法：

❶ 锅中加水，大火煮沸，将杏仁去皮，放入沸水煮熟，捞出并放入冷水浸泡。

❷ 青椒、红椒切成小块；干百合放入沸水焯一下，捞出过凉水。

❸ 将冷却过的杏仁与青椒、红椒、百合一起放盆中，加盐、油搅拌均匀即可。

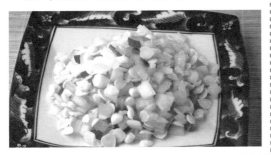

酸甜杏仁拌香菜

材料：

杏仁100g，红椒1个，香菜5g，醋5ml，白糖20g，盐5g，香油5ml。

制作方法：

❶ 将杏仁去皮，放入水中煮沸，捞出后过凉水。

❷ 红椒洗净切成丁，香菜洗净切成段，和杏仁一起装盘。

❸ 放醋、白糖、盐搅拌均匀，淋上香油即可。

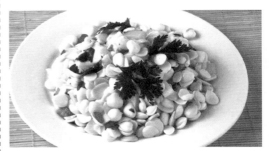

杏仁拌三丝

材料：

杏仁、花生仁各100g，红椒、洋葱各1个，香菜12棵，豆腐丝10g，盐3g，油、白醋各10ml。

制作方法：

❶ 锅中加水，用大火煮沸，杏仁、豆腐丝放锅中煮熟，捞出放入冷水；锅中倒油，油热时将花生仁放入炸成金黄色，捞出，撒少量盐搅拌均匀。

❷ 红椒、洋葱洗干净，切成丝；香菜洗净，撕成小段。所有食材放在一起搅拌均匀，加入盐、白醋调味即可。

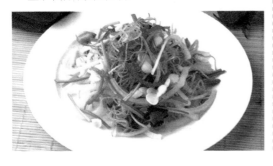

杏仁豆浆

材料：

杏仁100g，黄豆50g，黑芝麻20g，巧克力1块，冰糖10g。

制作方法：

❶ 黄豆放入清水浸泡；杏仁放入水中浸泡，去皮备用；黑芝麻焙熟；巧克力放入温水搅拌均匀。

❷ 把杏仁、黑芝麻、黄豆用粉碎机打成粉末。

❸ 锅中加水，煮沸，放入杏仁、黑芝麻、黄豆粉末，煮沸后换小火，煮至黏稠时加巧克力搅拌均匀，将熟时调入冰糖即可。

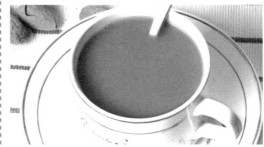

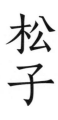

食用功效：
润肺止咳，补血益气。

成熟周期：
松子成熟期为5月至6月。

每100g松子含有：

热量	665kcal
碳水化合物	19g
脂肪	62.6g
蛋白质	12.6g
膳食纤维	12.4g
维生素E	34.48mg
胡萝卜素	40ug
镁	567mg
钙	3mg
钾	184mg
磷	620mg
烟酸	3.8 mg

松子壳
可用作燃料、饲料等。

松子仁
既是一味重要的中药，又有很高的食用价值。

坚果仙品，滋补抗衰

　　松子即松树的种子，在我国主要种植的有东北松子和巴西松子两个品种。松子中含有丰富的蛋白质、脂肪、碳水化合物以及铁、钙、磷、不饱和脂肪酸等营养物质，食用价值非常高，几乎包含了人体所需的所有营养物质，是人们进行食补的最佳食品，被誉为"长寿果""坚果中的仙品"。

松子

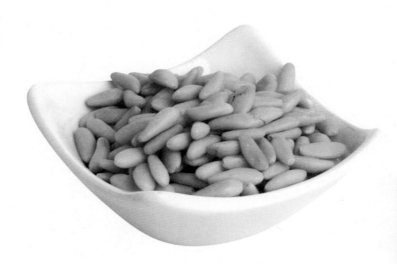

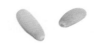

药膳食谱

专家提醒

　　虽然松子的营养价值很高，但并不是所有人都适合食用，脾虚腹泻和痰多患者应慎食。

　　松子中含有的热量比较高，长期大量食用会导致体内的脂肪堆积，引起肥胖。

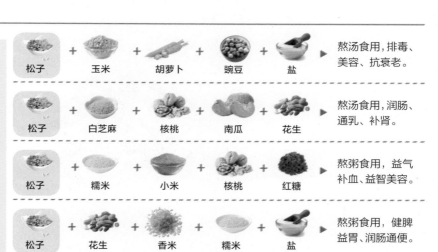

松子 + 玉米 + 胡萝卜 + 豌豆 + 盐 ▶ 熬汤食用，排毒、美容、抗衰老。

松子 + 白芝麻 + 核桃 + 南瓜 + 花生 ▶ 熬汤食用，润肠、通乳、补肾。

松子 + 糯米 + 小米 + 核桃 + 红糖 ▶ 熬粥食用，益气补血、益智美容。

松子 + 花生 + 香米 + 糯米 + 盐 ▶ 熬粥食用，健脾益胃、润肠通便。

松子中富含不饱和脂肪酸，经常食用有养肺、补肾、保护血管的作用，还能辅助治疗老年性慢性支气管炎、支气管哮喘和风湿性关节炎等疾病。

松子中含有丰富的油脂，有润肠通便之功效，可以滋养肌肤，使皮肤细腻柔润，富有弹性。松子也有一定的乌发作用，是上好的美容食品。

松子含有丰富的维生素E，维生素E具有较强的抗氧化作用，能抑制细胞内和细胞膜上的脂质过氧化作用，保护细胞的完整性，避免受到自由基的损害，从而减缓机体的衰老速度。

松子中的磷和锰含量丰富，对大脑和神经有保护作用，对阿尔茨海默病有很好的预防作用。

美食

松子仁粥

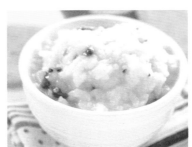

材料：

松子仁30g，粳米100g，花生仁50g，白糖10g。

制作方法：

❶ 把粳米放入水中浸泡，捞出并沥干水分。

❷ 锅中倒水煮沸，倒入粳米再煮沸，加松子仁、花生仁，小火煮至黏稠，熟时调入白糖。

松子香糯米糕

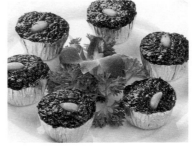

材料：

松子仁、红豆、葡萄干各30g，糯米150g，白糖20g。

制作方法：

❶ 松子仁、红豆放入沸水煮熟备用；把糯米入锅蒸熟。

❷ 将葡萄干、红豆、糯米掺在一起，加白糖搅匀，放入糕点容器，压紧，上面放松子仁，入锅蒸熟。

松子炖豆腐

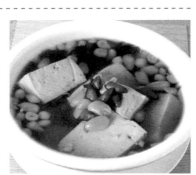

材料：

松子仁30g，豆腐150g，莲子50g，花生仁20g，酱油10ml，香油5ml，白糖、盐各3g。

制作方法：

❶ 松子仁、花生仁、莲子洗净，入锅煮熟。

❷ 锅中倒油，油热时放盐、白糖，再加入松子仁、花生仁、莲子、豆腐、酱油和适量水，大火煮沸至熟即可。

选购方法

在购买松子的时候，要先看它的外壳，优质松子的外壳一般呈浅褐色，富有光泽，且又硬又脆；然后观察松子的果仁，颗粒比较大、容易脱出且均匀饱满的为优质松子。如果发现松子的外壳颜色比较暗淡，大多颗粒不饱满且有霉变、干瘪现象则不宜购买。

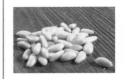

保存方法

松子中含有很多以不饱和脂肪酸为主的油脂，如果储存方法不当或存放的时间过长，很容易变味，甚至发生霉变。所以在保存松子的时候，要注意密封、防潮。

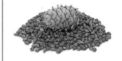

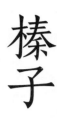

食用功效：
补脾益气，健脑明目。

成熟周期：
榛子成熟期为9月至10月。

每100g榛子含有：

热量	561kcal
碳水化合物	24.3g
脂肪	44.8g
蛋白质	20g
膳食纤维	9.6g
维生素E	36.43mg
胡萝卜素	50ug
镁	420mg
钙	104mg
钾	1244mg
磷	422mg
烟酸	2.5 mg

榛子叶
补中益气，开胃消食。

榛子壳
养肝益肾，健脾和胃。

坚果之王，补脾益气

　　榛子是榛树的果实，有很多品种，在中国主要分布在东北、华北、华东、西北和西南地区。榛子的果形跟板栗非常相似，外壳很坚硬，果仁呈白色，比较饱满，近于圆形，闻起来还有一股香气，油脂含量很高，吃起来味道香而不腻，十分鲜美，回味无穷，因此成为深受人们喜爱的坚果类食品。

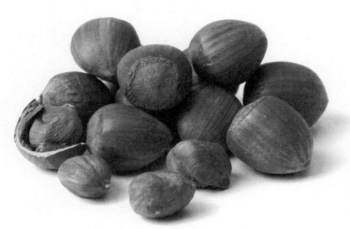

第三章 …… 干果养生馆

药膳食谱

专家提醒

　　榛子富含营养，具有很高的食用价值，尤其适合食欲下降、体虚乏力、身体消瘦以及癌症、糖尿病患者食用。

　　榛子中含有丰富的油脂，所以胆功能比较弱的人、肥胖者最好不要经常食用。

 榛子 + 核桃 + 糯米 + 花生 + 红枣 ▶ 熬粥食用，健脾益胃、补血养肝。

 榛子 + 杏仁 + 牛奶 + 蜂蜜 + 柠檬 ▶ 熬汤食用，润肠、益气、美容养颜。

 榛子 + 蚕豆 + 黑米 + 花生 + 开心果 ▶ 熬粥食用，滋养肠胃、健脑益智。

 榛子 + 虾仁 + 胡萝卜 + 竹笋 + 鸡蛋 ▶ 熬汤食用，增食欲、防衰老。

　　榛子中含有矿物质和不饱和脂肪酸，尤其是镁、钙和钾的含量比较高，这些物质有助于调整血压，还可以降低人体血中的胆固醇，预防心脑血管疾病。

　　榛子中富含维生素E，可以促进皮肤微循环，提亮肤色，润泽肌肤。它还有抗氧化的作用，能延缓衰老、防治血管硬化。经常使用电脑的人食用榛子有护眼的作用。

　　榛子富含油脂，它所含的脂溶性维生素更易被人体吸收，对体弱、病后虚弱的人有补养作用。中医认为，榛子对消渴、盗汗、夜尿频多等肺肾不足之症颇有益处。

美食

绿豆榛子豆浆

材料：

榛子仁100g，绿豆50g，黄豆80g，白糖15g。

制作方法：

❶ 将榛子仁、绿豆和黄豆提前用清水浸泡。

❷ 所有材料倒入豆浆机中，加入清水，水至上、下水位线之间，打成豆浆，加热至熟，过滤残渣。

❸ 倒入碗中，加入白糖并搅拌均匀，化开后即可。

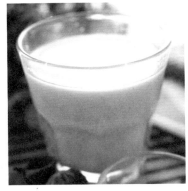

榛子杏仁豆糊

材料：

榛子100g，杏仁30g，黄豆50g，牛奶200ml，冰糖20g。

制作方法：

❶ 将黄豆提前浸泡；杏仁浸泡，去皮；榛子去壳。

❷ 黄豆、杏仁、榛子放入粉碎机打碎，放入锅中，加入水和牛奶，大火煮沸，换小火煮至黏稠，调入冰糖即可。

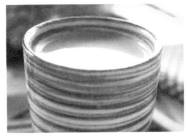

榛子草莓玉米糊

材料：

榛子100g，草莓2个，玉米面50g，蜂蜜20g。

制作方法：

❶ 把草莓冲洗干净，去蒂，切成小块备用。

❷ 将榛子去壳、去皮，入锅加水煮熟，倒入玉米面并搅拌均匀，换小火将粥煮至黏稠。

❸ 加入草莓、蜂蜜，继续用小火煮熟即可。

选购方法

　　优质榛子皮很薄，表壳有裂缝，个头比较大，用手沿着裂缝轻轻松松就可掰开；榛子仁很大，果仁饱满，表面光滑，没有绒毛，带有香味。选购榛子时，要将其外壳去掉，观察果仁。一般粒饱满、色白、新鲜的榛子比较好，干瘪、色黄、油腻的榛子不宜购买。

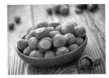

保存方法

　　如果长期存放，最好将榛子装进干燥的容器中密封起来，并放置于低温、干燥的地方进行保存，还要尽量避免被阳光直射，以免造成榛子起热、受潮而发霉变味。将榛子放进保鲜袋密封存放于冰箱冷藏室，保存效果更好。

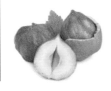

食用功效：
补中益气，养血安神。

成熟周期：
红枣成熟期为8月至9月。

每100g红枣含有：

热量	276kcal
碳水化合物	67.8g
膳食纤维	6.2g
蛋白质	3.2g
铁	2.3mg
钠	6.2mg
胡萝卜素	10ug
镁	36mg
钙	64mg
钾	524mg
磷	51mg
烟酸	0.9mg

补气养血，百果之王

　　红枣原产于我国，历史悠久，自古以来就被列为"五果"之一。红枣有很好的养生作用，到现在，民间还流传着"一日吃十枣，医生不用找""一天吃三枣，终身不显老"的说法。李时珍在《本草纲目》中说，枣味甘、性温，能补中益气、养血生津，用于防治脾胃虚弱、食少便溏、气血亏虚等疾病。

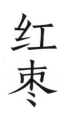

红枣

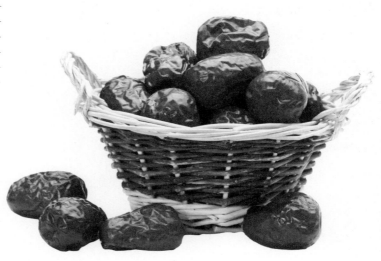

第三章……干果养生馆

药膳食谱

专家提醒

　　红枣营养虽然丰富，但是红枣腐烂后会产生果酸和甲醇，人体食用后会出现头晕、视力障碍等中毒反应，所以一定不能食用烂枣。

　　体质属于燥热型的女性，在月经期间不宜吃红枣，会导致经血量过多。

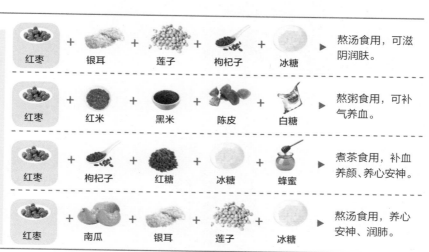

红枣 + 银耳 + 莲子 + 枸杞子 + 冰糖 ▶ 熬汤食用，可滋阴润肤。

红枣 + 红米 + 黑米 + 陈皮 + 白糖 ▶ 熬粥食用，可补气养血。

红枣 + 枸杞子 + 红糖 + 冰糖 + 蜂蜜 ▶ 煮茶食用，补血养颜、养心安神。

红枣 + 南瓜 + 银耳 + 莲子 + 冰糖 ▶ 熬汤食用，养心安神、润肺。

红枣中含有丰富的钙、铁、维生素，经常食用可以预防骨质疏松症和贫血，比较适合老年人和发育期的青少年食用。另外，红枣还有很好的美容作用，可使气血充足，面色红润。

红枣中所含的芦丁，是一种能软化血管、降低血压的物质，对高血压有防治功效。

药理研究发现，红枣能促进白细胞的生成，降低血清胆固醇，提高血清白蛋白，保护肝脏。红枣还有抑制癌细胞、提高人体免疫力的作用。

特别介绍

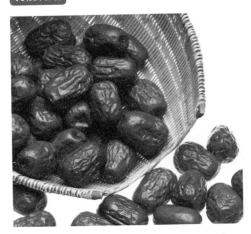

红枣在中国已有8000多年历史。红枣的养生保健作用，早在远古时期就已经被人们发现。西周时期人们就学会了用红枣发酵酿造红枣酒，并作为贡品上奉皇宫。红枣是一种营养佳品，被誉为"百果之王"。红枣含有人体必需的多种维生素和8种氨基酸、矿物质，其中维生素的含量是葡萄、苹果的70～80倍。红枣不仅可以作为一种水果食用，而且还是一味滋补脾胃、养血安神、治病强身的良药，尤其适合孕妇、老年体弱者、脑力工作者食用。

食用方法

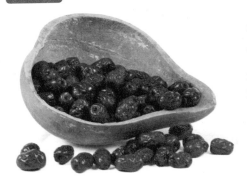

生食红枣时，枣皮不容易被肠胃消化，会导致消化不良，因此食用时应细嚼慢咽。

红枣可以生吃，也可以炖汤。枣皮中也含有丰富的营养，因此在炖汤时，应该把枣皮和果肉一起炖。

春秋季节乍暖还寒，用红枣煮汤代茶，能安心宁神，增进食欲和免除失眠之苦。夏季炎热，红枣与荷叶同煮可益气消暑；冬季严寒，红枣汤加生姜红糖，可驱寒暖胃。

选购方法

购买红枣的时候不要只看外表，一定要掰开看枣肉和品尝枣味，成熟的红枣颜色多呈紫红色，均匀且富有光泽。一些枣的颜色也呈红色，但比较暗淡，这些枣多为泡过水或捂红的枣，不宜购买。掰开之后枣肉成一个色调，而捂熟的枣肉会有一部分成褐色或者软化了，优质的红枣吃起来是香甜的，口感很好，没有苦涩味。

保存方法

为了让红枣能够储存较长的时间，在储存之前一定要把红枣放在太阳下晒一下，晒时可以在红枣上盖个竹席或其他透阳的东西，这样可以防止红枣变色。

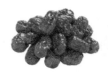

红枣药用知识

治失眠：

红枣20g，小米100g，百合20g。红枣和百合分别洗净后，沥水，红枣去核，小米冲洗一遍；将汤锅加水置于火上，大火煮沸后加食材，煮沸，转小火熬成粥。

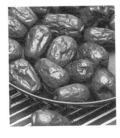

治血虚、面色苍白：

红枣8颗，黑木耳12g，冰糖5g。红枣洗净后，用清水浸泡2小时，去核；黑木耳泡发，冲洗干净。取出汤盆，将红枣和黑木耳倒入，加适量清水和冰糖，蒸60分钟。

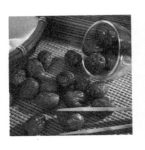

红枣鸡爪汤

材料：

鸡爪3个，红枣3个，姜1块，盐5g。

制作方法：

❶ 红枣洗净，放在水中浸泡10分钟；姜洗净切成片。

❷ 鸡爪洗净，放入锅中，烧开水，余一遍，捞出，沥干水。

❸ 换一锅清水，把鸡爪、红枣放入锅中，加入姜片、盐，大火煮沸，然后转至小火慢慢炖煮1小时，盛入碗中即可。

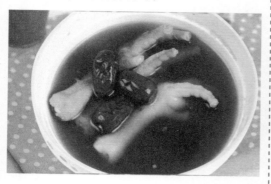

红枣枸杞子排骨汤

材料：

排骨500g，红枣、枸杞子各30g，姜1块，盐5g。

制作方法：

❶ 红枣、枸杞子放入水中浸泡；姜洗净切片；排骨剁碎，放入沸水中余一遍。

❷ 锅中加入新的清水，放入排骨、红枣、枸杞子，大火煮沸，然后转至小火炖2小时。炖的时间越长，汤汁的味道越浓。

❸ 出锅前，加入盐，再炖3分钟即可。

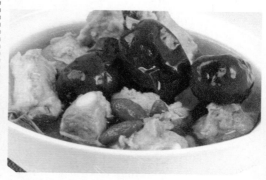

红枣牛肉汤

材料：

牛肉300g，红枣50g，盐5g，姜1块。

制作方法：

❶ 红枣、姜洗净，姜切成片；牛肉洗净切成片，将牛肉余一遍。

❷ 换一锅清水，把牛肉片、红枣放入锅中，加入姜片、盐大火煮沸，然后转至小火炖至肉烂熟即可。

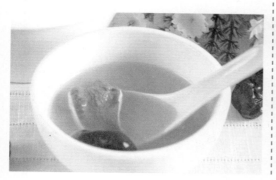

红枣猪蹄汤

材料：

猪蹄500g，红枣30g，花生50g，盐5g。

制作方法：

❶ 红枣、花生洗净；猪蹄洗净余一遍。

❷ 锅中加入新的清水，放入猪蹄大火煮沸，然后再将红枣、花生放入锅中，转至小火炖熟，加入盐调味即可。

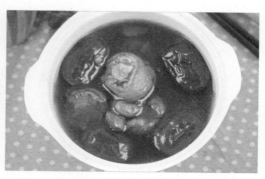

莲子

滋补药材，养生佳品

莲子原产于中国，现在南北各地广泛种植，武汉、杭州等地的品种尤多。莲子为莲的副产品，是常见的滋补之品，既可食用又可入药，是养生佳品，同时也是我国的特产之一。它生在小巧玲珑的莲蓬之中，因为外壳坚硬，古人将它称为"石莲子"，经常服食莲子，可有效防治多种疾病。

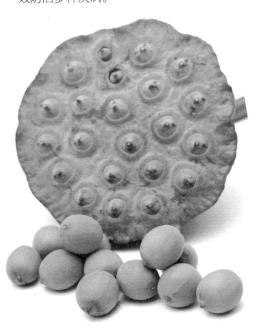

食用功效：

清心除烦，安神降压，健脾止泻，益肾固精。

成熟周期：

莲子成熟期为6月至7月。

每100g莲子含有：

热量	350kcal
碳水化合物	67.2g
脂肪	2g
蛋白质	17.2g
膳食纤维	3g
铁	3.6mg
镁	242mg
钙	97mg
钾	846mg
磷	550mg
钠	5.1mg
烟酸	4.2mg

莲子心

莲子心是莲子中央的青绿色胚芽，味苦，有固精、安神、强心的作用。

药膳食谱

专家提醒

莲子心味苦性寒，不能空腹食用，否则会引起腹痛、腹泻，胃寒畏冷者更不能食用。

莲子虽好，但不是人人都适合食用，经常发生大便干结或者腹胀严重的人不宜食莲子。

 莲子 + 绿豆 + 冬瓜 + 粳米 + 冰糖 ▶ 熬粥食用，可清热解毒。

 莲子 + 杏仁 + 花生 + 薏米 + 冰糖 ▶ 熬粥食用，可美容养颜。

 莲子 + 红枣 + 大米 + 枸杞子 + 冰糖 ▶ 熬粥食用，可养心安神。

 莲子 + 苹果 + 银耳 + 枸杞子 + 冰糖 ▶ 熬汤食用，可健运脾胃。

莲子中含有丰富的钙、磷和钾元素，有助于养护心脏，而莲子心则有助于祛除心火，还可以补养脾肾。

莲子中含有蛋白质和维生素、矿物质等营养物质，有补脑的作用，中老年人、脑力劳动者经常食用，可以健脑，增强记忆力，提高工作效率。

莲子心味道极苦，却有显著的强心作用，能扩张外周血管，降低血压。莲子心还有很好的祛心火的疗效，可以防治口舌生疮，并有助于改善睡眠。

莲子含有丰富的磷，可以帮助机体进行蛋白质、脂肪及糖类代谢，并维持人体酸碱平衡，对精子的形成也有重要作用。

特别介绍

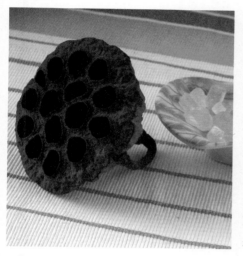

莲子原产于中国，现已在南北各地广泛种植，武汉、杭州等地的品种尤多。莲原指其果实，俗称莲蓬花、果实都泛称为莲；其地下茎的肥大部分称藕。莲子根据用途的不同可以分为三种：藕莲、子莲、花莲。以产藕为主的称为藕莲，此类品种开花少；以产莲子为主的称为子莲，此类品种开花繁密，但观赏价值不如花莲；以观赏为主的称为花莲，此类品种雌雄多数为泡状或瓣化，常不能结实。莲全身是宝，莲藕、荷叶、荷梗、莲蕊、莲房、莲花须、莲花蕊、莲蕊须均能入药。莲子既可作蔬菜食用又可作为保健药膳的材料食用。

食用方法

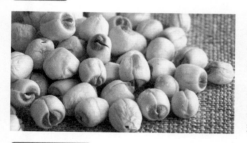

新鲜的莲子可以生吃，味道清香，但不宜过量，否则会引起腹泻；焙干的莲子可以冲水代茶饮，可以清心安神。

莲子最常见的做法就是搭配其他食材熬粥或者煲汤食用，滋补效果很好。莲子还可以搭配面粉做成糕点，既营养又美味。

选购方法

首先看颜色，优质的莲子去皮后表皮会附带一些未处理干净的红皮，莲子颜色略黄。如果一眼看上去白白净净的莲子，这些可能用化学漂白剂进行了漂白。

其次是味道，干的莲子一大把抓起来还是有很浓的天然的香味，漂白过的有点刺鼻。

最后在保证了莲子没有漂白过后，还要看其饱和度，颗粒越饱满的莲子越好。

保存方法

鲜莲子放进冰箱中冷藏即可。如果要长时间保存，新鲜的莲子需要进行日晒或者焙干，然后摊晾2天，热气散后放置于干燥的地方保存。

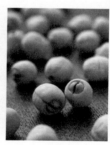

莲子药用知识

治失眠多梦、烦躁：

莲子30g，冰糖5g，百合25g。将莲子和百合清洗干净后，沥干；取出炖盅，倒入适量的水，把莲子和百合放入，大火煮沸后，倒入冰糖，转小火慢炖即可。

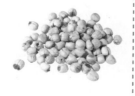

治体虚、耳鸣、目眩：

莲子30g，粳米100g。将干净的莲子焙干，然后研成粉末；粳米洗净后，沥干水分；汤锅加水置于火上，倒入粳米，熬粥，待粥将熟时，撒入莲子末，搅匀即可。

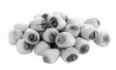

莲子扣肉

材料：

五花肉300g，莲子100g，葱1根，盐5g，油20ml，老抽10ml。

制作方法：

① 莲子洗净，放在水中浸泡；葱切段；五花肉煮至八成熟，抹上老抽、盐，腌渍。

② 锅中加油，将五花肉放入锅中煎炸，至肉皮起泡。五花肉切成片，把莲子包在肉中，用葱捆住定形，倒放在碗中。放进蒸笼蒸。

③ 蒸好的莲子肉倒扣在盘中，即可食用。

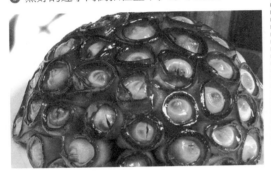

冬瓜莲子炖肥肠

材料：

猪肥肠50g，莲子、冬瓜各100g，胡萝卜1根，盐、鸡精各5g，料酒10ml。

制作方法：

① 胡萝卜洗净切块；莲子洗净；冬瓜洗净切片；肥肠洗净，用料酒腌渍后余水。

② 锅中换上新的清水，将肥肠、莲子放进去，大火煮沸，然后加入冬瓜、胡萝卜、盐。

③ 出锅前，加鸡精调味，盛入碗中，即可。

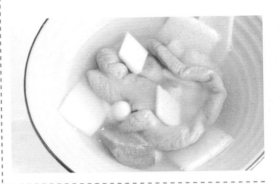

莲子百合炖肉

材料：

猪肉200g，莲子30g，百合30g，生姜1块，盐5g。

制作方法：

① 莲子洗净；百合洗净；姜洗净切成片；猪肉洗净切成片，放入热水中余一遍。

② 锅中加入新的清水，将猪肉、百合、莲子放入锅中，大火煮沸，然后转至小火炖1小时。

③ 出锅前，加盐调味，盛入碗中，即可食用。

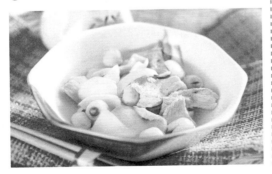

桂圆莲子羹

材料：

桂圆50g，莲子80g，枸杞子20g，白糖10g。

制作方法：

① 桂圆去皮；莲子、枸杞子洗净。

② 锅中加水，置于火上，放入莲子、枸杞子、桂圆，煮沸，然后转小火煮。待莲子、桂圆软糯时，加入白糖，继续煮熟即可。

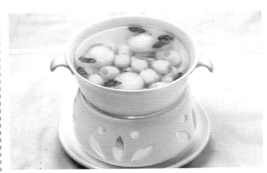

食用功效：
润肺止咳，宁心安神，美容养颜。

成熟周期：
百合成熟期为4月至10月。

每100g百合含有：

热量	166kcal
碳水化合物	38.8g
膳食纤维	1.7g
蛋白质	3.2g
铁	1mg
钠	6.7mg
锌	0.5mg
镁	43mg
钙	11mg
钾	510mg
磷	61mg
烟酸	0.7mg

百合花
百合花性微寒，有润肺止咳、宁心安神的功效，可入药，是一种药食兼用的花卉。

吉祥花卉，药食兼用

百合是百合科百合属多年生草本球根植物，因茎由许多肉质鳞叶，片片紧紧地抱在一起，故得名"百合"，中国是百合最主要的起源地之一。百合既是甜美的食品，也是有益的药物。除了防病治病外，百合还是美容养颜的天然保养品，它含有的黏液质和维生素，可以改善肤质，常食有助于抗衰老。

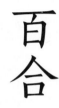

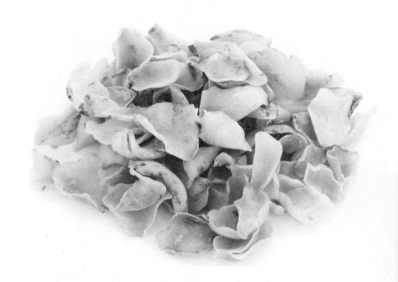

第三章 --- 干果养生馆

药膳食谱

专家提醒

百合是药食皆可的滋补佳品，适合四季进补，尤其在秋冬季节，将其和冰糖一起煮水饮用，有助于缓解秋燥，补养效果更佳。常食用百合有助于滋阴润肺，但是脾胃虚寒者不适宜食用百合。

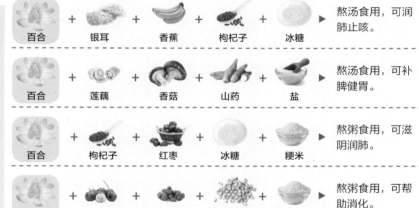

百合 ＋ 银耳 ＋ 香蕉 ＋ 枸杞子 ＋ 冰糖 ▶ 熬汤食用，可润肺止咳。

百合 ＋ 莲藕 ＋ 香菇 ＋ 山药 ＋ 盐 ▶ 熬汤食用，可补脾健胃。

百合 ＋ 枸杞子 ＋ 红枣 ＋ 冰糖 ＋ 粳米 ▶ 熬粥食用，可滋阴润肺。

百合 ＋ 山楂 ＋ 红枣 ＋ 莲子 ＋ 粳米 ▶ 熬粥食用，可帮助消化。

养生功效大搜索

百合中含有丰富的维生素，经常食用有助于润肺、清心、安神，在中医上，经常被用来防治肺燥或者肺热咳嗽等症。

百合中的果胶含量也比较丰富，它能够降低人体血液中的胆固醇含量，促进血液循环，促进人体新陈代谢，调节血糖平衡。

百合中含有丰富的矿物质，有助于改善贫血。百合含有百合苷和秋水仙碱，能抑制癌细胞繁殖，有抗癌作用。

百合中含有丰富的钾元素、黏液质及维生素，有助于促进皮肤微循环，滋润皮肤，提亮肤色，对于养肤美容很有益处。

特别介绍

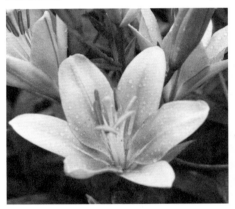

百合主产于我国的湖南、浙江、江苏、甘肃、云南、安徽、河南等省，以湖南所产质量最好，浙江产量最大。百合的主要价值在于观赏，有些品种也可作为蔬菜食用。百合花由于其外表高雅纯洁，鳞茎由鳞片抱合而成，在中国，百合有"百年好合""百事合意"之含义，被认为是吉祥的花卉，素有"云裳仙子"之称。中医认为百合性微寒，具有清心、润肺、安神的功效，其花、鳞状茎均可入药，是一种药食兼用的花卉。百合还是夏季消暑的佳品。

食用方法

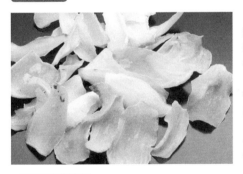

鲜百合可以像其他蔬菜一样直接炒着食用，也可以搭配其他食材炒着吃，烹制的时间不同，口味也不一样。

不论是新鲜的百合还是干百合，都可以用来泡茶或者煮汤饮用，泡茶时搭配枸杞子、葡萄干，口感会更好。

养肺、安神的人特别适合食用百合，但百合性偏寒，风寒咳嗽、虚寒性出血、脾胃不佳者应该少食。

选购方法

一要看颜色，硫黄熏过的百合颜色比较统一、鲜亮，没有红片、黑点。而真正好的百合表面类白色、淡棕黄色，会有少量的红片、黑点。

二要闻气味，鲜百合是一股清香的花味，硫黄熏过的有刺鼻的硫黄味。

三要看水质，百合浸泡后如果水质变浑浊则说明是硫黄熏过的。

四要尝味道，优质百合清香，味甘，硫黄熏过的吃起来会有酸味。

保存方法

新鲜的百合短时间储存可以放于冰箱中保鲜，而干百合需要找一个干燥的容器装起来，密封后放冰箱或者干燥通风的地方保存。

百合药用知识

治内热旺盛、咽喉肿痛：

干百合 5g，菊花 3g，绿茶 2g，金银花、薄荷各 1g。将所有材料用清水冲洗一下，然后沥干；茶壶置于火上，倒入适量的清水，大火煮沸，关火；然后将所有材料倒入茶壶中，闷泡 5 分钟。

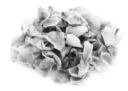

治干咳、失眠、心烦：

鲜百合 50g，冰糖 20g，款冬花 10g。将鲜百合洗净后，摘成一瓣一瓣的；取出砂锅，倒入适量的水置于火上，百合和款冬花倒入其中；小火炖煮，将熟时倒入冰糖，百合熟烂时起锅。

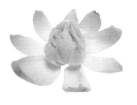

西芹炒百合

材料：

西芹300g，百合100g，红辣椒1个，葱1棵，油5ml，盐5g。

制作方法：

❶ 百合洗净，用水浸泡；西芹洗净，切成菱形；红辣椒洗净切成条；葱洗净切成段。

❷ 锅中加入水，置于火上，烧开，将西芹、百合分别放入水中焯一遍。

❸ 锅中放入油，油热后放入葱爆炒，然后放入红辣椒、西芹，翻炒。炒至五成熟时，放入百合、盐，一起翻炒，炒熟即可。

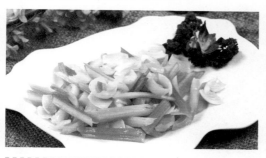

百合炒肉片

材料：

猪肉300g，百合100g，葱2棵，盐5g，老抽半勺，姜1块，油10ml。

制作方法：

❶ 将百合掰片洗净，放入水中浸泡；葱洗净切成段；猪肉洗净切成片；姜洗净切成丝。

❷ 锅中加入油，油热后放入肉片，煸炒备用。

❸ 锅中重新放入油，油热后放入葱段、姜丝爆炒，然后放入百合，翻炒。再把肉片倒入锅中，加盐、老抽，一起翻炒，炒熟即可。

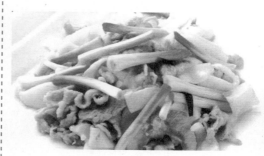

百合拌苦瓜

材料：

苦瓜1根，葱1棵，百合80g，醋5ml，鸡精、盐、红椒丝各5g。

制作方法：

❶ 苦瓜洗净去瓤切成片；百合洗净掰成片；葱洗净切成葱圈。

❷ 将苦瓜、百合放入盆中，加入盐、葱圈、红椒丝、醋、鸡精等配料，搅拌均匀。

❸ 将拌好的百合、苦瓜倒入盘中摆好，然后放上百合，拼成喜欢的菜样。

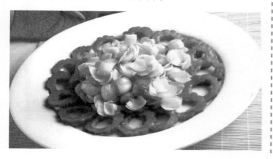

百合虾仁汤

材料：

百合100g，虾仁150g，葱1棵，油5ml，盐5g。

制作方法：

❶ 百合掰开洗净；葱切碎。

❷ 锅中加入水，置于火上，烧开；放入虾仁，汆一遍，捞出，沥干水。

❸ 锅中加油，放入葱、虾仁翻炒，炒至虾仁断生，然后加入水。将百合放进去，大火煮沸，转至小火炖1小时，加入盐，拌匀即可。

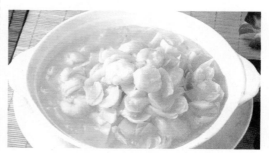

核桃

营养坚果，养生之宝

核桃，又称胡桃、羌桃，与扁桃、腰果、榛子并称为世界著名的"四大干果"。它原产于亚洲中部，汉代张骞出使西域时传入我国，现今核桃分布于我国各地，有大核桃和小核桃两大类。其中，大核桃脂肪含量高，钾含量高，小核桃蛋白质含量高，磷含量高，不论大小核桃，都是既美味又营养，食用价值极高，因此被誉为"万岁子""长寿果"。

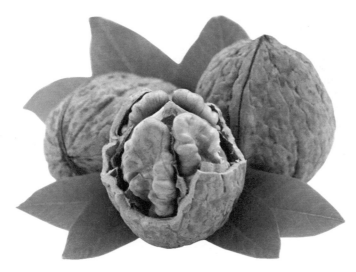

食用功效：
健脑益智，补肾益气，温肺定喘，延缓衰老。

成熟周期：
核桃成熟期为8月至9月。

每100g核桃含有：

热量	646kcal
碳水化合物	19.1g
膳食纤维	9.5g
蛋白质	14.9g
脂肪	58.8g
铁	2.7mg
镁	131mg
钙	56mg
钾	385mg
磷	294mg
钠	6.4mg
烟酸	0.9mg

核桃叶
液泡中有叶绿素，使其呈绿色，有解毒、消肿的功效，用于象皮肿、白带过多、疥癣。

药膳食谱

专家提醒

中老年人和处于绝经期的妇女可以适当多吃一些核桃，核桃中所含的营养物质对于预防中风、阿尔茨海默病等很有好处。

吃核桃一次不要吃太多，否则会影响消化。

 核桃 + 大米 + 黑米 + 红枣 + 红糖 ▶ 熬粥食用，可补血养颜。

 核桃 + 杏仁 + 黑豆 + 粳米 + 冰糖 ▶ 熬粥食用，可润肺止咳。

 核桃 + 绿豆 + 大米 + 莲子 + 冰糖 ▶ 熬粥食用，可清心安神。

  核桃 +   大米 + 花生 +   玉米 + 冰糖 ▶ 熬粥食用，可健脾养胃。

核桃中含有丰富的 B 族维生素和磷脂，可防止细胞老化，延缓衰老，提高记忆力，对大脑有很好的滋补作用。学业繁重和工作压力大的人可适量食用。

核桃中含有丰富的维生素 E，有助于清除自由基，使皮肤富有弹性。

核桃有补肾固精、温肺定喘之功效，可辅助治疗由于肝肾亏虚引起的腰腿酸软、须发早白以及妇女月经和白带过多、失眠多梦等症状。

核桃富含的不饱和脂肪酸能降低人体内的胆固醇含量，适合动脉硬化、高血压、冠心病患者食用。

特别介绍

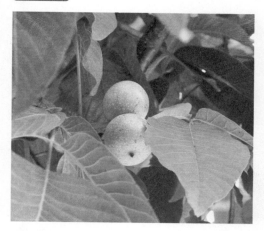

世界上年产核桃最多的国家是美国，中国居第二位。核桃补脑的功效素来被人们推崇，营养研究表明，500g 核桃仁相当于 2.5kg 鸡蛋或 4.5kg 牛奶的营养价值。另外还有丰富的磷脂，磷脂是人体细胞构造的主要成分之一，充足的磷脂能增强细胞活力，对造血、促进皮肤细嫩和伤口愈合、促进毛发生长等都有重要作用。由于核桃的营养价值较高，所以市场上出现了越来越多的以核桃为原料的制品，如核桃油、核桃酒、核桃露、核桃粉等。

食用方法

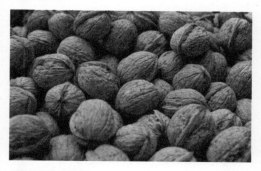

核桃可以直接生吃，也能熬粥煲汤，将核桃与红枣、粳米一起煮粥食用，养生效果更佳。核桃还可以加工成核桃酪、蜜饯来食用。或用来煮食、炒食、做蜜饯和油炸等。

除了烹煮、炒食外，核桃还可以配药用，在冬季，用核桃进行食补也是一个不错的养生方法。

选购方法

挑选核桃的时候，一要看个头，大小均匀，外壳光洁的比较好。表皮发黑、泛油的大多是坏的。

二要摸分量，轻飘飘的多半是空果和坏果。

三要闻一下，陈果和坏果会有明显的异味。

四可以把核桃摔在地上听一下声音，发出像破乒乓球一样声音的是不好的核桃。

保存方法

核桃因为外面有总苞，所以较耐储存，将核桃放入塑料袋中，封口以后置于冰箱或者低温干燥处保存。

核桃仁不宜长时间保存，因为存放时间长了容易受潮变质，影响口感。

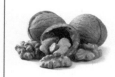

第三章　干果养生馆

核桃药用知识

治便秘：

黑芝麻 100g，核桃仁 120g，蜂蜜 25g。炒锅置于火上，将黑芝麻和核桃仁放入，炒干后取出晾凉；将晾好的黑芝麻和核桃仁研成末；取出干净的容器，将粉末倒入，调入蜂蜜，搅成糊状即可。每天 2~3 次，一次 2 匙。

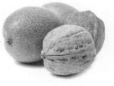

治智力减退、脾肾两虚：

芡实 30g，粳米 80g，核桃仁 50g。芡实和粳米清洗干净后沥干；汤锅加适量的水置于火上，倒入核桃仁、粳米和芡实，大火煮沸，然后转小火熬成粥即可。每天晚上食用 1 碗。

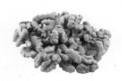

薄荷拌核桃仁

材料：

核桃200g，薄荷100g，红椒1个，白醋10ml，盐5g，香油5ml，酱油10ml。

制作方法：

1. 取出核桃仁，放入温水浸泡30分钟左右，取出去皮，入锅用大火煮熟，捞出过凉水。
2. 将新鲜的薄荷叶放入沸水焯熟，取出并沥干水分；红椒洗净后，切成丝备用。
3. 把核桃仁、薄荷叶放在一起，加入白醋、盐、酱油、香油搅匀，最后撒上红椒丝点缀即可。

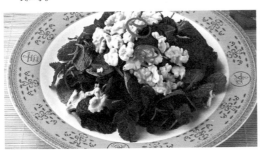

核桃仁豆浆

材料：

核桃200g，黄豆100g，花生仁50g，红枣8颗，白糖适量。

制作方法：

1. 将黄豆放入清水浸泡；核桃去壳，取出核桃仁，去皮备用；花生仁放入温水浸泡，捞出将皮剥掉；红枣用清水冲洗干净，去掉枣核。
2. 将所有材料放入豆浆机，加入水打成浆。将豆浆倒入杯中加白糖调味。

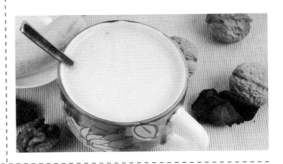

核桃仁炒黑木耳

材料：

核桃200g，黑木耳150g，红甜椒块10g，葱1棵，油20ml，盐3g，香油5ml。

制作方法：

1. 取出核桃仁，放入温水浸泡，去皮后入锅煮熟，捞出沥水。
2. 黑木耳洗净、泡发；葱洗净、切圈。
3. 锅中倒油，油热时放入葱花爆香，再加入黑木耳、红甜椒块翻炒，将熟时倒入核桃仁、盐翻炒几下，盛出并淋上香油。

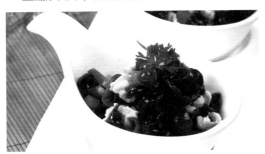

核桃仁拌香菜

材料：

核桃200g，香菜100g，青椒、红椒各1个，盐4g，香油5ml，白醋10ml。

制作方法：

1. 取出核桃仁，放入温水浸泡后去皮，入锅煮熟，捞出并放入凉水，完全冷却后捞出；青椒、红椒洗净切丝。
2. 香菜择洗净，放入沸水焯一下捞出过凉水。香菜、核桃仁倒在一起，加入盐、白醋、香油搅拌均匀，放上青椒丝、红椒丝即可。

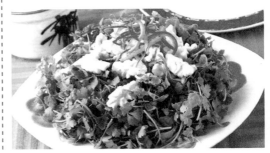

食用功效：
健脾益胃，理气通乳，增强记忆力。

成熟周期：
花生成熟期为8月至9月。

每100g花生含有：

热量	313kcal
脂肪	25.4g
碳水化合物	13g
蛋白质	12g
铁	3.4mg
钠	3.7mg
胡萝卜素	10ug
镁	110mg
钙	8mg
钾	390mg
磷	250mg
烟酸	14.1mg

花生壳
敛肺止咳。

花生红衣
有补血、凝血的作用。

长寿之果，植物精肉

　　花生为豆科作物，优质食用油主要油料品种之一，又名"落花生"或"长生果"。花生原产于南美洲一带，现在多个国家普遍种植，在亚洲最为普遍。花生和黄豆一样营养丰富，是一种高蛋白油料作物，不仅可以食用还可以入药，被人们誉为"植物肉"，其蛋白质含量高达30％左右，其营养价值可与动物性食品，如鸡蛋、牛奶、瘦肉等媲美，且易于被人体吸收利用。

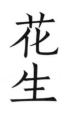

花生

第三章 干果养生馆

药膳食谱

专家提醒

　　新鲜的花生很容易受潮发生霉变，这种花生中含有可以致癌的物质——黄曲霉菌毒素，严重时甚至会诱发中毒性肝炎、肝癌。

　　花生食用后需要消耗很多胆汁才能使其被消化，肝胆疾病患者应忌食。

 花生 ＋ 黄豆 ＋ 红枣 ＋ 莲子 ＋ 冰糖 ▶ 熬汤食用，可养心、健胃。

 花生 ＋ 杏仁 ＋ 薏米 ＋ 蜜枣 ＋ 白糖 ▶ 熬粥食用，可促进生长发育。

 花生 ＋ 大米 ＋ 红豆 ＋ 玉米 ＋ 绿豆 ▶ 熬粥食用，有效防止动脉硬化。

 花生 ＋ 薏米 ＋ 黑米 ＋ 南瓜 ＋ 玉米 ▶ 熬粥食用，可增强记忆力、延缓衰老。

中医认为花生入脾、肺经，有健脾益胃、润肠通便的作用，适量食用花生有助于补养脾胃和肺脏。

花生含有丰富的维生素 E 和锌元素，有助于增强记忆力，抗衰老，还能延缓脑功能衰退，中老年人可以适量食用。

花生中含有大量的维生素 C 和不饱和脂肪酸，有降低人体胆固醇、促进血液循环的作用，有助于防治动脉硬化、高血压和冠心病。

特别介绍

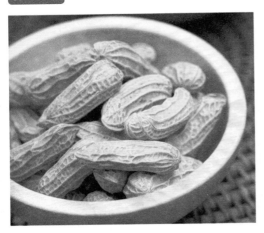

花生作为老百姓喜爱的传统食品之一，具有一定的药用价值和保健功能。清代赵学敏在《本草纲目拾遗》中写道，花生仁"味甘气香，能健脾胃，饮食难消运者宜之"。《本草纲目》载："花生悦脾和胃、润肺化痰、滋养补气、清咽止痒。"中医认为，花生可以健脾和胃、润肺化痰、滋养调气。对营养不良、食少体弱、燥咳少痰、咯血、齿衄鼻衄、皮肤紫斑、产妇乳少及大便燥结等病症有食疗作用。

食用方法

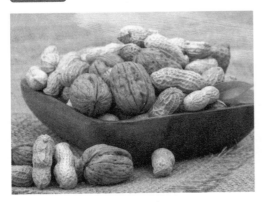

花生可以直接生食，也可以炒熟食用，但炒熟后的花生，性质变得热，故一次不能多吃。

花生还可以搭配其他食材煮汤食用，这种吃法不仅口感很好，而且不会破坏花生的营养素。花生的红衣要慎吃，花生的红衣有补血、促进血凝的作用，对伤口愈合有好处，但是血液黏稠度高的人吃花生红衣反而会增加患心脑血管疾病的风险。

选购方法

选择颗粒饱满，果荚呈土黄色或白色，富有光泽且大小比较均匀，形状完整的花生比较好。新鲜的花生闻起来有一种淡淡的清香味。果荚灰暗或暗黑，颗粒不饱满、大小不均匀或有未成熟粒、破碎粒、虫蚀粒、生芽粒，气味平淡或略有异味的花生为劣质花生，不宜购买。

保存方法

带荚花生充分干燥后，放入罐中密封，置于阴凉通风处保存。储存花生米要摊晒干燥，扬去杂质，然后用无洞的塑料食品袋密封装起来。密封之前，将几块剪碎的干辣椒片放入袋内，然后放置在干燥通风处储存。

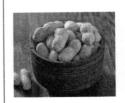

花生药用知识

治贫血、产后乳汁不足：

花生 40g，粳米 80g，冰糖少许。将去皮后的花生用清水冲洗干净，沥干水分；粳米淘洗一次；汤锅加水置于火上，放入粳米和花生，熬粥，粥熟时调适量的冰糖。

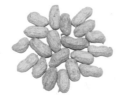

治肺燥咳嗽、哮喘：

花生米 30g，桑叶 10g，冰糖 10g。将花生米洗净后，沥干；桑叶去除杂质，洗净；汤锅加水置于火上，放入花生米，大火煮沸，然后放入桑叶和冰糖，转小火煮烂。去除桑叶食用。

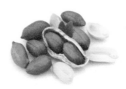

老醋花生

材料：

花生仁300g，红椒1个，葱1棵，盐5g，陈醋10ml。

制作方法：

① 将花生仁放入盆中，倒入沸水浸泡1个小时左右，去皮，再放入锅中焯熟，捞出并放入凉水冷却。

② 红椒洗净，斜切成块；葱洗净，切成小段。

③ 将花生米、红椒、葱倒在一起，加入盐、陈醋搅拌均匀即可。

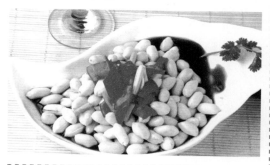

杭椒花生

材料：

花生仁300g，葱1棵，小杭椒80g，陈醋10ml，盐3g，香油5ml。

制作方法：

① 锅中倒水，大火煮沸，将花生仁放入锅中煮熟，捞出后剥掉花生皮，放入冷水浸泡。

② 把小杭椒洗净，切成薄薄的小段；葱洗净、剁碎。

③ 花生仁、小杭椒、葱倒在一起，加陈醋、盐、香油搅拌均匀，等花生入味后即可。

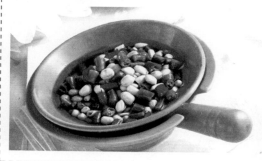

凉拌花生

材料：

花生仁300g，洋葱、红椒各1个，葱8g，陈醋10ml，盐3g，辣椒油5ml。

制作方法：

① 将花生仁放入温水浸泡去皮，入锅煮熟。

② 把洋葱切成小块；葱、红椒洗净，剁碎。

③ 将花生仁与洋葱、葱、红椒倒在一起，加调料搅拌均匀，泡至入味即可。

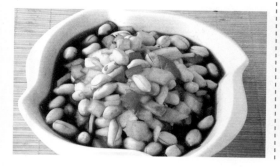

蜜汁花生

材料：

花生仁500g，蜂蜜30g，盐5g，白糖10g，油35ml。

制作方法：

① 部分花生仁焯熟，捞出去红衣过凉水，使其脆嫩。锅中加油烧热后放入剩下的花生仁，炸至金黄色。

② 锅中倒少量的油，加入盐、白糖化开，再倒入蜂蜜搅匀，将煮花生和炸花生混合，搅拌均匀后稍加热即可。

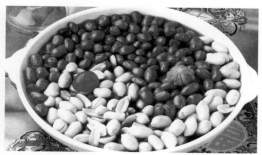

腰果

补肾益气，美容抗衰

腰果又称鸡腰果，因果实呈肾形而得名，原产于热带美洲，16 世纪时亚洲和非洲开始种植，印度和巴西等国家的种植面积比较广阔。腰果果实成熟时香飘四溢，甘甜如蜜，为世界著名的"四大干果"之一。腰果是一种营养丰富、味道香甜的干果，既可当零食食用，又可制成美味佳肴。

食用功效：
润肠通便，美容抗衰，补脑益智，补肾益气。

成熟周期：
腰果成熟期为9月至10月。

每100g腰果含有：

热量	559kcal
碳水化合物	41.6g
膳食纤维	3.6g
蛋白质	17.3g
脂肪	36.7g
铁	4.8mg
镁	153mg
钙	26mg
钾	503mg
磷	395mg
钠	251.3mg
胡萝卜素	49ug

腰果壳
可以提炼出精油，制作高级润滑油。

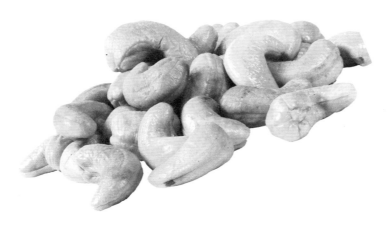

药膳食谱

专家提醒

腰果中含有多种过敏原，过敏体质的人食用后可能会引起过敏反应，因此，过敏体质的人应慎食。

腰果中的油脂含量很高，肝功能弱者不能食用。有肥胖症的人群不宜食用。

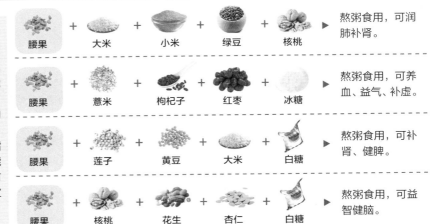

腰果 + 大米 + 小米 + 绿豆 + 核桃 ▶ 熬粥食用，可润肺补肾。

腰果 + 薏米 + 枸杞子 + 红枣 + 冰糖 ▶ 熬粥食用，可养血、益气、补虚。

腰果 + 莲子 + 黄豆 + 大米 + 白糖 ▶ 熬粥食用，可补肾、健脾。

腰果 + 核桃 + 花生 + 杏仁 + 白糖 ▶ 熬粥食用，可益智健脑。

经常食用腰果可以强身健体，提高机体抗病能力，增强性欲，有助于补养肾脏。对于产后缺乳的产妇来讲，常食用腰果还有催乳的功效。

腰果含有丰富的油脂和维生素 A，可以润肤美容，延缓衰老。食用腰果还可以促进大肠蠕动，润肠通便，有助于老年人顺利排便，保养肠胃。

腰果中的脂肪成分主要是不饱和脂肪酸，具有软化血管的作用，对保护血管、防治心血管疾病大有益处。

腰果中富含蛋白质、钙、镁、钾和维生素 B_1，食用后可以补充体力，缓解身体疲劳，很适合经常感到困倦的人食用。

特别介绍

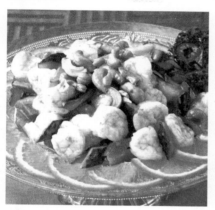

腰果仁是名贵的干果和高级菜肴，香美可口，并有一定的食疗作用，故颇受青睐，喜食者众多。但是过敏体质的人吃了腰果，常常引起过敏反应，有时会因食一两粒腰果而发生过敏性休克，如不及时抢救，可能导致严重后果，所以过敏体质的人要慎重食用。在以前没有食用过腰果的情况下，可以先吃一两粒，过 20 分钟如果无事，则说明可以食用。如果出现嘴内刺痒、流口水、打喷嚏等症状，则说明不宜食用。平时对其他食物容易过敏的人食用腰果时要特别注意，不要因一时疏忽而造成严重的后果。

食用方法

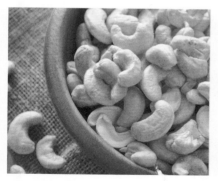

腰果可以作为零食直接食用，也可以油炸、炒食，还可以搭配其他食材烹制菜肴，既美味又营养。

腰果还可以加工成饼干、面包等糕点食用，还可以用来煮汤。煮汤时，最好将新鲜的腰果放入水中浸泡 5 小时左右。

对于患有心脑血管疾病的老年人，可以每天下午食用 3~5 粒腰果，平时在饭菜中也可以放入几粒腰果，有利于预防动脉硬化和帮助老年人顺利排便。

一般在选择腰果时，要先看其外观，整体呈月牙形，颜色呈白色，富有光泽，果仁饱满者为佳。然后可以闻一下，有浓浓的果香味者为优质的腰果。腰果表面无蛀虫、斑点者为佳，如果拿在手里的腰果有粘手的现象，则不是新鲜的，不宜选购。

一定要放在阴凉、干燥、通风的地方存放，不得放在强阳光底下暴晒，同时保存的时候也不要放在密封的容器中，更不能放在塑料袋中。建议一定要放在阴凉、干燥、通风的地方，或者冰箱冷藏，这样可保持腰果新鲜美味。

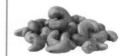

第三章 干果养生馆

腰果药用知识

治神经衰弱：

腰果、莲子各 10 个，茯苓、薏米、芡实各 20g，藕粉半碗，糯米 1 碗，白糖 5g。将腰果和莲子煮熟；茯苓、薏米、芡实和糯米煮熟，放果汁机中榨汁，然后倒入腰果和莲子中，加少许糖和藕粉调匀。

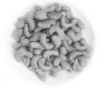

治高血压：

雪莲子 80g，腰果 100g，金针菇 200g，姜片少许，天麻 8g，盐 5g。雪莲子、腰果泡发，金针菇切小段；将所有材料放入炖盅中，加满水，调入盐，用保鲜膜封口，上火蒸 2 小时即可。

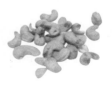

腰果花生豆浆

材料:

黄豆300g，腰果、花生各100g，冰糖10g。

制作方法:

❶ 将黄豆用清水冲洗干净；将花生仁去掉红色的薄皮；把腰果洗净，放入粉碎机碾成碎粒。

❷ 将黄豆、花生、腰果一同放入豆浆机中，加入适量的水，选择相应功能键，打成豆浆盛出，根据个人口味放入冰糖即可。

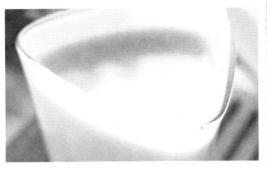

腰果花生米糊

材料:

大米100g，腰果80g，花生仁50g，冰糖10g。

制作方法:

❶ 大米用水洗净；花生仁去皮；腰果碾碎。

❷ 将整理好的材料一同放进豆浆机中，加入清水到上、下水位线之间，然后选择相应功能键，打成米糊后盛出，食用时可根据个人口味放入冰糖并搅拌均匀。

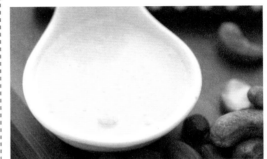

腰果鸡丁

材料:

腰果200g，鸡脯肉1块，黄瓜、胡萝卜各1根，淀粉、胡椒粉、蚝油各10g，盐3g，油、料酒各5ml。

制作方法:

❶ 鸡脯肉切丁，加入盐、淀粉、料酒和蚝油，腌制；黄瓜洗净切块；胡萝卜切丁。

❷ 油烧热，放胡萝卜丁煸炒片刻，下入鸡丁一起翻炒，直至变色，倒入黄瓜和腰果翻炒均匀，加胡椒粉调味，收汁即可。

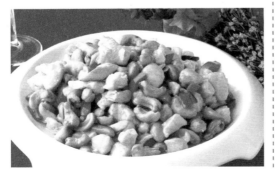

腰果炖牛肉

材料:

腰果100g，牛腩300g，料酒10ml，葱、姜、八角、十三香各10g，黄豆酱20g，枸杞子5g。

制作方法:

❶ 将牛腩洗净切成方块，锅中加入冷水，将牛腩放入锅中，中火煮10分钟，撇出浮沫。

❷ 将牛腩从锅中捞出，放入高压锅中，加水，将腰果、枸杞子放入，加入葱段、姜片、十三香、黄豆酱和调料。大火烧开，盖上高压锅盖，小火焖30分钟左右，关火盛出即可。

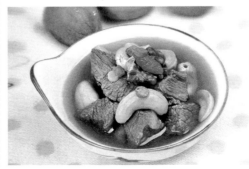

食用功效：
通便排毒，驱虫。

成熟周期：
南瓜子成熟期为9月至10月。

每100g南瓜子含有：

热量	576kcal
脂肪	48.1g
膳食纤维	4.9g
蛋白质	33.2g
铁	1.5mg
钠	20.6mg
维生素E	13.25mg
镁	2mg
钙	16mg
钾	102mg
磷	1159mg
烟酸	1.8mg

南瓜皮
研末服用，有软化皮肤硬块、祛湿疹等功效。

消炎止痛，降糖止渴

　　南瓜子是由老熟的南瓜的种子晒制而成的，又称南瓜仁、白瓜子、金瓜子。南瓜子含有丰富的人体必需脂肪酸、氨基酸、植物甾醇、矿物质、维生素以及多糖等营养物质。南瓜子炒熟后，可作为小零食食用，有一定的养生价值，还有着很高的药用价值。无论中外医药典籍，均有将南瓜子药用的历史记载。

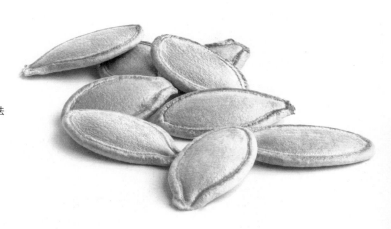

南瓜子

药膳食谱

专家提醒

　　南瓜子的驱虫效果很好，在医疗卫生条件比较差的情况下，它可以用来驱虫，适合各种肠道寄生虫病患者食用。

　　南瓜子有催乳的作用，因此也适合产后乳汁不足的产妇食用。

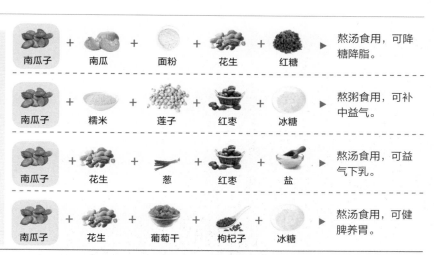

南瓜子 + 南瓜 + 面粉 + 花生 + 红糖 ▶ 熬汤食用，可降糖降脂。

南瓜子 + 糯米 + 莲子 + 红枣 + 冰糖 ▶ 熬粥食用，可补中益气。

南瓜子 + 花生 + 葱 + 红枣 + 盐 ▶ 熬汤食用，可益气下乳。

南瓜子 + 花生 + 葡萄干 + 枸杞子 + 冰糖 ▶ 熬汤食用，可健脾养胃。

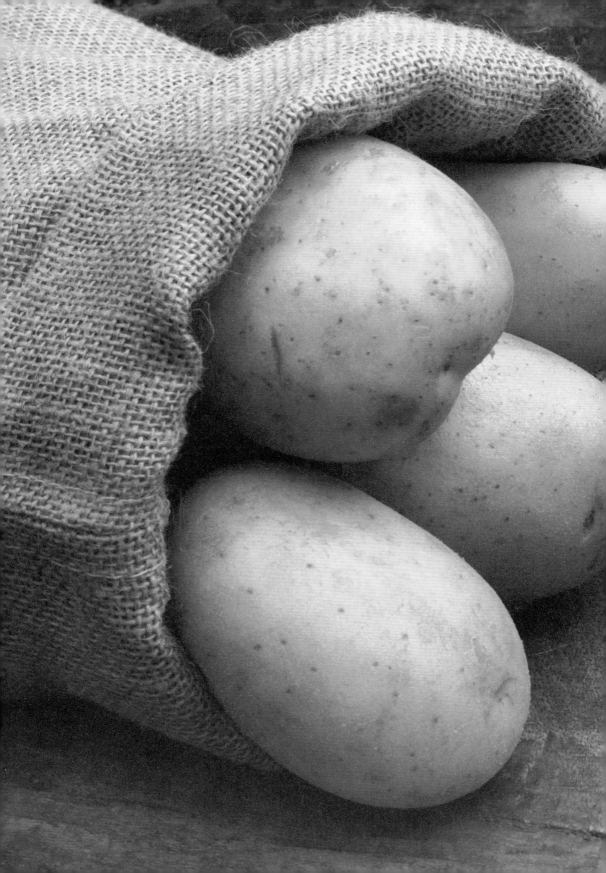

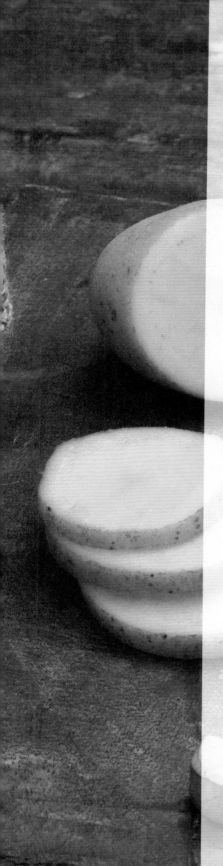

第四章

薯类养生馆

薯类是餐桌上必不可少的一类杂粮。薯类来自于深厚土壤的栽培，充分吸收了土壤的养分，含有多种植物精华。经专家研究，薯类除了具有很好的清肠作用外，抗癌作用也不容小觑，所以它们不但被列为最好的清肠食品，同时也被称为最佳抗癌食品，是食物中的"抗癌主力军"。您对薯类食物了解多少呢？在本章节中，您会看到一个比较全面的薯类养生介绍，跟着一起看看吧！

12种常见薯类养生排行榜

薯类食物被人们誉为"抗癌主力军"，此类食物粗纤维含量也比较丰富，便秘患者可以适量食用，在下面的表格中就为大家介绍12种常见的薯类食物。

谷物名称	养生价值
红薯	红薯是一种延年益寿的食物，所含的膳食纤维比较多，对促进胃肠蠕动和防止便秘非常有效
土豆	土豆中粗纤维含量丰富，有助于促进肠胃蠕动，加速胆固醇在肠道内的代谢，降低胆固醇含量
菱角	菱角营养丰富，中医认为，经常食用菱角可以补益五脏，滋养脾胃，比较适合夏季食用
豆薯	豆薯中含有丰富的矿物质，有助于平衡血压，扩张毛细血管，降低血液的黏稠度，保护血管
菊薯	菊薯中含有人体所需的氨基酸和丰富的矿物质，能够为人体补充能量，保护脏腑
芋头	芋头中有多种微量元素，能增强人体的免疫功能，可作为防治癌症的常用药膳主食
山药	山药中含有丰富的淀粉酶、多酚氧化酶，有助于提高脾胃的功能，促进人体的消化和吸收
紫薯	紫薯中含有丰富的硒元素，硒是抗癌的主要元素，有助于清除自由基，抑制癌细胞生长
荸荠	荸荠中含有丰富的磷，居根茎类蔬菜第一名，有助于促进骨骼发育，维持正常的生理功能
魔芋	魔芋中的黏液蛋白含量比较高，可以抑制人体血液中的胆固醇增高，帮助清除血液中的废物
菊芋	菊芋中含有丰富的胶质，有助于促进血小板的生成，可止血
木薯	木薯含有丰富的淀粉、蛋白质、脂肪以及膳食纤维，食用木薯后，可以改善血液循环，消肿止痛

食用功效：
宽肠通便，防癌抗癌。

成熟周期：
红薯成熟期为8月至10月。

每100g红薯含有：

热量	102kcal
脂肪	0.2g
碳水化合物	24.7g
蛋白质	1.1g
铁	0.5mg
烟酸	0.6mg
膳食纤维	1.7mg
镁	12mg
钙	23mg
钾	130mg
锌	0.15mg

红薯肉
味美甘甜，糖尿病患者应少食或不食。

红薯皮
含碱量较多，食用过多会导致肠胃不适，应少食。

抗癌抗衰，宽肠通便

　　红薯为一年生旋花科植物，是人们所喜爱的一种药食兼用的健康食品。红薯中含有丰富的蛋白质、淀粉、果胶、膳食纤维、氨基酸、维生素等营养物质，并具有抗癌抗衰，预防便秘等功效，享有"长寿食品"的美誉。

红薯

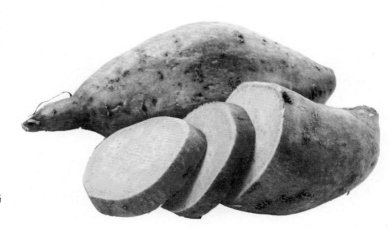

药膳食谱

专家提醒

　　红薯最好在蒸熟的情况下食用。红薯中含有的淀粉颗粒，只有在高温下才能被破坏，不然会难以消化。

　　红薯最好在午餐时食用，这样可以保证红薯中含有的钙质被人体充分吸收。

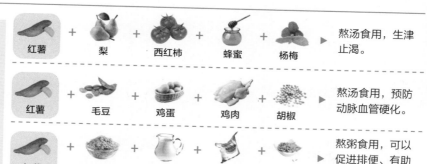

红薯 + 梨 + 西红柿 + 蜂蜜 + 杨梅 ▶ 熬汤食用，生津止渴。

红薯 + 毛豆 + 鸡蛋 + 鸡肉 + 胡椒 ▶ 熬汤食用，预防动脉血管硬化。

红薯 + 燕麦片 + 牛奶 + 白糖 + 松仁 ▶ 熬粥食用，可以促进排便、有助减肥。

红薯 + 干百合 + 大米 + 黑芝麻 + 白糖 ▶ 熬粥食用，益气、滋阴、通便。

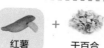

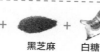

第四章 薯类养生馆

养生功效大搜索

红薯中含有大量不易被破坏的膳食纤维和果胶，能够促进肠胃的蠕动和刺激消化液的分泌，可起到宽肠通便的作用。

红薯中含有 β - 胡萝卜素和维生素 C，具有一定的抗氧化作用，能抵抗自由基的侵害，起到一定的抗癌作用。

红薯还可抑制血管中胆固醇的沉积，保持血管的弹性，有助于预防或缓解心脑血管疾病。

特别介绍

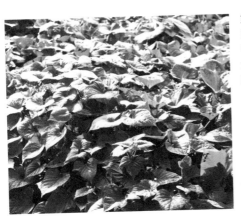

红薯又称番薯，相传最早由印第安人培育，后来传入菲律宾，被当地统治者视为珍品。16 世纪传入中国福建，经过 500 多年的种植和培育，红薯遍布中国广大地区。红薯喜光喜温，属不耐阴植物。红薯味道甜美，含有大量的淀粉、蛋白质、维生素，既能促进肠胃的蠕动，又能阻止多余的糖类转变成脂肪，是便秘者和肥胖者首选的食疗食品。此外，红薯中还含有大量的抗氧化物质，可以防癌抗癌，是一种延年益寿的食物。不过，若是红薯长有黑斑，是不能食用的。

食用方法

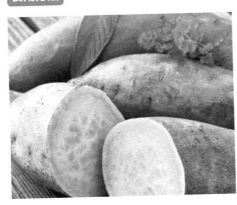

红薯中蛋白质和脂肪的含量不高，是不能单独作为主食食用的。食用红薯时最好搭配馒头或者大米食用，这样有助于营养的吸收和利用。单独食用红薯的时候，可以和咸菜或者咸汤搭配食用。

煮红薯的时候可以在水中放少量的碱，或者将红薯放到盐水里浸泡 10 分钟左右再蒸煮，蒸煮时间控制在 20 分钟左右，这样能够减少红薯中含有的氧化酶，食用后不至于引起腹胀。

选购方法

红薯的挑选一定要细心。好的红薯一般外表光滑、干净、色泽发亮，而且果实比较坚硬。表皮有伤的红薯不耐保存，如果不立即食用就不要挑选表皮有伤的红薯。若是红薯表面上有小黑洞的，说明红薯内部已经腐烂了，不能食用，建议不要挑选这样的。

保存方法

储存红薯时，应注意室内温度。温度过低，会让红薯受冻，形成硬心，不易蒸煮。温度过高时，红薯又会发芽。所以，室内温度最好控制在 15℃左右。将红薯放置在透气的木板箱内，红薯上再盖些干草，可防止红薯受潮。

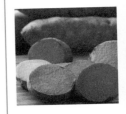

红薯药用知识

治便秘：

红薯 300g，油 10ml。将红薯洗净，去皮切成小块，炒锅放油置于火上，油热后加入红薯块翻炒，炒熟即可。每日食用 2 次。

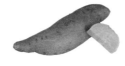

治消化不良：

红薯 180g，鸡蛋 2 个，橙汁 10ml。将红薯洗净，去皮切成小块，鸡蛋打碎。将红薯和橙汁倒入锅中一起煮沸，红薯煮熟即可，然后将打碎的鸡蛋淋在红薯上即可。

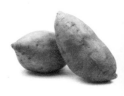

八宝红薯泥

材料:

红薯500g，葡萄干20g，瓜子仁10g，玉米粒30g，青豆12g，白糖15g，香油5ml。

制作方法:

① 红薯洗净煮熟，去皮，再压成红薯泥；白糖加热至全部融化为糖浆。

② 锅中加香油置于火上，放入红薯泥、糖浆翻炒，使糖浆、红薯泥、香油融为一体，再放入葡萄干、瓜子仁、玉米粒、青豆炒匀，盛盘中或者放入模具即可。

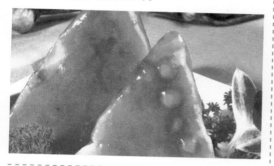

红薯炖牛肉

材料:

红薯1个，牛肉500g，蒜2瓣，料酒1勺，老抽1勺，姜1块，葱1棵，盐5g，油10ml。

制作方法:

① 将红薯洗净，去皮切块；姜切成丝；香葱切段；牛肉切块，在沸水中汆一下。

② 油热后加入蒜、姜、葱爆香，放入牛肉、料酒、老抽，给牛肉上色，然后加水。

③ 待牛肉八成熟时加入盐，然后放入红薯，炖到红薯软烂，关火闷20分钟即可。

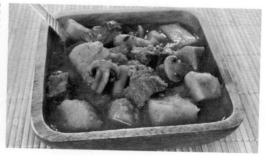

红薯玉米粥

材料:

红薯1个，大米100g，玉米50g，红糖10g，荷兰豆50g，葡萄干20g。

制作方法:

① 红薯洗净去皮，切成块状；玉米剥成颗粒；大米、荷兰豆洗净；锅中加水，置火上。

② 将大米、玉米、荷兰豆放入锅中，大火蒸煮，煮至八成熟。红薯放入锅中，加适量红糖、葡萄干，熬至红薯呈泥状。

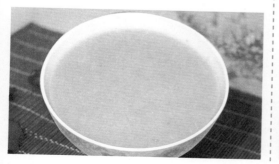

红薯姜汤

材料:

红薯100g，姜5g，红糖50g，红枣5颗，五彩糖10g。

制作方法:

① 将红薯清洗干净，去皮切成手指甲盖大小的小块；姜冲洗干净去皮切成丝。

② 锅中加水，置于火上，放入姜和红糖，将红糖搅拌均匀，大火煮沸。

③ 薯块和红枣放锅中，熬煮至红薯八成熟，转小火慢煮。盛碗中，撒入五彩糖即可。

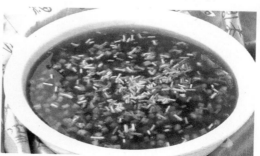

土豆

益气健脾，宽肠健胃

　　土豆是一年生草本植物，地下结有块茎，块茎呈圆、卵、椭圆等形，块茎可入药。土豆是我国五大主食之一，其营养价值高，适应能力强，在我国广大地区均有种植。

　　土豆中含有 20％的蛋白质，包括 18 种氨基酸、10 多种矿物质，具有防癌抗癌、延缓衰老的作用，也可以增强人体免疫力。

食用功效：
活血消肿，补中益气，宽肠，通便。

成熟周期：
土豆成熟期为 8 月至 9 月。

每100g土豆含有：

热量	77kcal
碳水化合物	17.2g
脂肪	0.2g
蛋白质	2g
膳食纤维	0.7g
胡萝卜素	30ug
维生素B$_1$	0.08mg
烟酸	1.1mg
钙	8mg
钾	342mg
锌	0.37mg
铜	0.12mg
铁	0.8mg

土豆叶
味苦、有微毒，口味不好，尽量避免食用。

土豆花
蔷薇目，蔷薇科的植物，可供观赏。

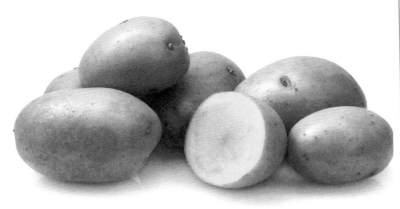

药膳食谱

专家提醒

　　食用土豆时，应将土豆的皮去掉。但是只需要去除薄薄的一层即可，因为在土豆皮下的汁液中含有丰富的蛋白质。

　　去皮的土豆不要马上烹饪，而应该在清水中浸泡一下，以防变黑。

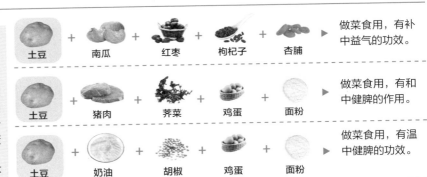

土豆 ＋ 南瓜 ＋ 红枣 ＋ 枸杞子 ＋ 杏脯 ▶ 做菜食用，有补中益气的功效。

土豆 ＋ 猪肉 ＋ 荠菜 ＋ 鸡蛋 ＋ 面粉 ▶ 做菜食用，有和中健脾的作用。

土豆 ＋ 奶油 ＋ 胡椒 ＋ 鸡蛋 ＋ 面粉 ▶ 做菜食用，有温中健脾的功效。

土豆 ＋ 猪肉 ＋ 葱 ＋ 姜 ＋ 桂皮 ▶ 做菜食用，有温中健脾、止呕的作用。

养生功效大搜索

土豆中含有大量的膳食纤维，有助于促进肠胃的蠕动，加速胆固醇在肠道内的代谢，降低人体内的胆固醇含量，建议习惯性便秘患者常食土豆。

土豆中含有丰富的蛋白质、维生素和微量元素，而且热量较低。土豆中含有的抗性淀粉有类似膳食纤维的作用，不会导致血糖升高，有预防糖尿病的作用。

土豆中脂肪的含量相对较低，而膳食纤维的含量较高，食用后可吸水膨胀，人体易产生饱腹感，从而减少对其他主食的摄取量，可达到减肥的功效，同时也能保证营养均衡。

特别介绍

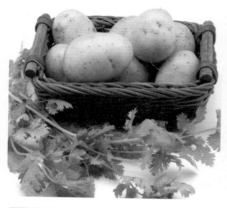

土豆原产于南美洲，由印第安人发现的野生土豆培育而来。16世纪，土豆被西班牙殖民者从南美洲带到了欧洲。那时人们喜欢土豆的花，把它当成装饰品。后来，一位法国农学家发现土豆不仅能吃，还能做成面包，土豆便在法国大面积种植。直到17世纪，土豆已经成为欧洲的重要粮食产物，并且也传入到中国。由于土豆的适应力强，而且营养丰富，很快在内蒙古、河北、山西、陕西等地大面积种植。现在，我国广大地区均有种植，土豆已经成为我们的主食之一。

食用方法

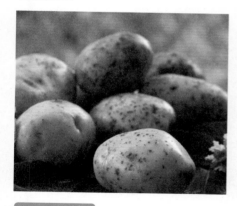

土豆有很多种食用方法，适用于炖、炒、烧和炸等方法。土豆中含有丰富的蛋白质、维生素等营养物质，可以作为主食食用，也可以作为蔬菜，搭配其他食物一起食用，还可以将其做成零食，比如薯条、薯片等零食类的食物。

土豆不宜放置太久，放置久的土豆表面容易长出蓝色的斑点。这样的土豆还可以食用，只需在煮土豆的时候，在水中放少量的醋，这些蓝色的斑点就会消失了。

选购方法

挑选土豆的时候，避免挑选畸形的。起皮的土豆适合炖、蒸。表皮光滑圆润的土豆比较紧实、脆，适合炒着吃。

土豆的肉有黄色和白色两种，白色的肉比较香甜，黄色的肉比较粉嫩，两者都很美味。

保存方法

保存土豆时把土豆和成熟的苹果放在一起，由于成熟的苹果会释放大量的乙烯，可以抑制土豆发芽，从而达到延长保存时间的效果。

把土豆放在背光的通风处，用透气的网兜把土豆归置在一起，也是一个好的储存方法。

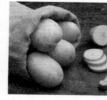

第四章 … 薯类养生馆

土豆药用知识

治慢性便秘：

土豆12g，莲藕10g。将土豆和莲藕分别用清水洗净，切成小块，然后将其捣碎。取一块干净的纱布，将捣碎的土豆和莲藕放入其中，用力挤压出汁，取汁服用即可。每日服用1次。

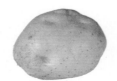

治膝关节痛：

土豆30g，姜3片。将土豆用清水洗净，去皮切成丁，姜片冲洗干净，切碎。把土豆和姜放在一起捣碎，敷在关节疼痛处即可。

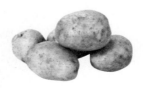

酸辣土豆丝

材料：

土豆1个，红辣椒2个，油20ml，盐5g，花椒3g，白醋10ml，蒜3瓣，香菜1棵。

制作方法：

① 红辣椒洗净切丝；香菜切段；蒜切片；土豆洗净去皮切成丝，泡在水中。

② 油热后放入花椒、蒜片炸出香味，放入土豆丝翻炒，放入白醋、红辣椒丝，快速翻炒。最后放入香菜、盐翻炒即可。

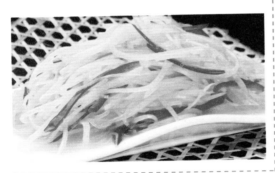

清炒土豆丝

材料：

土豆1个，红辣椒50g，葱1棵，油10ml，盐5g。

制作方法：

① 土豆、红辣椒切成丝；葱切成段；锅中放水，将土豆丝倒入锅中，以温水焯一下，去掉淀粉。

② 锅中放油，油热后加红辣椒和葱爆炒至出香味，放入土豆丝，翻炒一两分钟。

③ 加入盐，盛入盘中，即可食用。

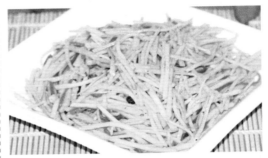

土豆炖羊肉

材料：

土豆1个，羊肉500g，姜1块，葱1棵，蒜2瓣，料酒、油、老抽各10ml，胡椒、白糖各5g，红椒丝10g。

制作方法：

① 羊肉切块；土豆去皮切块；葱、姜、蒜切片。

② 锅中加油烧热，加入葱、姜、蒜炒香，放入羊肉；加入料酒、老抽、白糖，炒至肉熟。

③ 放入土豆、红椒丝，加清水没过土豆。煮沸后加入胡椒，转中火炖30~45分钟。

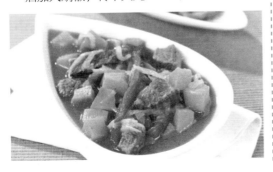

西红柿土豆排骨汤

材料：

土豆1个，排骨200g，西红柿2个，葱段10g，胡椒、盐各5g，油10ml。

制作方法：

① 土豆洗净切成块；排骨剁成块；西红柿切块。

② 锅中放油，油热后加入葱，爆炒至香，放入土豆、西红柿翻炒，盛出备用。

③ 锅加入水，放排骨，煮开，转小火炖，加入土豆、西红柿，小火炖30分钟，放入调料。

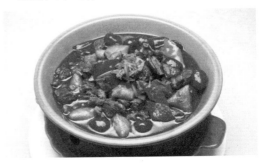

英文名：Water Chestnut	别名：菱实	养生榜：薯类 / 第 3 名

食用功效：
防癌抗癌，健脾益气，消暑解毒，止痢。

成熟周期：
菱角成熟期为8月至10月。

每100g菱角含有：

脂肪	0.1g
碳水化合物	21.4g
蛋白质	4.5g
铁	0.6mg
烟酸	1.5mg
胡萝卜素	10mg
锰	0.38mg
钙	7mg
铜	0.18mg
钾	437mg
锌	0.62mg
硫氨酸	0.19mg

菱角壳
止泻痢，止便血。

消暑止痢，防癌抗癌

菱角为一年生草本水生植物菱的果实，肉质鲜美，深得人们的喜爱。主要分布在南方，尤其以长江下游太湖地区和珠江三角洲栽培最多。

菱角一般人群均可食用，皮脆肉美，含有丰富的蛋白质、不饱和脂肪酸、多种维生素和微量元素，有很高的营养价值。

菱角

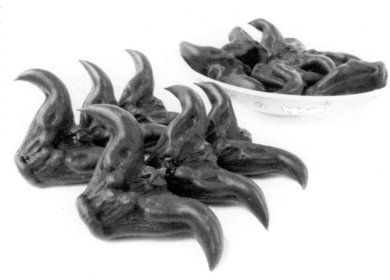

药膳食谱

专家提醒

过多生食菱角无益，反而会有损肠胃，还有可能感染姜片虫病，所以菱角最好是煮熟食用。切忌过多食用，否则会有损健康。

菱角性凉，脾胃虚弱和胃寒者不宜食用，否则会引发肠胃疾病。

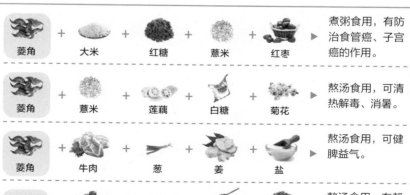

菱角 + 大米 + 红糖 + 薏米 + 红枣 ▶	煮粥食用，有防治食管癌、子宫癌的作用。
菱角 + 薏米 + 莲藕 + 白糖 + 菊花 ▶	熬汤食用，可清热解毒、消暑。
菱角 + 牛肉 + 葱 + 姜 + 盐 ▶	熬汤食用，可健脾益气。
菱角 + 红枣 + 花生 + 蜂蜜 + 红糖 ▶	熬汤食用，有帮助消化、益气养血的作用。

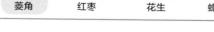

菱角中含有醇浸水液，是一种抗癌物质可以抑制细胞癌变和组织的增生。常食菱角，可以有效地预防食管癌、子宫癌、乳腺癌、胃癌等癌症。

菱角连壳捣碎，用水煎煮，取汁服用，有解酒精中毒的功效。另外，菱角还可外用，用于辅助治疗小儿头疮、皮肤赘疣、头面黄水疮等多种皮肤病。菱角粉，滑润细腻，有美白皮肤的功效。

菱角中含有大量的不饱和脂肪酸，有辅助降血脂的作用。而且，菱角中的钾含量也特别丰富，有消除水肿的作用，对瘦身也特别有利。菱角内含有的胡萝卜素也有养颜抗衰的功效，所以菱角也是一种养颜食物。

美食

菱角粳米粥

材料：

老菱角20个，粳米50g，白糖20g，葱末、红椒各5g。

制作方法：

❶ 将菱角煮熟，去壳取肉，切成米粒大小；将粳米淘净放入砂锅中，加入清水，煮成稀粥。

❷ 把菱角肉放入砂锅中，搅拌均匀，熬成粥，放入白糖，撒上葱末、红椒末即可。

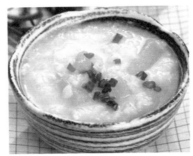

菱角薏米粥

材料：

菱角、粳米各100g，薏米50g，胡萝卜丁10g。

制作方法：

❶ 薏米、粳米洗净；菱角煮熟去壳，切粒。

❷ 锅中加水置火上，将薏米、粳米放入，大火煮沸；转小火熬煮，放入菱角、胡萝卜丁。

❸ 熬煮30分钟，即可食用。

红枣菱角粥

材料：

菱角10个，大米100g，白糖50g，菠萝肉20g，红枣5颗。

制作方法：

❶ 菱角煮熟，去壳取肉，切成粒状；大米淘洗干净。

❷ 锅中放水置火上，将大米放入，大火煮沸。加入菱角肉、菠萝肉，转至小火熬煮，然后放入红枣。

❸ 粥内放入白糖，焖煮一会儿即可。

选购方法

挑选菱角时，可将菱角放在手中，手指用力掐一下，比较脆嫩的便是新鲜的菱角。新鲜的菱角硬壳有角，表皮为褐色或绿色，容易剥开，味道香甜，还有清香味。老的菱角果实肥大，肉质饱满，果壳坚硬，击之有声，但味苦，有栗香，不宜生食。

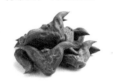

保存方法

新鲜的菱角不能直接保存，应把菱角内的水分晾干，才能放入冰箱中保存。如果不把菱角内的水分晾干，保存时内部容易腐烂。

菱角还可去壳保存。先将菱角的壳剥去，然后用保鲜膜包裹住菱角，放入冰箱中，可保存1~2天。

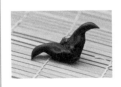

食用功效：
生津止渴，解毒降压。

成熟周期：
豆薯成熟期为8月至10月。

每100g豆薯含有：

热量	57kcal
脂肪	0.1g
碳水化合物	13.4g
蛋白质	0.9g
铁	0.6mg
烟酸	0.3mg
膳食纤维	0.8g
钙	21mg
铜	0.07mg
钾	111mg
锌	0.23mg

豆薯茎叶
含鱼藤酮，对人畜有剧毒，是制作敌敌畏等杀虫剂的原料。

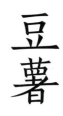

生津止渴，解毒降压

　　豆薯是一种营养丰富的食物，可食部分为块根。块根多呈圆形、圆锥形，其肉质鲜美，肥嫩多汁，富含糖分、蛋白质和维生素，可生食，也可熟食。

　　豆薯不仅营养丰富，药用价值也极高。豆薯中含有的碳水化合物，可以补充大脑所消耗的葡萄糖，缓解大脑因缺乏葡萄糖而产生的暴躁、失眠、健忘等症状。

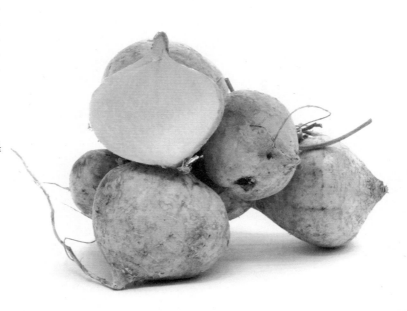

第四章　薯类养生馆

药膳食谱

专家提醒

　　豆薯有除燥热、解暑热的作用。豆薯对于酒精中毒也有疗效。而慢性酒精性中毒者可以用豆薯拌白糖食用，有助于解酒毒。

　　豆薯性凉，胃寒者不宜食用，以免引起胃痛。

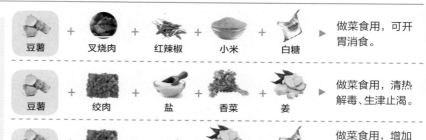

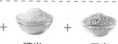
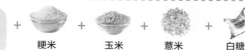

豆薯 + 叉烧肉 + 红辣椒 + 小米 + 白糖 ▶ 做菜食用，可开胃消食。

豆薯 + 绞肉 + 盐 + 香菜 + 姜 ▶ 做菜食用，清热解毒、生津止渴。

豆薯 + 绞肉 + 葱 + 姜 + 白糖 ▶ 做菜食用，增加营养、有助于营养的吸收。

豆薯 + 粳米 + 玉米 + 薏米 + 白糖 ▶ 熬粥食用，清凉消暑。

豆薯中含有一种抗肿瘤蛋白，这种蛋白具有抑制肝癌、胃癌和黑色素瘤细胞活性的作用。

豆薯中含有的碳水化合物，可以补充大脑所消耗的葡萄糖，有助于缓解大脑疲劳，缓解大脑因缺乏葡萄糖而产生的失眠、健忘等症状。

在醉酒后食用豆薯，可以降低酒精在肠胃中的吸收速度，缓解头痛，并且能够解除酒精中乙醇的毒性，将其从人体中排泄出来。

豆薯中含有丰富的矿物质，有助于扩张毛细血管，改善血液循环，降低血液的黏稠度。

特别介绍

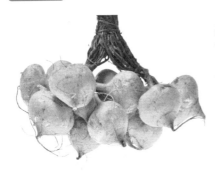

豆薯，又叫凉薯，属豆科豆薯属中能形成块根的栽培种，一年生或多年生缠绕性草质藤本植物。原产中国南部、墨西哥、中北美洲。豆薯和红薯一样，属于高产作物，在我国长江以南地区普遍种植，亩产可达几千甚至上万斤，我国有些地方将豆薯作为主要的经济作物。豆薯是我国华南、西南地区主要的根茎类蔬菜之一，在我国北方很少见到。豆薯中含有钙、铁、铜、锌、镁等多种营养素，具有降低血压和血脂的功效。

食用方法

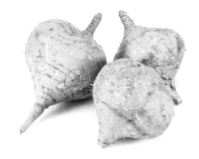

豆薯可作为蔬菜炒食，吃起来像土豆，也可作为煮粥的材料。

豆薯可以生食，像荸荠一样，脆嫩多汁，配上白糖凉拌，可解酒毒。豆薯中含有的淀粉非常丰富，是能给人饱腹感的食物，适合减肥人士在减肥期间食用，如蒸熟后代替主食食用，但不可食用过多。

豆薯还可以作为小零食食用，作为材料加工成的罐头，味道可口，营养丰富，是一种美食。

选购方法

豆薯有早熟种和晚熟种。早熟种的豆薯肉质鲜美，脆嫩多汁，富含糖分和蛋白质。晚熟种的豆薯块根较大，含有的淀粉较多，可以提制淀粉。选购豆薯时，要注意豆薯的表皮和色泽。新鲜的豆薯表皮呈淡黄色，皮薄而坚韧。表皮损伤的豆薯不要选购。

保存方法

豆薯保存时，可以将豆薯归置在一起，放在干燥、阴凉、通风的地方，也可以将豆薯放在木箱中，但要保证木箱的通风，防止豆薯腐坏。但是，需要注意的是不可以将豆薯放在塑料袋或者冰箱中保存，这样会加速豆薯的腐坏。

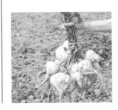

豆薯药用知识

治瘢痕：

豆薯50g，鸡蛋1个。将豆薯磨成粉放在碗里，另取一碗，将鸡蛋打入，去除蛋黄；将豆薯粉用蛋清调和，然后均匀地涂在脸上，待面膜干了，用清水洗掉即可。此方能促进皮肤血液循环，消除面部黑斑。

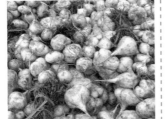

治便秘：

豆薯100g，松子仁30g，粳米200g。将粳米淘洗干净；豆薯洗净去皮，切成小块。锅中加水适量，放入粳米小火煮沸，然后放入豆薯和松子仁，煮成稀粥即可。

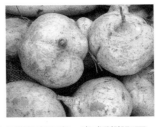

豆薯鸡

材料:

豆薯1个,葱1棵,尖椒5g,鸡肉100g,盐4g,油10ml。

制作方法:

❶ 豆薯去皮切块;鸡肉切丁;尖椒切块;葱切末。

❷ 锅中放油,油热后放入鸡丁,炒至变色。

❸ 放入豆薯块、尖椒和葱,翻炒一会儿,加入配料,一起翻炒至熟,加入少许盐即可。

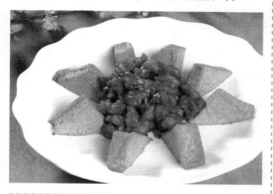

蜜汁豆薯

材料:

豆薯1个,蜂蜜100g,冰糖50g,油适量。

制作方法:

❶ 豆薯洗净去皮,切成块状。

❷ 锅中放油置于火上,油热后放入豆薯,炸至金黄色。

❸ 另起锅,放入冰糖,熬至冰糖融化,将炸好的豆薯放入锅中,搅拌均匀。装盘,淋上蜂蜜即可。

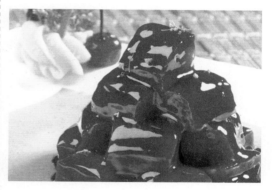

豆薯玉米酥

材料:

豆薯150g,玉米粉300g,油30ml。

制作方法:

❶ 豆薯蒸熟,去皮压泥;加入玉米粉和沸水,揉成面团。

❷ 面团分成掌心大小,然后擀成饼状。

❸ 锅中放油,油热后将面饼放入锅中,炸至金黄色,皮酥时捞出沥干油,放入盘中即可。

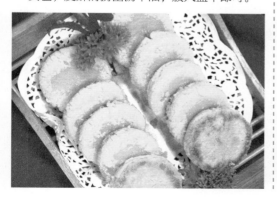

豆薯米糊

材料:

豆薯200g,大米100g,白糖15g。

制作方法:

❶ 豆薯洗净去皮,切块状;大米淘洗干净备用。

❷ 将大米和豆薯丁一同放入豆浆机中,按下功能键,搅打成米糊;放入白糖调好味,再搅拌均匀,即可盛起食用。

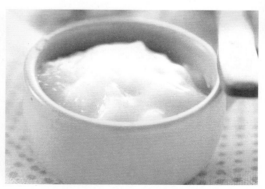

菊薯

清热解毒，神果美誉

菊薯是一种珍贵的薯芋类食物，含有丰富的水分和果寡糖，营养价值很高，有"神果"之称。菊薯中含有果糖、葡萄糖、蔗糖、果寡糖以及淀粉、菊糖、少量的膳食纤维和矿物质，其中，菊糖和果寡糖占其干物质的67%，而菊糖和果寡糖不能被人体直接吸收，因此，菊薯属低能量食品，适用于糖尿病和消化不良的人群。

食用功效：
清热解毒，润肠通便。

成熟周期：
菊薯成熟期为8月至9月。

每100g菊薯含有：

碳水化合物	10.6g
脂肪	0.1~0.3g
蛋白质	2g
维生素	1.7g
胡萝卜素	0.16mg
膳食纤维	0.3g
果寡糖	12g
钾	230mg
磷	24mg
钙	87mg
烟酸	0.3mg

菊薯块根
富含水分和果寡糖，可当水果食用。

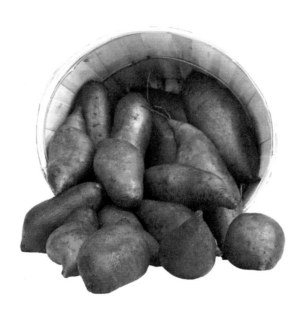

药膳食谱

专家提醒

菊薯在接触空气后会发生氧化反应，形成褐色素。为了防止菊薯变成黑色，可以将切开的菊薯放在清水中浸泡，避免与空气接触。

菊薯性寒，不适合脾胃虚寒的人群食用。

 菊薯 ＋ 胡萝卜 ＋ 牛肉 ＋ 蚕豆 ＋ 盐 ▶ 熬汤食用，具有解毒、防治暗疮的功效。

 菊薯 ＋ 排骨 ＋ 无花果 ＋ 姜 ＋ 盐 ▶ 熬汤食用，有滋补养颜的功效。

 菊薯 ＋ 燕窝 ＋ 冰糖 ＋ 枸杞子 ＋ 百合 ▶ 熬粥食用，可以润肤美颜。

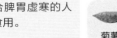 菊薯 ＋ 鸡肉 ＋ 当归 ＋ 党参 ＋ 黄芪 ▶ 熬汤食用，有益气、生津、补血的功效。

　　菊薯中含有的果寡糖是所有植物类中含量最高的，还含有丰富的钙、镁等矿物质，食用菊薯，能降低血糖、血脂、胆固醇，促进血液循环，从而达到平衡血糖、降低血脂的作用。

　　菊薯中含有 20 多种人体必需的氨基酸和钙、铁、钾等矿物质，有排毒作用，可以防治痤疮等。菊薯性寒，适量食用有助于清解燥热。

　　菊薯中富含水溶性膳食纤维和所有植物类含量最高的果寡糖，可以使双歧杆菌和乳酸菌大量增殖，从而能显著地促进肠胃蠕动，润肠通便，可以防治便秘和下痢，还能清除肠道中的废物，起到护肠的作用。

　　菊薯具有清肝、解毒、降火的功效，可以防治热毒性皮肤病，是女性的天然保健品。

美食

菊薯玉米粥

材料：

菊薯1个，玉米粒半碗，大米100g，红枣5颗。

制作方法：

1. 玉米粒洗净；大米冲洗干净；菊薯洗净去皮切成块状。
2. 锅中加水，大米和玉米粒倒入锅中，煮至稀粥状。
3. 将菊薯、红枣放入，继续熬成粥。

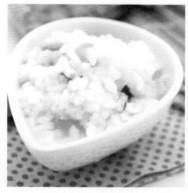

菊薯黄豆粥

材料：

菊薯1个，山药1根，黄豆半碗，大米100g，白糖10g。

制作方法：

1. 黄豆、大米洗净；菊薯、山药去皮切块。
2. 锅中加水，将大米、黄豆放入锅中，大火煮沸。待大米煮成稀粥时，加入菊薯块、山药块。
3. 熬成粥，粥内加入白糖即可。

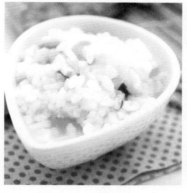

菊薯鱼片汤

材料：

菊薯、胡萝卜各1个，鱼片5片，盐5g，油10ml。

制作方法：

1. 菊薯、胡萝卜洗净去皮，切成块。
2. 锅中放油，油热放入鱼片，翻炒至断生。锅中加水，大火炖煮，直至汤呈白沫状。
3. 将菊薯和胡萝卜放入锅中，加入盐炖熟即可。

选购方法

　　挑选菊薯时，应挑选表面圆润光滑、体形均匀的，这样的菊薯水分含量较多。表面有损伤的菊薯，不要挑选，这样的容易坏掉。表面上带有泥土的菊薯是最新鲜的，而且还有利于保存。表面有切口或者裂开的菊薯，不要挑选，这样的容易产生褐色素，且不易保存。

保存方法

　　刚买回来的菊薯，可以放在阴凉通风处保存，但要避免阳光直射。如果买回来的菊薯表面带有泥土，可以保存的时间更长。

　　清洗过的菊薯不要放在外面保存，以免与空气接触发生氧化反应，产生褐色素。

第四章——薯类养生馆

芋头

补气益肾，开胃生津

芋头是餐桌上常见的碱性食物，口感香软，类似土豆，可作为餐桌上的主食，也可搭配其他食物制作菜肴或者煲汤。因芋头中含有大量的淀粉和蛋白质等营养物质，其食用价值非常高。

芋头也有很高的药用价值。芋头中的微量元素和黏性物质含量较高，可起到保护肠胃黏膜的作用，也有补中益气、美容养颜的作用。

食用功效：
补气益肾，开胃生津。

成熟周期：
芋头成熟期为9月至10月。

每100g芋头含有：

热量	81kcal
碳水化合物	18.1g
脂肪	0.2mg
蛋白质	2.2g
膳食纤维	1g
胡萝卜素	160ug
烟酸	0.7mg
钙	36mg
钾	378mg
镁	23mg
钠	33.1mg
铁	1g

发芽芋头
可以食用，无毒素，并且口感较软。

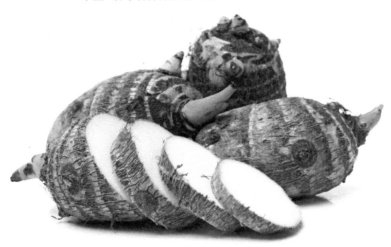

药膳食谱

专家提醒

芋头的营养价值虽高，但是有痰的人、过敏性体质的人、肠胃功能比较弱的人不宜多食，食积、肠胃湿热者不应食用。

芋头有小毒，不宜生吃，否则其所含的黏液会刺激咽喉，引起咽痛。

 芋头 + 排骨 + 盐 + 鸡精 + 淀粉 ▶ 炖菜食用，有益胃健脾、填精益髓等功效。

 芋头 + 椰汁 + 粳米 + 白糖 + 牛奶 ▶ 熬粥食用，强身健体、可防龋齿。

 芋头 + 枸杞子 + 盐 + 葱 + 花生油 ▶ 做菜食用，防癌、增免疫。

 芋头 + 丝瓜 + 海参 + 姜 + 牛奶 ▶ 煲汤食用，有美容养颜、消肿解毒的功效。

芋头中含有多种微量元素，能增强人体的免疫能力，可作为防治癌症的常用药膳主食。

芋头含有的矿物质中，氟的含量较高，氟具有洁齿防龋、保护牙齿的作用。芋头是碱性食物，可以中和人体口腔中的酸性物质，从而达到保护口腔的作用。

芋头中含有大量的膳食纤维，能促进肠胃蠕动，帮助消化。芋头中的微量元素和黏性物质含量较高，有助于保护肠胃黏膜，有补中益气的功效。

芋头含有一种多糖类植物胶质，有很好的止泻作用，对腹泻、痢疾有辅助治疗功效。

特别介绍

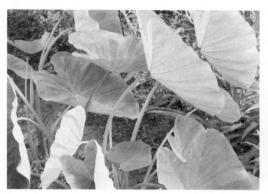

芋头原产于印度，是一种碱性食物，主要品种有红芋、白芋、槟榔芋、九头芋，中国以珠江流域和台湾省种植最多。芋头口感细软，绵甜香糯，含有丰富的淀粉、矿物质及维生素，既可作为主食，也可搭配其他食材制作菜肴。芋头常用来作为药膳食物，其中含有的多种微量元素，能增强人体的免疫功能，也是术后康复过程中的首选药膳。

食用方法

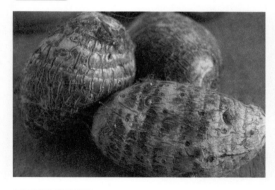

芋头的食用方法有很多种，蒸芋头，如排骨蒸芋头，味道鲜美，营养丰富。煮芋头，最常见的便是把芋头煮熟，蘸糖食用。炒芋头，可以和肉类搭配，炒制一些鲜美的菜肴。芋头还可以烧，如红烧芋头。

芋头还可以用来熬粥。将芋头切成块状，搭配大米、小米或者西米可以熬成美味的粥。

选购方法

选购芋头时，应挑选较坚硬的，且没有斑点的。芋头必须体形匀称，畸形的芋头一般不是好的。拿在手中感觉较轻的，说明水分少，是上好的芋头。用手指捏一下，如果有松软的地方，或是看到外表上有烂点，说明芋头内部已经腐烂，这样的不要挑选。

保存方法

对于芋头贮藏的温度有特殊要求，以10~15℃为最佳。在0℃以下或25℃以上都会受到伤害。因此，鲜芋头购买之后尽快食用，并且一定不能放入冰箱。

芋头不耐低温，保存时应该注意室内的温度。

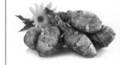

芋头药用知识

可消肿止痛：

鲜芋头200克，姜汁15毫升，面粉适量，蜂蜜少许。将鲜芋头去皮捣成糊状，姜汁、面粉、蜂蜜混匀摊于塑料布上，厚约2毫米，外敷于关节周围，包扎固定，上下端扎紧，以防药物外溢。

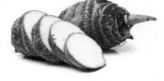

治消化不良：

芋头100g，葱10g。芋头洗净后，放入锅中蒸熟，取出晾凉。然后去皮切成小块，捣成泥。葱洗净，切碎。将锅置于火上，翻炒葱末和芋头泥即可食用。

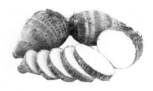

银耳芋头粥

材料：

芋头3个，银耳、白糖各20g，大米100g。

制作方法：

❶ 银耳提前泡在水中，直至泡发；芋头洗净去皮，切成块状；大米淘净。

❷ 锅中放水置于火上，放入大米，大火煮沸，熬成稀粥。

❸ 煮至八成熟时，加入泡好的银耳和芋头，转至小火熬煮，粥内加白糖，焖熬片刻即可。

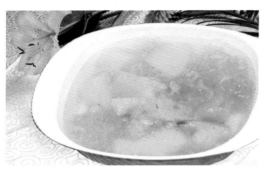

芋头猪胰汤

材料：

猪胰1只，芋头40g，红枣5颗，盐、鸡精各5g。

制作方法：

❶ 芋头洗净去皮切成块；锅中加水置于火上，将猪胰放入锅中氽一下，捞出沥干水，锅中加入新的清水，放入猪胰，大火焖炖1小时。

❷ 待猪胰炖至八成熟，放入芋头、红枣，一起炖15分钟，放盐和鸡精，盛入碗中即可。

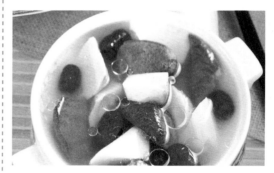

芋头莲子粥

材料：

芋头200g，莲子75g，大米100g，肉松50g，白糖10g。

制作方法：

❶ 莲子冲洗干净，用温水泡发；大米淘洗干净；芋头洗净去皮切小丁。

❷ 锅中加入水置于火上，将莲子、大米放入锅中，大火煮沸。

❸ 待大米、莲子熬成稀粥时，放入芋头，小火煮至芋头酥烂，加肉松焖煮片刻即可。

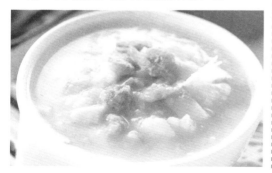

红烧芋头

材料：

芋头500g，五花肉250g，蒜5瓣，盐3g，老抽5ml，葱1棵，鸡精3g，油10ml。

制作方法：

❶ 芋头去皮切块；五花肉切片；葱、蒜洗净切碎；锅中放油置于火上，放入五花肉煸炒，至肉变色，盛出备用。

❷ 锅中加油，油热后放入蒜爆炒出香味，然后放入芋头、五花肉，加入老抽，翻炒。

❸ 加盐、鸡精调味，撒上葱碎，即可食用。

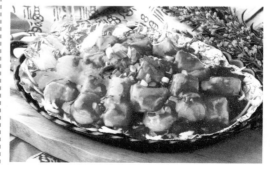

英文名：**Yam**	别名：淮山	养生榜：薯类 / 第 7 名

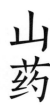

山药

食用功效：
益气养阴，补益脾肺，补肾固精。

成熟周期：
山药成熟期为8月至10月。

每100g山药含有：

热量	240kcal
碳水化合物	12.4g
脂肪	0.2g
蛋白质	1.9g
膳食纤维	0.8g
维生素E	0.24mg
胡萝卜素	20ug
钙	16mg
钾	213mg
磷	34mg
钠	18.6mg
烟酸	0.3mg

补脾益气，补益肺肾

　　山药营养丰富、物美价廉，是一种大众化的补虚养身保健品。山药既能当作主食，又可以当作蔬菜食用，当然药用价值也相当高。民间流传着"五谷不收也无患，只要二亩山药蛋"的说法，这更肯定了山药的价值。清代名医傅青主用山药为主料，发明"八珍汤"，使其母长寿，这肯定了山药延年益寿的作用。

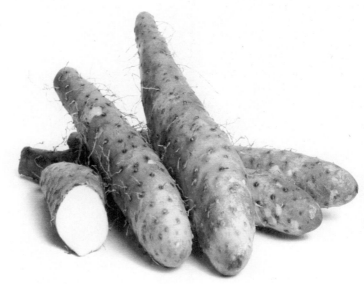

药膳食谱

专家提醒

　　感冒者最好不要食用山药。另外，大便燥结者和肠胃积滞者不要食用山药，以免加重症状。

　　山药的皮中含有皂角素和黏液，黏液中的植物碱和皂角素有可能会导致过敏反应。

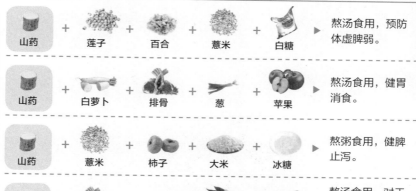

山药 + 莲子 + 百合 + 薏米 + 白糖 ▶ 熬汤食用，预防体虚脾弱。

山药 + 白萝卜 + 排骨 + 葱 + 苹果 ▶ 熬汤食用，健胃消食。

山药 + 薏米 + 柿子 + 大米 + 冰糖 ▶ 熬粥食用，健脾止泻。

山药 + 排骨 + 葱 + 姜 + 盐 ▶ 熬汤食用，对于肾虚遗精患者有益处。

第四章 薯类养生馆

养生功效大搜索

山药中含有丰富的淀粉酶、多酚氧化酶，有助于提高脾胃的功能，促进人体的消化和吸收，常食有健脾益胃、帮助消化的作用，临床上常用来防治脾胃虚弱和泄泻。

山药含有皂苷和黏液质，食用时可起到润滑和滋养的作用，补气养肺，可辅助治疗肺虚咳嗽，还有滋肾益精的作用。

山药富含黏液蛋白、维生素和微量元素，在降血糖方面有一定的疗效，还可消除血管壁上沉淀的胆固醇。

特别介绍

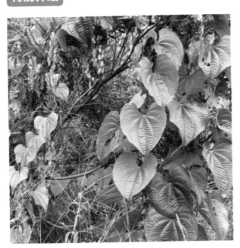

山药原名薯蓣，系缠绕草质藤本植物，喜光、耐寒。山药可分为毛山药和光山药两种。

《神农本草经》里面将山药列为食物之"上品"，深受人们喜爱。据说唐代宗因名为李豫，为避其讳，将薯蓣改为薯药，后因宋英宗叫赵曙，为避讳而改为山药。著名的医学家李时珍对山药就有很高的评价，他认为山药特别是野生的山药，是很好的药材。

现在中国已经有四个地方的山药申请为国家地理标志保护产品，分别是：长山山药、铁棍山药、陈集山药和佛手山药。

食用方法

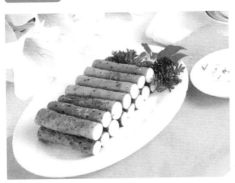

生的山药中含有毒素，所以山药不能生吃，可以将山药在沸水中焯熟，凉拌食用。山药也可以搭配粳米煮粥食用，有养胃的作用，适合手术后体虚者进补之用。

山药可以搭配一些肉类炖汤食用，滋补效果更佳，比如山药和鸭肉搭配，有助于降低人体的胆固醇含量，预防心血管疾病，平衡血压。

山药皮中含有大量的黏液蛋白，有增强免疫力的作用。

选购方法

选购山药，要选择大小相同、拿起来很重的山药。这样的山药一般水分丰富。另外，山药上面的须毛越多越好，须毛越多的山药，口感和营养也越好。须毛越多表示营养价值越高。

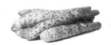

保存方法

整根的山药直接放置于阴凉通风的地方保存即可。若是山药已经被切开，可以将山药用湿布盖上，放入冰箱的保鲜室保存。买回来的山药最好先去皮清洗干净，放进干净的塑料袋中，然后放进冰箱的冷冻室冷冻。

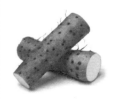

山药药用知识

治脾虚腹泻：

大米80g，莲子30g，山药50g。将大米放入炒锅中炒黄后取出，山药煮熟和莲子一起研成末状即可。每天服用2到3次，一次8g左右。

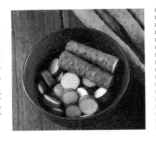

防治糖尿病：

山药1根，大米400g。将大米洗净放入锅内煮至半熟，然后加入洗净切片的山药用小火熬制成粥，经常服用对于糖尿病有很好的防治作用。

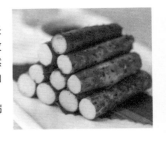

黑木耳炒山药

材料：

黑木耳200g，山药300g，盐5g，鸡精3g，葱5g，甜椒块10g，蚝油12g。

制作方法：

① 黑木耳泡发洗净；山药洗净去皮切成片；葱洗净切段；将油放入锅中，油热后放入山药煎炒片刻，捞出控油备用。

② 油锅放入葱段、甜椒块爆香，加入黑木耳、山药翻炒至熟，放入调料，搅拌均匀。

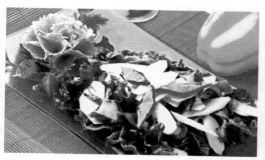

山药炒南瓜

材料：

山药2根，南瓜400g，姜片2片，油10ml，盐、鸡精各5g。

制作方法：

① 山药去皮洗净切条；南瓜去皮切成薄菱形。

② 将适量的水倒入锅中烧开，倒入山药焯5分钟左右，立刻捞出过凉，沥干备用。

③ 油锅烧热，放入姜片爆香，加入山药、南瓜翻炒，快熟时，加盐和鸡精调味，也可加入高汤调味，待高汤收干后关火，即可出锅。

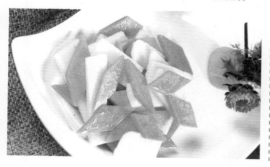

茄汁山药

材料：

山药400g，西红柿2个，西蓝花200g，盐3g，鸡精2g，油10ml。

制作方法：

① 西蓝花瓣成朵，放入开水中焯水，捞出沥干，用盐、鸡精腌至入味；西红柿洗净，放开水中焯至起皮，去皮切片；山药去皮切片。

② 将炒锅置于火上，放入油，待油八成热后，加入西红柿翻炒至糊状，添少许的水，倒入山药片翻炒至八成熟，加盐、鸡精即可。

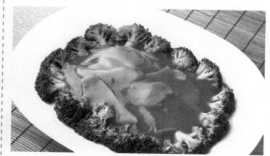

山药拼盘

材料：

猕猴桃1个，山药1根，五彩糖果10个，红豆10g，酸奶100ml。

制作方法：

① 山药去皮后放在冷水中，洗去上面的黏液，切成段；红豆洗净备用；猕猴桃去皮切片备用。

② 锅中加水，大火烧开后，放山药焯至八成熟；捞出山药，放入红豆煮熟捞出备用。

③ 将所有材料装入盘中，倒入酸奶拌匀即可。

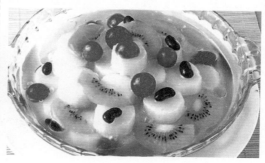

紫薯

抗癌抗衰，瘦身养颜

　　紫薯，又叫黑薯，薯肉呈紫色或深紫色。其营养价值和一般的红薯相类似，含有丰富的蛋白质、淀粉、果胶和膳食纤维以及多种矿物质。除此之外，紫薯中还含有丰富的硒元素和铁元素，而硒元素和铁元素是人体抗疲劳、抗衰老以及补血的必要元素，特别是硒元素，人们称之为"抗癌大王"。

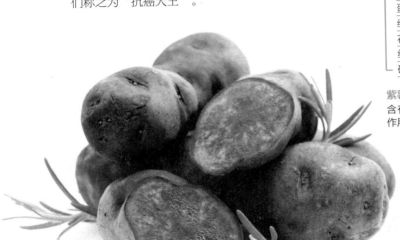

食用功效：
护肝抗癌，瘦身养颜。

成熟周期：
紫薯成熟期为8月至9月。

每100g紫薯含有：

碳水化合物	82.5g
脂肪	0.2g
蛋白质	4.768g
维生素	2.7g
花青素	2.7g
维生素C	2804mg
硒	0.02mg

紫薯皮
含有大量的紫色素，有抗癌的作用。

药膳食谱

专家提醒

　　紫薯营养价值较高，但不宜作为主食。食用紫薯时，应搭配其他食物一起食用，以保证营养的全面，以免造成营养不良。紫薯不宜多食，紫薯中含有氧化镁，多食会引起腹胀、呃逆。

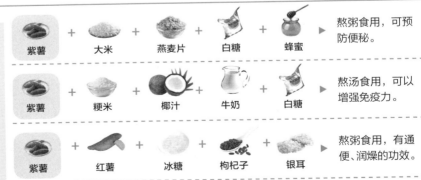

紫薯 + 大米 + 燕麦片 + 白糖 + 蜂蜜 ▶ 熬粥食用，可预防便秘。

紫薯 + 粳米 + 椰汁 + 牛奶 + 白糖 ▶ 熬汤食用，可以增强免疫力。

紫薯 + 红薯 + 冰糖 + 枸杞子 + 银耳 ▶ 熬粥食用，有通便、润燥的功效。

紫薯 + 银耳 + 桂圆 + 莲子 + 冰糖 ▶ 熬粥食用，可以养心安神、健胃消食。

　　紫薯中含有花青素以及黄酮类等抗氧化物质，这些物质有助于延缓衰老，多食对中老年人群有益。此外，还能减轻肝脏负担，增强肝脏机能，预防肝癌。

　　紫薯中含有丰富的硒元素，而硒是抗癌的主要元素，被誉为"抗癌大王"，可提高人体的抗病能力，并清除自由基，抑制癌细胞生长。

　　紫薯中的膳食纤维也十分丰富，能够促进肠胃蠕动，加强肠胃的消化功能，帮助清除肠内堆积的有毒物质，从而预防肠胃疾病。

　　紫薯是低脂肪、低能量食物，经常食用有助于通便排毒，可以帮助减肥瘦身。

美食

紫薯银耳粥

材料：

紫薯1个，银耳10g，大米80g，白糖8g，红枣5颗。

制作方法：

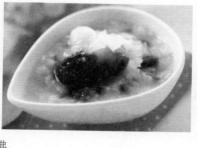

❶ 紫薯洗净，去皮切块；银耳、大米洗净。

❷ 锅中加水，放入大米和银耳，大火煮沸。

❸ 待大米煮成稀粥，将紫薯块、红枣放入锅中，小火熬煮至熟；放入白糖，盛入碗中即可食用。

香酥紫薯饼

材料：

紫薯粉、面粉各200g，白糖100g，油适量。

制作方法：

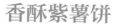

❶ 紫薯粉加白糖拌匀；面粉加水制成面皮，包裹馅料，做成紫薯饼。

❷ 锅中放油，油热后放入紫薯饼，炸至金黄色，捞出，沥干油即可食用。

紫薯红豆粥

材料：

紫薯2个，红豆半小碗，粳米100g，白糖10g。

制作方法：

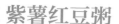

❶ 紫薯洗净去皮切块；粳米淘净。将粳米和红豆放入锅中，大火煮沸。

❷ 待粳米煮成稀粥，紫薯放入锅中，小火熬煮至熟。

❸ 放入白糖，盛入碗中即可食用。

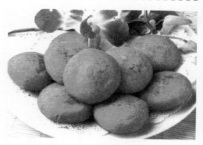

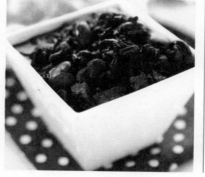

选购方法

　　选购紫薯时，要注意紫薯的表皮是否光滑，体形是否均匀。表皮光滑、体形圆润的紫薯一般都是好的。将紫薯放在手中，很有重量，说明水分多，营养丰富。如果表皮呈黑色或是有褐色斑点的，不要挑选。

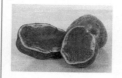

保存方法

　　紫薯的保存要放在阴凉通风处。如果室温较高的话，可以将紫薯放在冰箱中，温度保持在4~6℃即可，可以保存1~2个月。如果室温较低，可以将紫薯放在阴凉通风处，但是不要太干燥，否则紫薯会缩水，造成营养成分流失，也不能沾水，会造成紫薯腐烂。

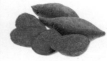

荸荠

清热解渴，生津润燥

　　荸荠因其形状像马蹄，人们俗称"马蹄"，又因其生长在土里，形状像板栗，性味、成分和功效也与板栗相似，所以又被称为"地栗"。荸荠原产印度，后来传入我国，主产于江苏、安徽、浙江、广东等水泽地区。荸荠外表紫黑，内瓤洁白，味甜多汁，自古有"地下雪梨"之美誉，被北方人视为江南人参。

食用功效：
生津止渴，清热利湿。

成熟周期：
荸荠成熟期为2月至3月。

每100g荸荠含有：

热量	59kcal
碳水化合物	1.1g
脂肪	0.2g
蛋白质	1.2g
胡萝卜素	20ug
钙	4mg
磷	44mg
钾	306mg
钠	15.7mg
镁	12mg
铁	0.6mg
烟酸	0.7mg

荸荠地茎
性寒、味甘，可清热解渴、降压利湿。

荸荠叶
性寒、味甘，清热利尿，生津润肺。

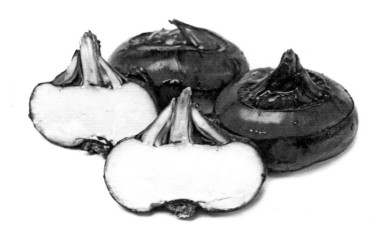

药膳食谱

专家提醒

　　荸荠性质寒凉，消化能力比较弱的幼儿、脾胃虚寒的人和血淤者不要食用，以免对身体造成不良影响。

　　荸荠表皮和内部可能会附着很多的寄生虫和细菌，所以最好能够洗净后煮熟再食用。

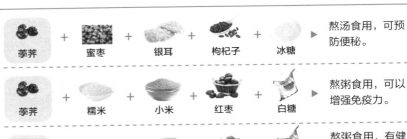

荸荠 + 蜜枣 + 银耳 + 枸杞子 + 冰糖 ▶ 熬汤食用，可预防便秘。

荸荠 + 糯米 + 小米 + 红枣 + 白糖 ▶ 熬粥食用，可以增强免疫力。

荸荠 + 大米 + 南瓜 + 花生 + 白糖 ▶ 熬粥食用，有健脾、益气、生津的功效。

 荸荠 + 大米 + 胡萝卜 + 葱 + 盐 ▶ 熬粥食用，生津解渴、健胃消食。

养生功效大搜索

荸荠中含有丰富的粗蛋白和淀粉，有助于促进大肠的蠕动，促进排便，所以荸荠有防治便秘的作用。

荸荠中含有丰富的磷，居根茎类蔬菜第一名，有助于促进骨骼发育，维持正常的生理功能，同时可促进体内的糖、脂肪、蛋白质三大物质的代谢，调节酸碱平衡。

英国科学家曾对荸荠做过研究，发现其含有一种不耐热的抗菌成分——荸荠英，这种物质可抑制金黄色葡萄球菌、大肠杆菌、产气杆菌及绿脓杆菌的活性，也有助于降低人体血压。

特别介绍

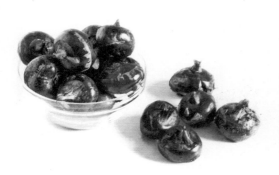

荸荠为"泮塘五秀"之一，相传在1000多年前，南汉王刘铁的爱妾素馨不幸去世，南汉王悲伤不已。为了怀念这位爱妾，南汉王特将她葬在广州的泮塘花园，并命令下属在他爱妾墓地四周大种荸荠、莲藕、茭瓜、菱角和素馨花。这样荸荠便成为"泮塘五秀"之一。

食用方法

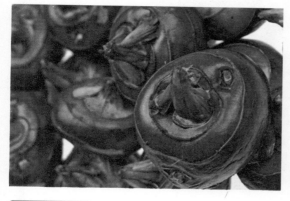

将荸荠洗净后，放入沸水锅中煮15分钟，去皮直接就可食用，味道甘甜，生津解渴。荸荠还可以作为配料炖汤，也可以搭配玉米和胡萝卜炒食，色香味俱佳，营养也很丰富。

荸荠可以生吃，但是必须清洗干净，也不要多吃。荸荠还可以加工成罐头食品或提取淀粉。

选购方法

荸荠以个大、洁净、新鲜的为上品。购买时应挑选个头比较大，表皮光滑，没有破损，颜色呈紫红色，稍微有光泽，顶芽较短的优质荸荠。这样的荸荠皮薄、肉细、汁多、味甜、爽脆、无渣。

保存方法

荸荠一般在冬天收获，冬天气温低，较容易保存。到了春天以后就不容易保存了，可以将荸荠放在太阳下暴晒，然后再装进袋子中放置于阴凉通风的地方，这样可以放置很长时间，并且晒过的荸荠更加甘甜。从市场买回来的荸荠也可洗净表面的泥渣，然后直接放置于冰箱中冷藏保存。

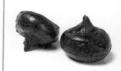

荸荠药用知识

治痰核、瘰疬：

荸荠120g，海蜇100g。将荸荠清洗干净，去皮后，沥干；海蜇冲洗干净；汤锅加水置于火上，将荸荠和海蜇倒入，大火煮沸，再转小火煎煮。

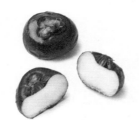

治脾肺两虚：

荸荠120g，蘑菇100g，鸡蛋3个，油、盐各适量。荸荠洗净后，去皮切成片；蘑菇洗净后切丝；鸡蛋在碗中打散，将荸荠片和蘑菇倒入，加入油和盐搅匀；油锅倒油置于火上，烧热后倒入所有食材翻炒，炒熟即可。

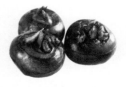

玉米荸荠牛肉汤

材料：

荸荠200g，玉米1个，牛肉200g，油5ml，盐5g，鸡精3g。

制作方法：

1. 荸荠洗净去皮，切成块；玉米洗净切成块；牛肉切块。

2. 锅中加油，油热后，放入牛肉块翻炒，牛肉炒至断生；锅中加水开大火炖煮1小时。

3. 待牛肉煮烂出味后，将荸荠、玉米放入锅中，转小火一起炖；待玉米、荸荠煮熟放入盐和鸡精调味。

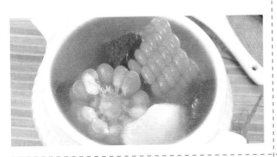

荸荠炒肉

材料：

荸荠300g，猪里脊肉100g，青椒2个，蒜5瓣，葱1棵，老抽10ml，油5ml，盐、鸡精各5g。

制作方法：

1. 荸荠去皮切成片；青椒切成段；猪肉切片；蒜洗净切碎；葱洗净切成葱圈。

2. 锅中加油，油快热时，放入猪肉翻炒，放入蒜、葱爆炒，炒出香味，然后放入荸荠、青椒，加入配料一起翻炒。

3. 锅中加入盐、鸡精、老抽盖上锅盖，焖一会儿即可。

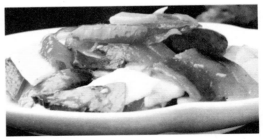

大米荸荠粥

材料：

荸荠200g，大米100g，白糖10g。

制作方法：

1. 荸荠洗净去皮，切块；大米用清水淘洗干净。

2. 锅中加水，置于火上，将大米放入锅中，开大火煮沸。

3. 待大米煮成稀粥时，放入荸荠，转至小火一起熬煮，直至熬成粥。粥内可以放入白糖，味道更甘甜。

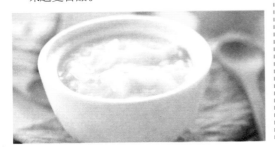

荸荠羊肉粥

材料：

荸荠15g，大米50g，羊肉30g，盐、鸡精各3g。

制作方法：

1. 荸荠用水洗净，去皮切块；大米淘洗干净；羊肉洗净切片。

2. 锅中加水，放入上述材料，大火烧开后，转为小火熬煮至肉烂、粥浓。

3. 关火，加入盐、鸡精调味即可。

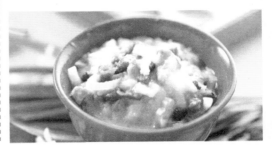

食用功效：
解毒消肿，降脂降压。

成熟周期：
魔芋成熟期为8月至10月。

每100g魔芋含有：

碳水化合物	3.3g
脂肪	0.1g
蛋白质	0.1g
膳食纤维	3g
镁	26mg
铁	0.6mg
钙	68mg
钾	44mg
铜	0.11mg
锌	3mg
硒	1085mg
烟酸	6mg

解毒消肿，降脂降压

　　魔芋是一种生长在山间的植物，在中国的种植有着悠久的历史，食用时间也相当久远。魔芋中含有的营养物质十分丰富，是唯一能大量提供魔芋多糖，即葡萄甘露聚糖的经济作物。葡萄甘露聚糖可以抑制胆固醇、降血脂、降血糖、扩张血管、预防动脉硬化，有延年益寿的功效。

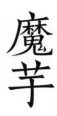

魔芋

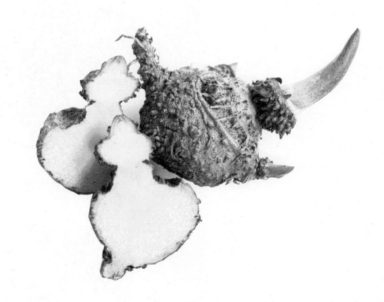

第四章　薯类养生馆

药膳食谱

专家提醒

　　魔芋有毒，食用时应将魔芋蒸煮3 小时以上。

　　魔芋性寒，有风寒感冒症状的人群不要食用，以免加重病情。消化不良的人，每次食用量不宜过多，健康的人每次食用魔芋也不宜超过 80g。

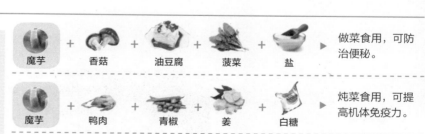

魔芋 + 香菇 + 油豆腐 + 菠菜 + 盐　▶　做菜食用，可防治便秘。

魔芋 + 鸭肉 + 青椒 + 姜 + 白糖　▶　炖菜食用，可提高机体免疫力。

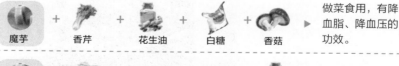

魔芋 + 香芹 + 花生油 + 白糖 + 香菇　▶　做菜食用，有降血脂、降血压的功效。

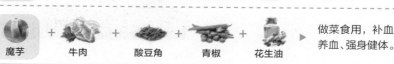

魔芋 + 牛肉 + 酸豆角 + 青椒 + 花生油　▶　做菜食用，补血养血、强身健体。

魔芋中含有的葡萄甘露聚糖有降低人体胆固醇含量的作用，能够减少小肠对胆固醇的吸收，从而降低血清中的甘油三酯和胆固醇。

魔芋中含有的葡萄甘露聚糖被医学界充分证明可以抑制胆固醇、降血脂、降血糖、扩张血管、预防动脉硬化等心脑血管疾病，有延年益寿的功效。

魔芋中含有丰富的膳食纤维，有助于促进肠胃的蠕动，缩短食物在肠道内停留的时间，减少有害物质在肠胃中滞留，有效地保护胃黏膜，清洁胃壁。

美食

葱香魔芋

材料：

魔芋200g，尖椒1个，葱1棵，盐、白糖各5g，油10ml。

制作方法：

1. 魔芋洗净去皮切成片；葱、尖椒洗净切成段。
2. 锅中放油置于火上，将尖椒、葱放入锅中爆炒。
3. 然后把沥干水的魔芋放入，加入盐、白糖等一起翻炒即可。

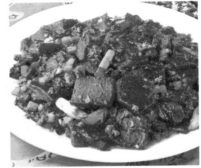

凉拌黄瓜魔芋片

材料：

魔芋200g，黄瓜1根，红辣椒1个，盐5g，醋5ml，沙拉汁10ml。

制作方法：

1. 魔芋切成片，入沸水中焯熟；黄瓜洗净切块；红辣椒洗净切圈。
2. 把黄瓜、魔芋片放入盘中，加入盐、醋、沙拉汁调拌均匀，然后撒上些红辣椒圈即可。

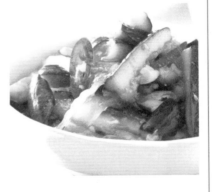

魔芋西芹炖肉

材料：

魔芋粉条100g，肉片50g，西芹1棵，葱花、盐、油各适量。

制作方法：

1. 粉条放清水浸泡；西芹洗净切段。
2. 油烧热，放入肉片翻炒片刻，加入适量的水。
3. 把魔芋粉条、西芹放入锅中，大火一起炖煮。最后再放入盐，撒上一些葱花，焖炖一会儿即可。

选购方法

观察魔芋是否饱满圆润，饱满、圆润，拿在手中能感觉到分量，一般都是较好的魔芋；如果有凹陷、扁平的魔芋一般不建议挑选。

优质魔芋的断面多数带有黏液，并且表皮完好。若是魔芋表面干燥，其他地方有明显的伤痕，则是存放时间过长或是劣质的魔芋。

保存方法

在室内干燥的地方，铺上一层沙子，将魔芋放在沙子上，然后四周盖上稻草。注意室内温度，不能过高，以防魔芋腐烂。

拆开后没有食用完的魔芋，一般要放入原来的袋子中，浸泡在水中，置于阴凉干燥处。

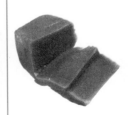

食用功效：

清热凉血，消肿散淤。

成熟周期：

菊芋成熟期为8月至10月。

每100g菊芋含有：

热量	64kcal
碳水化合物	15.8g
蛋白质	2.4g
膳食纤维	4.3g
镁	24mg
铁	7.2mg
钙	23mg
钾	458mg
铜	0.1g
锌	0.34mg
硒	1.31ug
铜	0.19mg
烟酸	1.4mg
维生素B$_1$	0.01mg

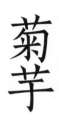

清热凉血，消肿散淤

　　菊芋又名洋姜，原产于北美洲，在 17 世纪时传入了欧洲，后经欧洲传入中国，现在中国各地均有种植。菊芋开有黄色的小花，状似菊花，所以被称为菊芋。菊芋的地下块茎富含多种营养物质，可以食用也可以作为淀粉和酒精的原料，食用价值和药用价值都很高。

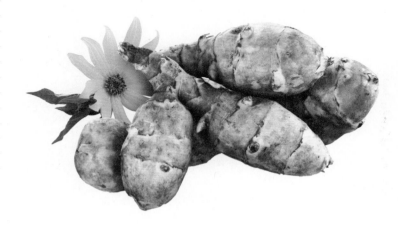

药膳食谱

专家提醒

　　菊芋块茎中含有丰富的淀粉，有很高的食用价值，在临床上，可以辅助治疗糖尿病，所以糖尿病患者可适量食用。

　　菊芋虽好，但多食不利于健康，所以不可食用过量。

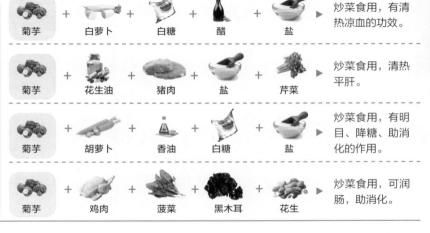

菊芋 + 白萝卜 + 白糖 + 醋 + 盐 ▶ 炒菜食用，有清热凉血的功效。

菊芋 + 花生油 + 猪肉 + 盐 + 芹菜 ▶ 炒菜食用，清热平肝。

菊芋 + 胡萝卜 + 香油 + 白糖 + 盐 ▶ 炒菜食用，有明目、降糖、助消化的作用。

菊芋 + 鸡肉 + 菠菜 + 黑木耳 + 花生 ▶ 炒菜食用，可润肠，助消化。

第四章 薯类养生馆

　　菊芋中含有一种特殊的类似于胰岛素的物质，这种物质具有调节血糖的作用，可促进糖类代谢，促使过剩的糖分转化为热量，防止形成脂肪堆积体内，有利于瘦身减肥。

　　菊芋中含有丰富的胶质，有助于促进血小板的生成，有止血的功效。菊芋块茎或者茎叶用清水煎煮，代茶饮，有清热、凉血、除湿的作用，血热体质的人可以适量饮用。

　　菊芋有着很好的食用价值，菊芋中含有丰富的蛋白质、膳食纤维、维生素、菊糖、多缩戊糖和矿物质等，有助于补充人体所需要的能量，提高机体的抗病能力。

美食

山药菊芋排骨汤

材料：

菊芋30g，山药、排骨各100g，枸杞子、黄芪各5g。

制作方法：

1. 菊芋洗净去皮切成片；山药洗净切成块。
2. 锅中加水，放入排骨余一遍，抹去浮沫。
3. 放入枸杞子、黄芪，大火焖炖1小时。然后放入山药、菊芋，转至小火焖炖半小时即可。

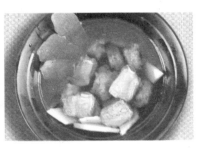

菊芋莲子汤

材料：

菊芋300g，莲子50g，鸡汤50ml，盐、枸杞子各5g。

制作方法：

1. 菊芋洗净去皮切成块；莲子洗净。
2. 锅中加水，将菊芋、莲子放入锅中，大火煮沸。
3. 倒入鸡汤，加入枸杞子，盖上锅盖，焖炖10分钟，出锅前放入盐即可。

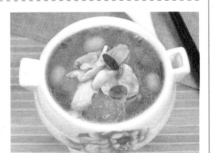

菊芋大肠汤

材料：

猪大肠300g，菊芋100g，盐3g，鸡精、姜各5g。

制作方法：

1. 猪大肠洗干净，切成小段；菊芋洗净去皮切成片。
2. 锅中加水，放猪大肠、姜、盐，大火炖煮1小时。
3. 待猪大肠八成熟时，放入菊芋，转至小火焖炖半小时，出锅前，加入盐、鸡精调味。

选购方法

　　购买菊芋时，最好选择表皮带有一点泥土的，这样的比较新鲜，有些菊芋表皮可能有破损或者长有黑斑的现象，建议不要购买，这样的不易保存，容易腐烂。将菊芋拿在手上，用手指按一下，感觉松软的，说明菊芋内部水分丢失比较多，建议不要购买。

保存方法

　　买回的菊芋先不要洗掉泥土，直接将其放在通风阴凉的地方，自然风干，至表皮发皱时，通风保存即可。放在室内的菊芋要注意室内的温度，温度过高的话，菊芋容易发芽。保存菊芋时也不要沾水，防止菊芋过快腐烂。

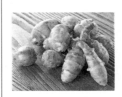

食用功效：
消肿解毒，化淤止痛。

成熟周期：
木薯成熟期为8月至10月。

每100g木薯含有：

热量	119kcal
碳水化合物	27.8g
脂肪	0.3g
蛋白质	2.1g
膳食纤维	1.6g
烟酸	1.2mg
维生素B$_1$	0.21mg
钙	88mg
铁	2.5mg
钾	764mg
镁	66mg
钠	8mg

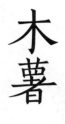

消肿解毒，化淤止痛

　　木薯，是多年生作物。相传木薯为墨西哥犹加敦的玛雅人首先栽培，于 19 世纪 20 年代传入我国。首先在广东一带栽培，现已广泛分布于华南地区，以广东、广西和海南栽培最多，福建、云南、江西也有栽培。木薯块根可食，可磨木薯粉、做面包、提炼木薯淀粉和浆洗用淀粉乃至酒精饮料。

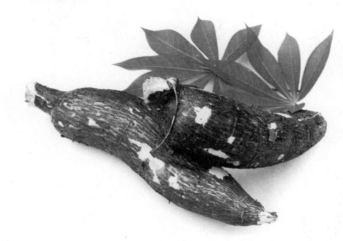

养生功效大搜索

　　木薯含有丰富的淀粉、蛋白质、脂肪以及膳食纤维，食用木薯可以改善血液循环，有消肿止痛的功效。但木薯不可多食，否则不仅不能达到消肿的功效，反而会导致中毒。

　　木薯虽然有毒，但也是一种解毒药。外用可以治愈外伤肿痛、跌打损伤、疥疮、顽癣等症状。

美食

木薯糕

材料：
木薯粉100g，白糖20g。

制作方法：
① 用冷水把木薯粉调成稀糊状。
② 将白糖水倒入木薯粉中，搅拌至没有颗粒。
③ 把木薯糊放入蒸笼中，大火蒸10分钟，放入盘中即可。

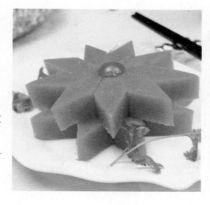

选购方法

　　要选择外表光滑圆润、体形呈纺锤状的木薯。若是木薯表面看起来有些皱皱的，拿在手中有些轻，说明木薯里面已经糠了，应尽量避免选择。

专家提醒

　　木薯常用来煮食或者熬汤食用，也可以做点心食用。需要注意的是，木薯新鲜的块茎毒性很大，食用的时候要把皮去掉，用水多浸泡一段时间，并且烹调的时候一定要烹熟。

第四章 薯类养生馆

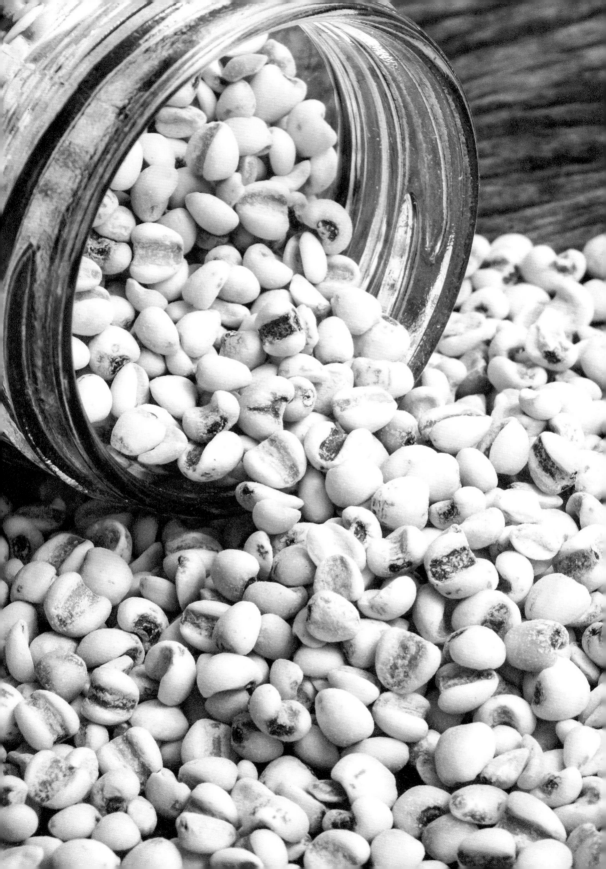

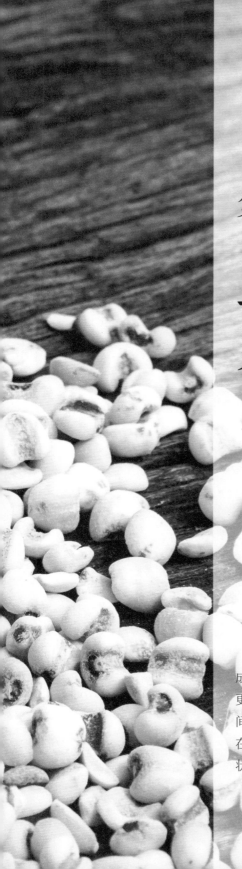

第五章

五谷杂粮粉养生馆

　　五谷杂粮粉是将各种谷物、杂粮经过加工后精制而成的粉末，它依然保留了五谷杂粮的营养素，并且食用更加方便。在讲究速食的现代社会，人们没有过多的时间来仔细烹饪五谷杂粮，杂粮粉就为大家解决了难题。在本章节中您可以了解一些常见的杂粮粉及针对具体症状的杂粮粉配方。

藕粉

健脾补血，散淤止血

藕粉是杭州的名产，是由干燥的莲藕研磨成粉末加工而来的食物，它营养丰富，是一种传统的滋补食品。相较于其他滋补食物的炖煮过程，藕粉的食用方式更加简便，只需开水冲泡即可，特别适合快节奏生活中的人们进补之用，且口感香滑，老少皆可食用。藕粉不仅可以食用，还可以入药。

食用功效：
熟食健脾养血，生食清热凉血。

每100g藕粉含有：

热量	373kcal
碳水化合物	93g
蛋白质	0.2g
膳食纤维	0.1g
钙	8mg
磷	9mg
钾	35mg
硒	2.1ug

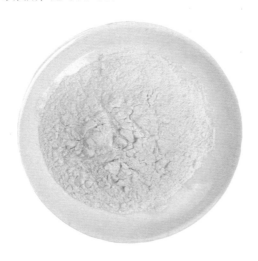

养生功效大搜索

藕粉中含有黏液蛋白和膳食纤维，食用后会促进肠道蠕动，加速粪便排出体外。另外，藕粉中的鞣酸还有健脾止泻的作用，可以帮助消化，适合泄泻者食用。

藕粉中的铁、钙等矿物质也相当丰富，经常食用有助于补血养生、改善气色。

藕粉中含有大量的单宁酸，它能够促使血管收缩，可以帮助止血。另外，生藕粉是凉性食物，食用后有助于散淤，很适合血热性病症患者食用。

藕粉药用知识

预防子宫肌瘤：
银耳 25g，藕粉 10g，冰糖 5g。将银耳泡发后加适量冰糖炖烂，入藕粉冲服。

防治皮肤干燥：
藕粉 25g，大米 50g，白糖 10g。先将大米用水煮成粥，然后放入藕粉调均匀，最后加白糖调味即可。每天早上食用，可预防皮肤干燥，让皮肤更细滑。

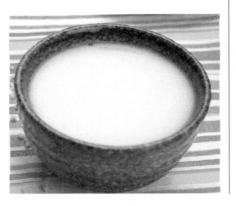

选购方法

先观察藕粉的颜色，优质的藕粉与空气接触后，颜色会带淡红色；再闻味道，藕粉闻起来有淡淡的清香味；最后用手指捻起一点，轻揉时感觉比较细腻的是比较好的藕粉。

保存方法

藕粉多用来制作甜品，可直接加水搅成糊状食用。在烹制菜肴或煲汤时，尤其是甜汤，经常会用藕粉勾芡，可提升汤品的味道。

藕粉豆浆

材料：

藕粉20g，黄豆40g。

制作方法：

❶ 提前将黄豆在清水中浸泡8个小时以上；藕粉用凉开水调制均匀。

❷ 将泡发的黄豆放入豆浆机，加入适量的水，按五谷豆浆键开始制作豆浆。

❸ 待豆浆机提示豆浆做好后，过滤出豆渣，加入调制好的藕粉搅拌均匀即可。

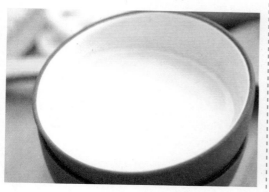

藕粉绿豆浆

材料：

藕粉20g，黄豆50g，绿豆30g，白糖10g。

制作方法：

❶ 黄豆、绿豆洗净后浸泡5~6个小时；藕粉用凉开水调制均匀。

❷ 将泡发过的黄豆、绿豆一起放入豆浆机打制成豆浆，然后加入调制后的藕粉、白糖一起搅拌均匀即可。

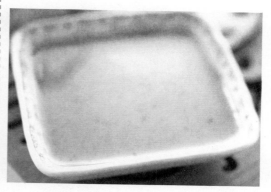

藕粉米酒羹

材料：

藕粉20g，米酒15ml，冰糖5g。

制作方法：

❶ 藕粉用凉水提前调匀；米酒倒入碗中备用。

❷ 锅中加水，大火烧开后加入米酒，火调为中火，待米酒煮沸，加入藕粉搅拌均匀。

❸ 再次煮沸后关火，加入冰糖搅拌均匀即可。

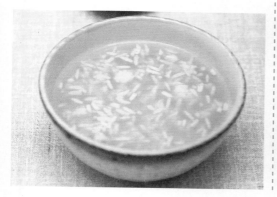

糯米百合藕豆浆

材料：

黄豆、糯米各40g，藕粉20g，鲜百合5g。

制作方法：

❶ 黄豆在清水中浸泡；糯米用清水洗净；鲜百合洗净待用。

❷ 将上述材料放入豆浆机中，加水至上、下水位线之间，然后放入藕粉，快速搅拌均匀后，按五谷豆浆功能键，搅打成豆浆即可。

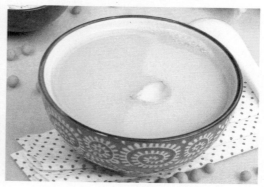

薏米粉

健脾祛湿，消肿排脓

薏米粉是一种常见的杂粮粉，是以薏米为原料加工而成的。薏米对于大家来说并不陌生，既是一种美食，又是一味补益的药材，曾被列为宫廷膳食。薏米经过清洗、沥干、干燥、粉碎等一系列加工过程后制成薏米粉，同时保留了一些薏米的营养功效，对人体有一定的滋补作用。

食用功效：

降低血脂，清热排脓，润肤美白，健脾祛湿。

每100g薏米粉含有：

热量	351kcal
碳水化合物	73.5g
脂肪	2.4g
蛋白质	11.3g
膳食纤维	4.8g
钙	42mg
镁	50mg

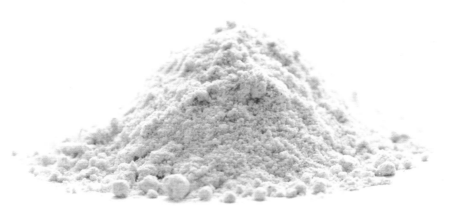

养生功效大搜索

薏米粉中含有水溶性膳食纤维，它可以吸附胆盐，降低肠道对脂肪的吸收率，从而降低血脂。血脂比较高的人，可连续服用一段时间的薏米粉，有明显的降脂效果。

经现代科学研究，发现薏米粉中的薏米酯可以抑制癌细胞的生长，有助于防癌抗癌。

薏米粉中含有丰富的矿物质，有助于促进人体血液和水分的正常代谢，消除水肿，经常食用可帮助排便，预防便秘。对减肥者来说，薏米粉也是一种既营养又能瘦身的食品。

挑选方法

品质比较好的薏米粉冲泡后有糊状但并不黏稠，若是薏米粉的黏稠度比较高，则说明其中含有胶类或者添加剂，不宜购买。因为薏米的胚芽有黑色的物质，所以纯度高的薏米粉一定会出现黑色的颗粒。

储存方法

将薏米粉倒入瓶子或罐子中，封口后置于冰箱里保存即可。

食用方法

薏米粉最常见的做法就是用开水直接冲泡饮用，方便快捷，也可以根据个人喜好调入适量的蜂蜜饮用，不但口感更好，美容效果也更加好。

薏米粉还可以搭配其他谷类食物熬粥食用。现在薏米粉还有一个比较流行的用法，就是搭配荷叶粉制作面膜，有美白的作用。

食用功效：

通利大便，促进消化，健脾益气。

每100g红薯粉含有：

热量	336kcal
碳水化合物	80.9g
脂肪	0.2g
蛋白质	2.7g
膳食纤维	0.1g
维生素A	3ug
胡萝卜素	20ug
维生素B$_1$	0.03mg
烟酸	0.2mg

宽肠通便，健脾益气

红薯粉又叫番薯粉、甘薯粉，是由红薯加工而来的，分为粗粒红薯粉和细粒红薯粉两种，在日常生活中经常用到的是粗粒红薯粉。因为红薯粉放入水中加热后黏性特别高，所以在烹制菜肴勾芡时，很少用到它。红薯粉不仅可以食用，还可以入药，有一定的药用价值。

第五章····五谷杂粮粉养生馆

红薯粉

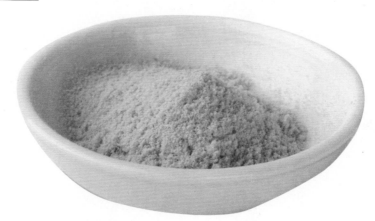

储存方法

将红薯粉放入瓶子或罐子中，密封后，置于干燥通风的地方保存，注意防潮防虫，避免太阳直射。

食用方法

红薯粉通常用于制作糕点，也可以用来油炸。排骨腌渍过后，撒上红薯粉，放入油锅中烹炸，可增加酥脆感。

客家人经常将红薯粉和芋头放一起做红薯包，这是他们逢年过节时餐桌上的必需品。在烹制肉类菜肴时，可以在肉中加入一些红薯粉，炒或煲汤均可。

养生功效大搜索

红薯粉中含有大量的膳食纤维，是米面类食物的 10 倍，且红薯粉质地比较细腻，不容易伤害肠胃，在促进肠道蠕动的同时，保护肠道不受损伤，帮助肠胃清除废物，排出毒素，通利大便，比较适合有便秘症状的人食用。

红薯粉有助于清除消化道和呼吸道的有害物质，增加血管壁的弹性，促进血液循环，保护血管，预防动脉硬化。

红薯粉中含有的蛋白质质量高，经常食用可提高人体对主食中营养的利用率，使人身体健康、延年益寿。

挑选方法

要根据用途选用红薯粉，如果烹饪用，选择粗粒的红薯粉比较好；若是药用，则选择细粒红薯粉。在选购红薯粉时，要注意选择干燥度比较高的红薯粉。

红枣粉

健脾护肝，补血养颜

红枣粉由红枣加工而来，是一种天然的保健营养品，在过节期间，也是馈赠亲朋好友的佳品。红枣粉中含有丰富的营养，对人体有很好的补益作用。其中，蛋白质、膳食纤维、维生素C、铁和脂肪的含量相当丰富，有补血养颜的作用。

食用功效：
补血益气，防癌抗癌，延缓衰老。

每100g红枣粉含有：

热量	380kcal
碳水化合物	78g
脂肪	4g
蛋白质	3.3g
膳食纤维	2g

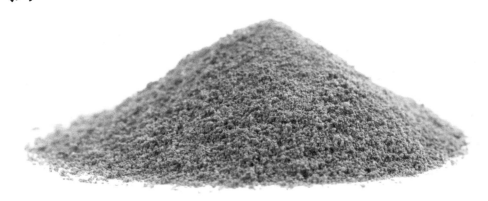

养生功效大搜索

红枣粉的维生素P有助于维持血管通透性，改善血液循环，平衡血压，有预防动脉硬化的作用。

红枣中的果糖、葡萄糖等物质有保护肝脏、增强体力的作用。

红枣粉中含有环磷酸腺苷，它进入人体后，参与细胞的分裂、分化和脂肪分解、类固醇生成等，有助于防治多种肿瘤，阻止人体中亚硝酸盐类物质的生成，从而预防癌细胞的形成。

此外，红枣粉还有助于防治过敏性紫癜。红枣粉中的维生素C含量相当丰富，它有抗氧化的作用，可参与组织细胞的氧化还原反应，还可以促进胶原蛋白的合成，促进新陈代谢，延缓衰老。

挑选方法

纯正的红枣粉的颜色为红中略带黄色，闻起来有浓浓的红枣香味。红枣粉末比较干燥，没有虫蛀和异味的比较好。

储存方法

将红枣粉放入瓶中或者塑料袋中，将塑料袋中多余的空气挤出，密封后放置于干燥的地方常温保存，注意防潮。

食用方法

红枣粉可以直接冲水饮用，美容养颜和补血益气的作用比较好，若是能在冲好的红枣粉中调入适量的蜂蜜或者蔗糖，口感会更加好，也可搭配其他的食物熬粥。

红枣粉被当作食物的配料来食用，如搭配其他谷类的粉制作糕点，既美味又营养，还可以搭配果冻粉，制成红枣味的果冻，口感独特。

| 英文名：Chestnut Powder | 别名：板栗粉　养生榜：杂粮粉 / 第 5 名 |

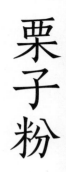

栗子粉

食用功效：

补肾益气，健脾养胃。

每100g栗子粉含有：

热量	345kcal
碳水化合物	70.2g
脂肪	1.3g
蛋白质	6.4g
膳食纤维	0.1g
维生素A	58.24mg
胡萝卜素	345.8mg
维生素B$_1$	0.25ug
烟酸	0.2mg
镁	91mg
铁	2mg
锌	1.04mg
铜	0.73mg
锰	2.78mg
钠	25.3mg
硒	2.06ug

补肾抗衰，健脾养胃

栗子粉是由栗子仁经过烘焙、充分干燥后磨成的粉末，有生熟和精细两大类。粗栗子粉手感粗糙，有颗粒感，适合用来做食物的馅料。细板栗粉细腻柔滑，主要用来做食物的配料。栗子粉中含有蛋白质、碳水化合物、胡萝卜素和维生素 A 等多种对人体有益的营养素，在食物中添加栗子粉，有助于增加食物的营养价值。

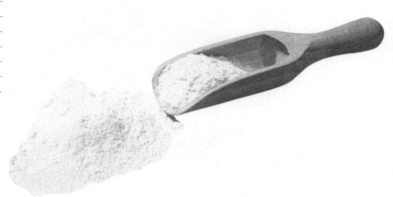

食用方法

栗子粉有粗粉和细粉之分，家庭所用的栗子粉多是粗粉，在烹制菜肴时，可以用栗子粉勾芡，调味食用，有助于提升菜品的味道。

栗子粉做馅料也特别美味，在做甜品或者糕点时，可以将栗子粉做成馅料包在其中，味道鲜甜可口。在制作栗子饼或者栗子派时，可选用比较细的栗子粉。

养生功效大搜索

栗子粉中有抗血管硬化的物质，食用后有助于软化血管，增强血管的弹性，促进血液循环，还有助于平衡血压，在一定程度上可防治高血压、冠心病等慢性疾病。

栗子粉含有的胡萝卜素和维生素 A，是养护眼睛的主要物质，有明目的作用。

栗子粉还有健脾的作用，可以健运脾胃，脾虚的人可以适量食用。

栗子粉中的矿物质也相当丰富，尤其是磷、钾和镁，在为人体补充营养的同时，还能促进身体排毒，利于血液循环，促进身体的新陈代谢。

专家提醒

栗子粉比较适合中老年人食用，不仅容易消化吸收，还可以防治肾虚、小便频多、气管炎等症。

栗子粉有很好的营养价值，但是糖尿病患者和风湿病患者不宜食用，婴幼儿的消化系统功能还很弱，也不宜多食栗子粉，消化不良的人也应少吃。

葛粉

生津止渴，解表退热

葛粉分为葛根淀粉和葛根全粉两种，含有黄酮类化合物、蛋白质、氨基酸及矿物质等对人体有益的元素。葛粉是一种老少皆宜的滋补食品，长期食用并不会产生副作用，对身体健康特别有益，所以被人们称为"长寿粉"。葛粉不仅能够食用，还具有一定的药用价值，有"千年人参"的美誉。

食用功效：
退热解表，生津解渴，升阳止泻。

每100g葛粉含有：

热量	181kcal
碳水化合物	42.4g
脂肪	0.2g
蛋白质	1.9g
维生素C	24mg
铁	1.3mg
磷	48mg

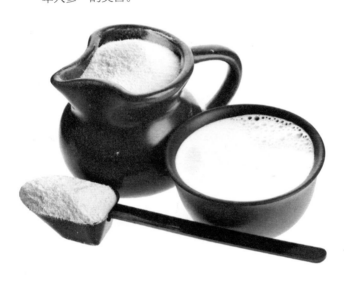

养生功效大搜索

葛粉中含有丰富的膳食纤维，有助于促进肠道的蠕动，清除肠内的毒素，润肠通便，从而预防便秘，经常食用葛粉还能够提高人体机能，增强体质，延年益寿。

葛粉中含有葛根素，有扩张冠状动脉和脑动脉的作用，可降低血液中的胆固醇，促进血液循环，平衡血压。葛粉还有生津解渴、清热解表的作用，可防治咽喉肿痛、口舌生疮、风热头痛。

葛粉中有一种高活性异黄酮成分，它有助于调节人体的内分泌，经常饮用葛粉，有助于缓解排卵期出血症和白带过多。

挑选方法

纯正的葛粉呈洁白色，将少量的葛粉放入口中时，葛粉会很快自然融化，并伴有清凉感和淡淡的甜味。用温水将葛粉冲泡开后，呈乳白色的奶状，黏性很高，用勺子将其挑起后，会呈线状均匀流下。

储存方法

将葛粉放入塑料袋中，密封后置于干燥通风处保存，注意防潮。

食用方法

葛粉可以直接用温开水冲服，调匀后作为日常保健饮品饮用。在做菜时，有时候也会用到葛粉，将葛粉勾芡淋入菜肴中，不仅可以让菜汁更加美味，还具有美容养颜的功效。

葛粉可以搭配粳米煮粥食用，有健脾养胃之功，对于调理脾胃的人尤其适合。在饮酒之前，服用少量的葛粉，有助于保肝养胃。

调节"三高"粉

"三高"主要指的是高血压、高脂血症和高血糖。在现代社会中，"三高"人群越来越庞大，严重影响了人们的生活质量和身体健康。"三高"的发生与人们的饮食习惯和作息规律有密切的关系。因此，平时除了注意作息时间外，更应该注重饮食的健康，搭配一些五谷杂粮来食用是不错的选择。

配料	用量	简介及作用
核桃	60g	核桃具有很高的营养价值，有"长寿果"的美誉，不管是老年人还是儿童、中青年人都可以食用。核桃中的精氨酸、不饱和脂肪酸等物质有助于保护心血管，降低人体胆固醇的含量，还可以预防高血压
黑芝麻	100g	黑芝麻含有脂肪、蛋白质、维生素和糖类等对人体有益的营养物质，一般人均可食用。其中，卵磷脂和氨基酸的含量也相当丰富，经常食用，有助于养血、保护肝脏，特别适合"三高"人群食用
荞麦	20g	荞麦是一种粮食食品，在日本被当作一种保健食品来食用，十分流行，尤其适合高血压、冠心病、糖尿病患者。荞麦中的膳食纤维、碳水化合物及抗氧化维生素十分丰富，对预防高血压、高脂血症很有效
燕麦	30g	燕麦曾被美国《时代周刊》评为十大健康食品之一，不但营养丰富，医疗价值和保健作用也相当高。据研究，裸燕麦可防治高脂血症引起的心脑血管疾病。另外，燕麦富含膳食纤维，可以起到降血脂的作用
糙米	20g	糙米中含有的维生素、矿物质和膳食纤维均高于精制米，因此，被誉为"绿色健康食物"。现代人饮食过于精细，不利于平衡膳食，而适量食用糙米正好可以达到粗细搭配，保证人体的健康
白果	10g	白果全身都是宝，不管是白果叶还是果实，都有降压的作用。它可以增加血管弹性，消除血管壁上的沉淀物，降低血液黏稠度，减少人体血液中的胆固醇，从而降低血压，特别适合中老年人食用

专家提醒

"三高"的形成多跟饮食结构有关系，过多食用肥腻、高脂肪、高胆固醇的食物，都会导致"三高"。因此，平常要适量摄入高纤维、低热量的食物，比如五谷杂粮、新鲜蔬菜等，对预防"三高"有很大帮助。

烹制方法

将上述材料烘焙熟透，然后研成粉末状，充分搅匀即可。

服用方法

服用时，兑入开水，搅成糊状即可食用，可根据自己的口味调入适量的蜂蜜或者白糖（血糖高者则不宜放蜂蜜或白糖）。每天早晚各服用50g左右，有助于预防"三高"。

养肝明目粉

　　每个人都希望自己有一双明亮的大眼睛，但是每天面对电脑和手机，明亮的大眼睛几乎成为一个遥不可及的梦，取而代之的是干涩、模糊、无神的双眼。离不开电脑和手机的您，如何才能拥有一双美丽的大眼睛呢？中医讲"肝，开窍于目"，所以明目的关键在于养肝。

配料	用量	简介及作用
枸杞子	80g	枸杞子含有钙、铁等眼睛保健的必需营养素，有明目之功，俗称"明眼子"。它可防治肝血不足、肾阴亏虚引起的视物昏花和夜盲症
黑芝麻	120g	黑芝麻中含有丰富的芝麻素和卵磷脂，不仅有助于抗辐射，而且有比较显著的补益肝肾的作用。食用黑芝麻有助于防治肝肾不足引起的病症
菊花	10g	菊花有疏风清热、清肝明目之功，经现代药理研究，菊花对于因肝功能欠佳而引起的眼睛干涩、头晕目眩有明显的改善作用
核桃	120g	核桃自古就被人们称为"长寿果"，它能够养肾健脑。核桃中含有胡萝卜素和维生素、磷脂等营养物质，有助于滋养肝肾、明目益智
红枣	80g	药理研究发现，红枣能促进白细胞的生成，降低血清胆固醇，提高血清白蛋白，保护肝脏。红枣和菊花搭配，补血、明目效果特别显著
莲子	80g	莲子有清心健脾、安神明目的作用，莲子中所含的棉籽糖，有助于滋养身体，老少皆宜，是身体虚弱者常用的营养食品
山药	80g	山药中含有丰富的维生素、氨基酸和对人体有益的矿物质，可增强人体免疫功能，有健脾养胃、强筋健骨的作用

专家提醒

　　上班族每天都要对着电脑工作很久，除了用食物养护眼睛外，还要注意用眼卫生。平时要经常擦电脑屏幕和手机屏幕，晚上看手机或电脑时，最好开着灯。晚上睡觉前，还可以用热毛巾热敷眼睛，有助于缓解眼睛疲劳。

烹制方法

　　除了菊花外，所有的材料低温烘焙至熟透，然后研末，搅匀。

服用方法

　　用菊花泡茶，用茶冲入粉末中，调成糊状，还可以加入蜂蜜或者白糖调味，搅匀就可服用。每次服用量不宜超过 50g。

养心安神粉

随着社会经济的飞速发展，人们面临的压力增大，伴随着各种压力而来的还有身体上的小毛病。一些人可能经常会出现头晕、失眠或者胸闷的状况，这些有可能是心脑血管疾病的征兆，一定不能大意。在平时，除了及时体检外，我们还要注意调整作息时间和日常饮食结构。

配料	用量	简介及作用
莲子	100g	莲子中含有丰富的钙、磷和钾元素，有助于促进凝血，活化一些体内的酶，镇静神经，维持肌肉的伸缩，养护心脏，促进血液循环。而莲心则有助于去除心火，所含的莲心碱还有强心作用，有助于改善心律不齐
桂圆肉	100g	桂圆味甘性温，归心、脾经，有补益心脾的作用，它所含的维生素A和B族维生素，具有养血安神、驻颜抗衰的作用，对年老体弱、气血不足者尤其适用。同时，桂圆也是健脾养心的传统食物，对预防失眠、心悸、神经衰弱、记忆力减退和贫血有一定的作用
黑芝麻	30g	黑芝麻中含有丰富的芝麻素，它具有良好的抗氧化作用，可保肝护心、延缓衰老，并且有抗癌作用。经常饮酒的人可以多食用一些黑芝麻，有养肝补肾的作用，芝麻还可以解酒。黑芝麻中的钙、铁和维生素E含量也比较丰富，经常食用对保护心脏大有益处
荞麦	40g	荞麦含有丰富的镁和维生素P，能够扩张人体血管，抑制凝血块的形成，具有抗血栓形成的作用，也有利于降低血清胆固醇。经常食用荞麦有助于软化血管、保护视力及预防脑血管出血，是心脑血管疾病患者的食疗　佳品
白果	20g	食用白果有助于消除血管壁上的沉淀物，改善血液循环，提高红细胞的变形能力，从而降低血液的黏稠度，有助于预防脑出血和脑梗死，对于心脑血管疾病和阿尔茨海默病有一定的防治作用

服用方法

服用时，在调成的粉末中倒入适量的开水，搅拌成糊状，也可以根据个人口味调入适量的蜂蜜或者白糖，每天早上和晚上各服用1次，每次50g。

烹制方法

将上面所有的材料分别低温烘焙至熟透，然后研成粉末，搅拌均匀即可。

专家提醒

相关专家指出，引起心脑血管疾病的主要原因是高油脂、高糖、高热量的饮食习惯，加上运动的缺乏等。所以，平时要食用一些富含膳食纤维和促进血液循环的食物，像荞麦、黑芝麻、莲子、桂圆肉、白果等都是养护血管、保护心脏的养生佳品，在日常饮食中要适当摄入。

润肠通便粉

现代人的饮食以精细为主，这使得人体摄入的膳食纤维严重不足，并且由于严重缺乏锻炼，最终导致肠胃的消化能力减弱，停留在肠道内的废物越积越多，从而出现口臭、面色暗沉、便秘甚至大肠癌等情况。该如何改善肠胃功能呢？饮食调整是非常必要的一个方面，要适量加入一些杂粮和蔬果，才能还您一个健康的身体。

配料	用量	简介及作用
葛根	100g	葛根中含有丰富的葛根素、微量元素等对人体比较有益的活性物质，有美容养颜、调节雌激素水平、清除体内废物和改善血液循环的作用，比较适合正在减肥的人服用
黑芝麻	200g	黑芝麻中含有丰富的氨基酸，它们在维生素E和维生素B_1的作用下，有助于加速人体的代谢功能，有降血脂、抗动脉硬化、润肠通便和保护肝脏的作用，有习惯性便秘的人，每天可以适量食用
荞麦	60g	荞麦中所含的蛋白质属于植物蛋白，食用时不容易在人体内转化成脂肪。同时，它所含的膳食纤维还有助于清理肠道，促进大肠蠕动，通利大便。因此，肥胖的人和便秘者可以适量食用
山药	100g	山药中含有丰富的淀粉酶、多酚氧化酶，有助于提高脾胃的功能，促进人体的消化和吸收，常食用有健脾益胃、帮助消化的作用。
糙米	30g	糙米富含膳食纤维，它可促进肠道有益菌增殖、加速肠道蠕动、软化粪便，预防便秘和大肠癌。糙米中的膳食纤维还能与胆汁中的胆固醇结合，促进胆固醇的排出，从而帮助高脂血症患者降低血脂
白果	60g	白果中的白果酸有抑菌、杀菌作用，对葡萄球菌、链球菌、白喉杆菌、炭疽杆菌、枯草杆菌、大肠杆菌、伤寒杆菌等细菌均有抑制作用，可防治呼吸道和消化道感染性疾病

专家提醒

现代生活中，人们的生活质量有了大幅度的提高，但是每天大鱼大肉的饮食并不利于身体健康，很多人都有不同程度的肠胃疾病。在饮食中适当地加入一些润肠的杂粮，配合适量的运动，不仅有助于保护肠胃，润肠通便，还可以使身体强壮。

烹制方法

把上述材料分别低温烘焙至熟，然后晾凉，研成粉末，搅匀即可。

服用方法

每天早上和晚上分别取50g左右，用开水冲调成糊状，可以加入少许蜂蜜或者白糖搅匀，即可服用。

消渴降糖粉

近年来，患糖尿病的人数呈上升趋势，并且平均年龄也越来越小，它已经成为威胁人类健康的主要慢性疾病之一。糖尿病的发生，有一大部分的原因来自于现代人不规律的作息和饮食习惯。因此，调节饮食和作息是预防糖尿病的最主要方式。对于患有糖尿病的人来讲，饮食上应该多选择生津清热、滋阴益气的食物。

配料	用量	简介及作用
莲子	100g	莲子含有丰富的磷，是细胞核蛋白的主要组成部分，可帮助机体进行蛋白质、脂肪及糖类代谢，并维持人体酸碱平衡，对精子的形成也有重要作用。莲子的清香味可清心安神，适合糖尿病患者食用
山药	180g	山药中的矿物质含量比较丰富，并且还含有较多的黏液蛋白，有消渴生津、维护胰岛素正常功能的作用，在中医上经常被用来辅助治疗糖尿病
黑芝麻	230g	黑芝麻中含有丰富的维生素E和亚油酸，有助于清除依附在血管壁上的胆固醇，有保护血管的功能。另外，黑芝麻中的不饱和脂肪酸含量也比较丰富，适合糖尿病患者调养身体之用
燕麦	180g	燕麦中富含B族维生素和锌，这两种元素对糖类和脂肪类的代谢都具有调节作用，而且它含有丰富的β-葡萄糖，有助于调节血糖，对于糖尿病患者比较有益
黑豆	120g	黑豆中含有锌、铜等多种人体所需的微量元素，可以促进血液循环，降低血液的黏稠度，平衡血压。黑豆衣中的果胶、乙酰丙酸和多种糖类，有解毒利尿的功效，有助于防治糖尿病

专家提醒

对于糖尿病的防治，平衡膳食是其中一个重要的环节。此配方中含有丰富的膳食纤维，它们能够在肠内吸收水分而增加体积，促进大肠蠕动，同时增加饱腹感，也可以抑制人体对于糖分的吸收，对于维持血糖平衡很有帮助。

烹制方法

将上面所有的材料分别低温烘焙至熟透，然后研成粉末，搅拌均匀即可。

服用方法

服用时，在调成的粉末中倒入适量的开水，搅拌成糊状，每天早上和晚上各服用1次，每次50g。

补血美容粉

爱美是女人的天性，但是不规律的生活和饮食，加速了女性衰老的过程。在工作的重压下，很多女性经期气血不调，并且有贫血的症状。据统计，全球约有 30 亿的人有贫血症，其中女性占了一大部分。想要气色好，补血是关键的环节，在饮食上，多选用一些补血养虚的食物，而五谷杂粮是不错的选择，且不会有体重增加的负担。

配料	用量	简介及作用
枸杞子	8g	枸杞子含有钙、铁等眼睛保健的必需营养素，有明目之功，所以俗称"明眼子"。它也可防治肝血不足、肾阴亏虚引起的视物昏花和夜盲症，还可以延缓衰老，因此又名"却老子"
黑芝麻	50g	黑芝麻有养血补肾、润燥补肝的作用，它所含的芝麻油、维生素E含量高，也有较强的抗氧化作用，常食能清除自由基，改善肤质，减缓皮肤老化速度
黑米	120g	黑米俗称"药米""长寿米"，可滋阴补肾，健身暖胃，长期食用可延年益寿。黑米含有人体必需的蛋白质、锰、锌等多种营养素，有增强体质、抗衰老的功效，适合贫血、肾虚之人食用
红枣	120g	红枣中的维生素C含量相当丰富，有补血养气、安神补虚的作用，还可以调养脾胃，非常适合女性食用。多食红枣还可以美容养颜，使脸色红润，可防治贫血、气悸失眠等症
何首乌	8g	何首乌含有丰富的卵磷脂，具有补肝肾、益精血、乌须发、强筋骨的功能。适用于血虚、眩晕耳鸣、须发早白、腰膝酸软、肢体麻木、久疟体虚等患者
阿胶	15g	阿胶有补血、养阴、润燥的作用，被人们誉为"补血圣药"，它和人参、鹿茸一起被称为"中药三宝"。阿胶非常适合女性食用，它可以美容养颜、养血安神，适用于血虚萎黄、虚烦失眠等症
黑豆	120g	黑豆中的维生素E和B族维生素含量最高，尤其是维生素E的含量，是延缓衰老、保持肌肤年轻的重要物质。黑豆皮中含有花青素，有助于清除体内的自由基，有很好的养颜功效，是天然的养颜佳品

专家提醒

此方中的材料都有补血养虚、美容养颜的作用，比如红枣有补血养血的作用。不过这个配方中的材料大多属性温热，不能够过多服用，以免给身体带来不良影响。

烹制方法

所有材料分别洗净，然后低温烘焙至熟，研成粉末，混合在一起后，搅匀。

服用方法

取出粉末倒入碗中，加开水冲泡，搅至糊状即可。可以依据个人口味加入少许白糖或者蜂蜜，每天早晚各服用 1 次，每次 50g。

纤体瘦身粉

拥有曼妙的身材是每个女孩子梦寐以求的事情，但如果为了减肥不惜伤害自己的身体，却是一种错误的方法。如果能够调整作息，合理搭配饮食，就可以在不伤害自己身体的情况下拥有傲人的身材。五谷杂粮中含有丰富的膳食纤维，而这正是瘦身最需要的元素。不妨试试五谷杂粮粉吧，它会为您带来一次健康的瘦身体验。

配料	用量	简介及作用
赤小豆	120g	赤小豆含有很多膳食纤维和皂角苷，具有很好的利尿作用，能够润肠通便、降低血压、调节血糖，还具有减肥健美的作用
黑芝麻	80g	黑芝麻中的不饱和脂肪酸，有助于改善肤色，在减肥期间适量食用，会使肌肤吸收充足的营养，红润有光泽，既减肥又养颜
荞麦	120g	荞麦中的镁不仅能抑制癌症的发展，还能软化血管，促进肠道蠕动，增加胆汁分泌，促进体内废物的排出，因而也能起到减肥的功效
绿豆	120g	绿豆是高纤维食物，能促进人体肠胃的蠕动，将体内堆积的废物快速排出体外，在一定程度上缓解了脂肪的堆积，还能解决便秘问题
糙米	120g	糙米中的维生素、矿物质和膳食纤维比大米更多，能够促进血液循环，很好地调节内分泌，促进新陈代谢，有利于减肥
山药	250g	山药中含有淀粉酶，可促进糖类分解，防止转化为脂肪堆积体内，有利于减肥，并且还可以促进肠胃的消化和吸收，预防便秘

专家提醒

不管是否在减肥期间，都要保证身体的营养均衡，不能盲目地节食和食用减肥药物，以免造成更大的健康隐患，影响身体健康。此方中除了含有丰富的膳食纤维外，还含有泛酸，它既可以为人体提供营养，又有助于减肥，还有健脾利湿的作用。

烹制方法

将所有的材料分别焙干，研成粉末，然后混合在一起，搅匀。

服用方法

一次取出 50g 左右，用开水冲泡，搅成糊状饮用。也可依据个人口味调入适量的白糖或者蜂蜜。

护肝除痘粉

若是脸上多了一些痘痘，会让人很苦恼，但是除痘又是一个非常艰苦的过程，稍不注意，它就反复来袭，让人们烦恼不已。中医认为，青春痘与人的肝脏系统有密切的关系，肝功能下降或者失调，体内的毒素排不出去，肝火过旺，这些不但会引发人的愤怒情绪，还会导致青春痘反复不愈。因此，除痘的关键在于养护肝脏。

配料	用量	简介及作用
薏米	180g	薏米中含有维生素B$_1$、维生素E，是一种美容食品，可以使人体皮肤保持光滑细腻，消除粉刺、色斑，改善肤色
黑芝麻	80g	芝麻油中维生素E含量高，有较强的抗氧化作用，经常食用能清除自由基，改善肤质，减缓皮肤老化的速度
绿豆	80g	绿豆味甘、性凉，有清热解毒、利尿消暑的作用，是传统的消夏解暑的食物。绿豆中的低聚糖还有助于减肥
山药	80g	山药中含有的维生素，可以防治皮肤干燥，滋润皮肤，对改善肤质有很好的作用，是天然的养颜护肤品
杏仁	30g	杏仁是美容佳品，能促进皮肤微循环，使皮肤红润光洁。《本草纲目》中记载："服杏仁，富油脂，故润泽皮毛。"
山楂	40g	山楂所含的黄酮类化合物和维生素C、胡萝卜素等物质，能阻止并减少自由基的生成，延缓衰老，美容养肤
菊花	5g	菊花有平肝明目、疏风散热的作用，将菊花冲茶饮，不仅有助于排出毒素，还有助于改善痤疮、美白肌肤

专家提醒

痘痘的出现，有各种各样的原因，除了调整饮食和作息外，还要注意勤洗脸。若是脸上长有痘痘，切不可用手触摸，以免引起感染。日常饮食要清淡些，适量运动也可以帮助身体排毒，对于祛痘洁肤有一定的作用。

烹制方法

将所有的材料用清水冲洗一下，沥干后低温烘焙，研成粉末，混合后搅匀。

服用方法

把粉末倒入碗中，倒入少许开水，搅拌至糊状即可，若是加入适量的白糖或者蜂蜜，口味更佳。一天服用2次，每次不超过50g。

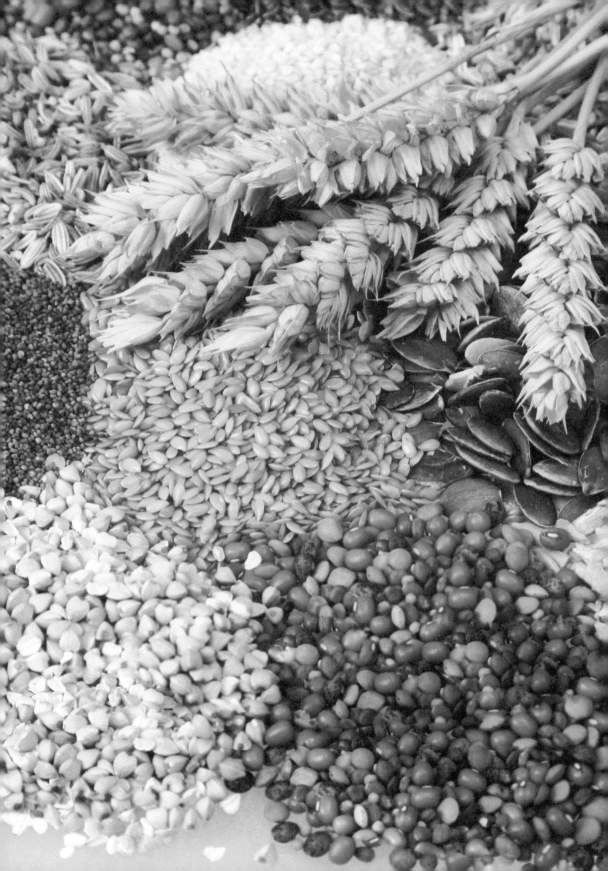

图书在版编目（CIP）数据

舌尖上的五谷杂粮养生排行榜速查全书 / 杨玲，曹军主编；健康养生堂编委会编著 . —— 南京：江苏凤凰科学技术出版社，2015.6（2018.7 重印）

（含章·超图解系列）

ISBN 978-7-5537-3744-7

Ⅰ . ①舌… Ⅱ . ①杨… ②曹… ③健… Ⅲ . ①杂粮 – 食物养生 – 图解 Ⅳ . ① R247.1–64

中国版本图书馆 CIP 数据核字 (2014) 第 203010 号

舌尖上的五谷杂粮养生排行榜速查全书

主　　　编	杨　玲　曹　军
编　　　著	健康养生堂编委会
责 任 编 辑	樊　明　葛　昀
责 任 监 制	曹叶平　　周雅婷

出 版 发 行	江苏凤凰科学技术出版社
出版社地址	南京市湖南路 1 号 A 楼，邮编：210009
出版社网址	http://www.pspress.cn
印　　　刷	北京富达印务有限公司

开　　　本	718mm×1000mm　1/16
印　　　张	15.5
版　　　次	2015年6月第1版
印　　　次	2018年7月第2次印刷

标 准 书 号	ISBN 978-7-5537-3744-7
定　　　价	42.00元

图书如有印装质量问题，可随时向我社出版科调换。